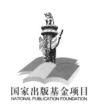

国家出版基金项目
NATIONAL PUBLICATION FOUNDATION

XIANQIN LIANGHAN JIANBO YIFANG YANJIU

先秦两汉简帛医方研究

熊益亮 编著

张其成 主审

SPM 南方出版传媒

广东科技出版社 | 全国优秀出版社

·广州·

图书在版编目（CIP）数据

先秦两汉简帛医方研究／熊益亮编著． —广州：广东科技出版社，2021.1

ISBN 978-7-5359-7622-2

Ⅰ．①先… Ⅱ．①熊… Ⅲ．①方书—研究—中国—秦汉时代 Ⅳ．①R289.1

中国版本图书馆CIP数据核字（2021）第055198号

先秦两汉简帛医方研究
Xianqin Lianghan Jianbo Yifang Yanjiu

出 版 人：朱文清
项目策划：吕　健
责任编辑：吕　健　马霄行　曾永琳　汤景清　郭芷莹
封面设计：书窗文化
　　　　　赵焜森／张雪烽
责任校对：李云柯　于强强
责任印制：彭海波
出版发行：广东科技出版社
　　　　　（广州市环市东路水荫路11号　邮政编码：510075）
销售热线：020-37592148／37607413
http：//www.gdstp.com.cn
E-mail：gdkjzbb@gdstp.com.cn（编务室）
经　　销：广东新华发行集团股份有限公司
印　　刷：广州一龙印刷有限公司
　　　　　（广州市增城区荔新九路43号1幢自编101房　邮政编码：511340）
规　　格：787mm×1 092mm　1/16　印张22.25　字数445千
版　　次：2021年1月第1版
　　　　　2021年1月第1次印刷
定　　价：120.00元

如发现因印装质量问题影响阅读，请与广东科技出版社印制室联系调换（电话：020-37607272）。

序

　　"医方"是先秦两汉涉医简帛中的重要组成部分。《汉书·艺文志》将"经方"（医方）与"医经""房中""神仙"合为"方技"，为"皆生生之具，王官之一守也"。本书即以先秦两汉简帛医方为研究对象，按其主治功效，以现代医学分科为标准进行分类整理，如内科、外科、妇科、儿科、养生、五官科、皮肤科、房中、祝由等，以便简帛医方的普及和推广，并有助于现代临床研究。

　　从整体上来看，本书分为三个部分。第一部分即第一章，从整体上对先秦两汉简帛医方的研究进行概述，包括从"文化自信"的角度阐述简帛医学文献研究的意义，对简帛医学文献与简帛医方研究分别进行了综述，梳理学术研究进展以及研究趋势。同时还提出构建简帛医学体系，具有一定的创见，这一提法是基于对简帛医学文献研究的重要性而提出的。先秦两汉简帛文献中存有较多传世文献所未涉及的内容，必然需要单独论述，同时又与传世或其他出土文献存有关联，又需要合而论之，因此在越来越多简帛医药文献发现的基础上构建简帛医学体系是有必要的，具有较高的学术价值。

　　第二部分即第二章，可以说是本书的主体部分之一，本章分为八节，即按医方数量整理出各科医方进行集成。将已出版的简帛医方中较为完整的方剂，按时间顺序进行排列，时间

跨度从战国至东汉。每方仍按原书顺序排列，《五十二病方》《养生方》《杂疗方》《胎产书》《杂禁方》有一病（症）多方，则整体上标注"某方几则"，后仍按原书顺序排列。每方主体附有"药方""用法""主治"分析，或有炮制方法、服药方法，有"医方条辨"之意味。疑难字词附有简注，删去一些不影响理解的复杂符号。因此从整体上说，大大降低了简帛医方的阅读难度，有利于初学者或想要了解简帛医药文献读者的学习，体现了作者想要普及简帛医药文献、文化的初衷。

第三部分即第三至第七章，对内科、外科、养生、房中、祝由等五类医方的专门研究。这一部分通过对各科所治疾病、用药、治法等情况分别进行了统计、分析等的概述，可以直观看出各科治疗的特点，如内科治疗疾病基本涵盖了现代所分的八类内科疾病；又如外科是简帛医方数量最多的分科，体现了外科疾病在先秦两汉时期占有重要比例，是人们最常见的疾病。其中内科还单列了痹证与痿证的研究，养生、房中除有专方的论述外，还结合了其他简帛医药文献对养生观念、房中观念进行了较为深入的分析，大大扩展了简帛医方的研究，可以说是作者数年来简帛文献研究的积淀。当然，其中还有很多方面值得细致深入的挖掘。

先秦两汉简帛医方研究是对中医学早期"经方"研究的重要补充，对于探源中医学理、法、方、药体系的构建，以及推动"简帛医学"的构建具有重要价值。本书能够在较为零散的简帛医方基础上，按照现代方剂学系统展开研究是难能可贵的，并且通过分科整理、分条阐释，在一定程度上降低了阅读简帛医药文献的难度，相信即使初学者对于阅读本书应该都是比较容易的。比较遗憾的是，在本书完成之前，尚有几大类的简帛医方尚未出版，希望随着更多简帛医方的出土，能够不断完善本研究。

张其成

2020年12月

前　言

　　自我于北京中医药大学中医医史文献专业博士入学始，导师张其成教授就让我着手思考博士论文选题。导师长期以来一直从事国学与中医哲学、中医文化等的研究，并取得了丰硕的成果。在与导师的反复交流与讨论中，基本确定围绕中医思想文化起源的问题开展研究。2015年6月，导师中标国家社科基金重点项目"基于先秦两汉涉医简帛文献的早期医家身体观研究"，进而确定了我的毕业论文选题以先秦两汉涉医简帛文献为研究对象，开展身体观研究。经过两年的时间，在导师以及诸多简帛文献、中医文献、中医理论学家的帮助下，完成了我的博士毕业论文《先秦两汉简帛医书身体观研究》，也为我工作后的研究方向奠定了基础。

　　2017年7月，留校任教后，我继续从事先秦两汉简帛文献研究，先后主持了相关课题，包括：先秦两汉涉医简帛气血文献整理与研究（北京中医药大学国学院科研项目，2017年度）、简帛医书中养生类医方文献整理与研究（北京中医药大学新教师启动基金项目，2018年度）、基于先秦两汉涉医简帛的中医药文化溯源研究（国家社科基金冷门"绝学"和国别史等研究专项，2019年度）、西汉早期墓葬中的医药文献与文物研究（北京中医药大学重点攻关项目，2020年度）。2018年，我在进行"简帛医书中养生类医方文献整理与研究"中，对已出版的

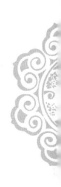

简帛医方进行了初步的分类整理，重点对养生类医方进行了梳理，发表了相关学术论文。正是有了前期的这些研究基础，才有了撰写本书的计划。

一直以来，"简帛医药文献"由于文字古奥，缺损严重，即使是中医人也很少关注，可以称得上"冷门"。但这些文献又弥足珍贵，它们真实地反映了先秦两汉时期的医学面貌，或为我们还原中医学早期理论建构提供可能，从而探明中医体系形成之原，为中医的现代发展提供思路。带着让更多人了解"简帛医药文献"的初心，在前期研究的基础上编撰了本书。

需要指出的是，本书撰写以客观文献研究为主，尽可能展现先秦两汉时期医者用方的面貌，亦体现了当时的社会文化面貌。但是医方中或有涉及蒙昧、落后之处，需要大家以客观的态度对待，理性分析，不可全盘接受，亦不可全盘否定，即"取其精华，去其糟粕"。

本书在编撰过程中，得到了我的导师张其成教授的指导，得到了师弟王群博士、赵希睿博士以及出版社老师们的帮助。同时在文献整理中，薛含丽、丁西贝、林鹏妹、张弓也同学也付出了辛苦的校对工作。在此一并感谢！还要感谢国家出版基金的经费支持！

当然本书还有遗憾，就是成都老官山医简、北京大学藏医简、荆州胡家草场医简尚未完全公开出版，这三类医简中的医方数量众多，将大大丰富本书的研究。期望待三大医简刊布之后，能重新完善本书。

最后本书内容难免有疏漏和不当之处，敬请专家、读者提出宝贵意见，以便再版时修订提高。

熊益亮

2020年12月

凡 例

一、"先秦两汉简帛医方集成"收录医方范围为已经完全公开出版的医方，尚未完全公布的暂不收录，但在研究中或有所涉及，如北京大学藏西汉竹书"医方"、成都老官山汉简《治六十病和齐汤法》（亦名《六十病方》）等。

二、"先秦两汉简帛医方集成"仅收录包括兼有"药物"和"主治"记载的医方，以及论述疾病治疗的祝由方。或仅有药物，或仅有主治等残方则未收录，若有特殊情况则随文注释说明。另治兽疾方亦不收录。

三、收录"医方"按目前可知的成书或墓葬年代先后顺序排列，若为同时代则按医方数量多少进行排序，包括：战国时期的清华大学藏竹简《病方》、马王堆《五十二病方》《养生方》《杂疗方》（即《房中记》和《疗射工毒方》）《胎产书》《杂禁方》；秦代的周家台秦简《病方》、里耶秦简"医方"；汉代的武威汉简"医方"、居延汉简"医方"、敦煌汉简"医方"、肩水金关汉简"医方"以及张家界古人堤汉代木牍医方"治赤穀方"、尚德街古井东汉简牍医方"治百病通明丸"。

四、原文底本参考如下：《清华大学藏战国竹简（拾）》（中西书局，2020）、《马王堆汉墓帛书（肆）》（文物出版社，1985）、《长沙马王堆汉墓简帛集成》（中华书局，2014）、《关沮秦汉墓简牍》（中华书局，2001）、《里耶秦

简（一）》（文物出版社，2012）、《武威汉代医简》（文物出版社，1975）、《居延汉简》（中华书局，1980）、《居延新简》（中华书局，1994）、《敦煌汉简》（中华书局，2001）、《肩水金关汉简（叁）》（中西书局，2013）、《张家界古人堤简牍》（《简牍学研究》第六辑，2016）、《长沙尚德街东汉简牍》（岳麓书社，2016）。

五、关于医方的命名，可以辨别医方主药、君药者，以"药物"或"药物加主治"命名医方；无法辨别主药、君药者，则用主治功效或治疗疾病命名。特殊命名情况则随文注释说明，每方名后附有所出医书名。

六、医方中（）表示前一字的正体字或本字；< >表示前一字错误，标出正字；【 】表示为拟补的字；□表示此处残损，空缺一字，以此类推；▨表示此处残损，但空缺字数不能确定；▣表示□中文字是根据残笔或者文例释读出来的字。原书涂去的字则不录，不另说明。原文重文符号不再标注，直接另写一字替代，亦不另说明。

七、简帛医方中出现"一病多方"时，首方之后，每方前一般有"一，"表示"又一方"，本次集成予以删去。

八、医方原文使用繁体字，为便于阅读，其他分析均用简体字。另第二章立足于较为完整医方进行"集成"，之后各章将围绕各科医方展开研究，因此仅做简要注释。

目录

第三章　先秦两汉简帛内科医方研究　　　　　　　　　／213

第一章
先秦两汉简帛医方研究概论

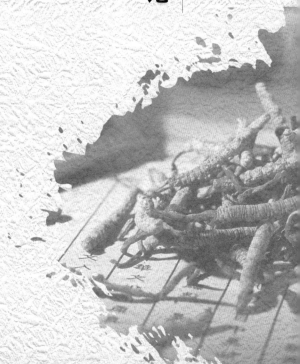

自20世纪初起，出土简帛文献的不断发掘为学术研究带来了"新材料"，尤其是为先秦两汉时期的学术研究提供了丰富的文献资料，并逐渐形成一门新的学问"简牍学"。这些文献由于长埋地下而未经后世传抄，被认为是最"真实可靠"的，能反映其所在时代学术面貌的资料，因而具有极高的学术价值。出土简帛文献涉及各类学科，医学简帛亦是其中较为丰富的一类。通过对新中国成立以来中医出土文献保护与利用情况的梳理①可以发现，中医出土文献研究的发展分为三个阶段：第一阶段为1949—1972年，以零散研究为主；第二阶段为1973—2011年，中医学界逐渐投入研究，以长沙马王堆汉墓简帛医书的发掘为代表；第三阶段为2012年至今，中医出土文献研究成为中医医史文献、中医药文化研究的"显学"，以四川成都天回镇汉墓医简出土为标志。"医方"是中医出土文献中的重要组成，是内容最为丰富的一类，对于研究我国早期医学面貌具有重要价值。

第一节

从先秦两汉简帛医学文献谈"文化自信"

习近平总书记说："文化自信，是更基础、更广泛、更深厚的自信。"中医药文化历经近现代西方医学的强大冲击，仍保持着顽强的生命活力，尤其是在应对疫情、治未病、慢性病调理等诸多医疗领域，展现出诊疗优势，成为中华优秀传统文化的杰出代表。尤其在2020年的"战疫"中，再一次彰显了疗效，大大提高了广大民众的中医药文化自信、中华优

---

① 中医出土文献是以先秦两汉简帛医学文献为主要内容的中医文献类型，除先秦两汉简帛医学文献外，还包括汉以后的简帛文献、敦煌涉医文献、黑水城出土西夏文医药文献等。见本人2019年12月发表于《中医药文化》杂志第六期的论文《新中国成立以来中医出土文献的保护与利用》。

秀传统文化自信。新中国成立以来，中医出土文献不断被发掘与保护，据统计，出土或收藏次数有38次之多。中医出土文献的整理与研究得到了国家的大力支持，以国家社会科学基金为例，截至2020年底，资助中医出土文献类课题31项，覆盖所有基金类别。中医出土文献研究的深度、广度均得以大大提升，并涉及多学科交叉研究，成果日益丰硕。2020年6月2日，习近平总书记主持召开专家学者座谈会时指出"要加强古典医籍精华的梳理和挖掘，建设一批科研支撑平台。"中医出土文献大多来自先秦两汉时期，或为传世文献所未见，又或可与传世文献相互印证，正是"古典医籍精华"，是深入研究我国早期中医药理论体系形成的重要珍贵文献。通过对中医出土文献的系统研究，不仅可以理清我国早期中医药思想文化的面貌，更有利于坚定我们的传统文化自信。

1. 先秦两汉简帛医学文献是中华文明的历史见证

先秦两汉简帛医学文献的载体主要有竹简、木简、木牍及缣帛，其中简和牍的区别主要在于"简"为细长条形，可写一或两行字，常用绳子编联；"牍"则为宽大片状，可写多行文字。湖南长沙马王堆出土的《足臂十一脉灸经》《阴阳十一脉灸经》甲本、《脉法》《阴阳脉死候》《五十二病方》为五书合为一卷的"帛书"，《十问》《合阴阳》为两书合为一卷的"竹简"，《杂禁方》为"木简"；甘肃武威汉代医简主要为"医方"，由78枚竹简和14块木牍构成。可以说，这些出土的中医简帛、简牍文献本身就是珍贵的历史文物，其简牍制作工艺、书法艺术价值，向世界展现了两千多年前我国的文献、文字水平，反映了当时我国的医学面貌，是中华文明的历史见证。

又如"云梦睡虎地秦简"已经记有传染病的预防制度，曰："甲有完城旦罪，未断，今甲疠，问甲可（何）以论？当迁（迁）疠所处之；或曰当迁（迁）迁（迁）所定杀。城旦、鬼薪疠，可（何）论？当迁（迁）疠迁（迁）所。""疠迁所"就是专门用来隔离麻风病患者的地方，"疠迁所"的使用开创了我国乃至世界传染病隔离之先河。除中医简帛、简牍文献的出土外，还有相关器物的出土，如河北省出土有"西汉中山靖王府医工铜盆（1968年）"，四川省出土有"绵阳双包山西汉墓人体经脉漆雕（1993年）""成都老官山西汉墓经穴髹漆人像（2012年）"，这些珍贵的中医药出土文物都是中华文化的宝贵遗产，更是现代的国家宝藏。

2. 先秦两汉简帛医学文献展现中国原创力量

先秦两汉时期是我国文化发展最为繁荣和鼎盛的时期之一，尤其是春秋战国时期更是被誉为"轴心期时代"，诞生了我国的众多元典文献。由于文献在传承过程中不易保存，因此后世有人对元典及早期文化产生了怀疑，如20世纪的"古史辨"大讨论，而久埋地下的出土文献为世人展现了真实的历史文化面貌，李学勤教授因此提出了"出土文献与古史重建"，可见出土文献的重要价值。中医思想文化的形成离不开传统文化的土壤，如先秦两汉简帛医书在论述身体观时直接将中国古代哲学思维方式引入，并结合中医学对身体的认识，形成具有中医学特色的身体观，即一种气化的身体观、数术的身体观、中和的身体观、比喻的身体观、结构的身体观。

以气化身体观来说，"气"作为中国古代哲学的起点，被先秦诸子用来阐释或实践各家的理论功夫，如老子的"负阴抱阳冲气以为和"，孟子的"浩然正气"，荀子的"治气养心"，尉缭子的"战在治气"等。"气"作为身体与自然沟通的媒介，是"天人相应"思想的具体表现，简帛医书也常用"气"进行身体论述，主要体现在"化生""筑形""决死"三个方面。除传统和"天人合一"外，在成都天回汉墓出土医简中出现了"通天思想"，这是中医学的原创，以"气之通天，各有官窍"（《脉书·上经》）统领"生气通天""五行通天""五脏通天""五色通天""经脉通天"，即以"通天"的生命认识为核心，将人体的呼吸、五行、五脏、五色、经脉等贯通连属，成为中医诊法理论体系构建的思想基础。

在阴阳思想方面，中医学又创立了"三阴三阳"思想，简帛医书《阴阳脉死候》《脉书》记载"凡三阳，天气也。其病唯折骨、裂肤，一死。凡三阴，地气也。死脉也，阴病而乱，则不过十日而死。三阴腐脏烂肠而主杀。"其指出三阳为天气，三阴为地气，并将"三阴三阳"

（厥阴、少阴、太阴、少阳、太阳、阳明）运用于经脉理论，是后世十二经脉的起源。总而言之，中医学在吸收传统思想文化建立自身理论体系框架时，又能有所创见和发展，使自己的思想体系更加完善，展现了中国原创力量。

3. 先秦两汉简帛医学文献守卫中华民族健康

先秦两汉简帛医学文献以"医方""医经"为主，这与《汉书·艺文志》的分类基本相符，根据现代学科分类，其涉及中医基础理论、中医诊断学、针灸推拿学、方剂学、药学、养生学及临床各科的治疗等。临床各科的治疗包括内科、外科、妇科、儿科、男科、五官科、骨伤科、肛肠科、传染病等，充分说明在先秦两汉时期中医学已经在应对各科疾病，并积累了大量的医方，如马王堆出土的《五十二病方》《养生方》，老官山出土的《治六十病和齐汤法》（亦名《六十病方》），以及还在整理的北京大学藏西汉竹书《医方》、湖北荆州胡家草场大墓出土的"经方"简（1000余枚）等。

以养生来说，先秦两汉简帛医书中对养生已有大量的论述。通过整理与总结发现，当时医家认为身体养生得当的表现主要有发黑肤泽、耳目聪明、身轻善行、力强寿长、气充精足等。又有专书《养生方》记载具有养生功效的方剂，主要涉及补益、延年、养颜等，其中补益剂占养生方的一半以上，是养生方最主要的内容。从养生方剂中所使用的药物功效来看，当时医家对于药物功效的把握与应用已经较为全面，经对比研究，后世本草书的记载与其基本一脉相承。除药物功效外，对药物采摘时节、药物炮制、服药方式、食物补益等也有论述，表明当时已经具有较高的用药水平。中医出土文献的不断发现，让我们看到了与传世中医经典《黄帝内经》《难经》《伤寒杂病论》《神农本草经》同时代或者更早的医学典籍，也向世人证明我们的中医学理论体系的形成不是一蹴而就的，而是经过了大量的临床实践总结的，因此它才成为中华民族健康的守卫者。

中医药文化在很长的一段时间里是以《黄帝内经》《难经》《伤寒杂病论》《神农本草经》四大传世经典为核心的医学文化。先秦两汉时期，尤其是先秦时期的中医药文化由于文献资料的散佚和缺失，一直以来都存有相当多的疑惑与空白，因此学界对于早期的中医学体系的形成存有不少困惑。新中国成立以来，先秦两汉简帛医学文献的整理与研究，逐步揭开了先秦两汉时期的中医学面貌，无论是其自身所具有的文物价值，还是其中蕴藏的"道"（思想文化）和"术"（医学技术）的价值，都充分展现了中华民族的智慧。从出土的两千多年前的文献中，我们找到了最真实的文献记载，证明了中华传统文化的根基，传统文化一路走来，在不断地传承、发展、创新。随着中国特色社会主义现代化建设的开展，传统文化也在继承和创新，以应对这个时代的需要，这就是传统文化的生命力，也是我们文化自信的底气。

第二节

先秦两汉简帛医学文献研究进展

王国维先生说："古来新学问起，大都由于新发现。"[1]出土文献的发掘为学术研究带来了地下之新材料，而纸上材料与地下新材料的互相印证，即所谓"二重证据法"，能够有力帮助研究中国古史纷争及中国早期思想文化面貌等诸多问题。总的来说，中国历史上有三个重要的出土文献发现时期：一是西汉孔壁中书，"（汉）武帝（前140—前87年）末，鲁共王坏孔子宅（在今山东曲阜市），欲以广其宫，而得《古文尚书》及《礼记》《论语》《孝经》，凡数十篇，皆古字也"[2]；二是西晋汲冢竹书，"（晋武帝）太康二年（281年），汲郡（今河南省卫辉市）人不准盗发魏襄王墓，或言安厘王冢，得竹书数十车（包括《纪年》13篇、《易

---

[1] 王国维：《古史新证》，湖南人民出版社，2010，第58页。

[2] 班固：《汉书·艺文志》，颜师古注，商务印书馆，1955，第5页。

经》2篇、《易繇阴阳卦》2篇、《卦下易经》1篇、《公孙段》2篇、《国语》3篇、《名》3篇、《师春》1篇、《琐语》11篇、《梁丘藏》1篇、《缴书》2篇、《生封》1篇、《大历》2篇、《穆天子传》5篇、《图诗》1篇，又杂书19篇）"①；三是从20世纪至今，出土了大量的先秦至元明的出土文献，包括简牍书籍、简牍文书、敦煌卷子等，其内容涉及语言文字学、历史学、考古学、文献学、文学、哲学、医学等学科。新中国成立以来，是中医出土文献的挖掘与研究的重要阶段，尤其以湖南长沙马王堆汉墓简帛医书和四川成都老官山西汉墓简帛医书出土为代表的医学专书的发掘，为研究中国早期医学提供了丰富的文献资源。

我国现存最早图书目录《汉书·艺文志》中"方技略"收录"医经""经方""房中""神仙"四类书籍，其中"医经""经方"当属现代中医学范畴无疑，而"房中""神仙"应属传统方术之学，而其所蕴含的养生思想又与中医有着千丝万缕的联系，具体可参见李零所著《中国方术正考》《中国方术续考》。根据现已整理出版的简帛医学文献来看，"医方"是数量最为众多的资料，如周家台秦简《病方》，马王堆《五十二病方》《养生方》，武威汉代医学简牍中的"医方"，天回医简《治六十病和齐汤法》，以及2018年湖北荆州胡家草场大墓出土的医学简牍，其中包含"经方"简1 000余枚等，足见"医方"简数量之多。而能称得上"经"的医简，主要为天回医简《脉书·上经》《脉书·下经》，马王堆《足臂十一脉灸经》《阴阳十一脉灸经》甲、乙本。此外，马王堆《十问》《合阴阳》《天下至道谈》当属"房中"类书籍，而马王堆《去谷食气》《导引图》，张家山《引书》或为"神仙"类书籍，属养生学范畴。其余医学简帛或为零散医方、药物记载，又或涉及脉学、经络、法医学、传染病等内容。总而言之，医学简帛涉及医疗内容广泛，包含医学理论、治法方药、临床各科的治疗等。

---

① 房玄龄等：《晋书：第05册》，中华书局，1974，第1432～1433页。

1. 先秦两汉简帛医学文献的发掘与保护情况

1900年在敦煌莫高窟发现的数万件文书文物中的医药文献，即今"敦煌吐鲁番医药文书"的主体部分，主要为隋唐五代时期的文书[①]，这是最早发掘的与中医药相关的出土文献。新中国成立之后，尤其是以1973年长沙马王堆汉墓医书与2012年四川成都天回汉墓医书为代表的医学专书的大量出土，极大地促进了学术界对于中医出土文献保护与利用的研究。以下按发掘或收藏时间的先后列出1949年以来先秦两汉简帛医学文献的保护情况。

1949—1992年，在敦煌地区出土、由敦煌研究院收购的，以及在敦煌市博物馆文物普查中获得的有关医药简帛，为与新中国成立前发现的敦煌汉简相区别，学术界称之为"新敦煌汉简"，早期的则称为"旧敦煌汉简"，合称"敦煌汉简"。敦煌汉简涉医研究以校释为主，涉及新、旧汉简及吐鲁番医药文献，成果较为丰硕，如1988年江西科技出版社出版了马继兴编著的《敦煌古医籍考释》，1994年中医古籍出版社出版了丛春雨主编的《敦煌中医药全书》，1998年江苏古籍出版社出版了马继兴辑校的《敦煌医药文献辑校》，2008年广东科技出版社出版了陈增岳所著的《敦煌古医籍校证》，2015年中医古籍出版社出版了袁仁智、潘文主编的《敦煌医药文献真迹释录》，2016年上海科学技术出版社出版了王兴伊、段逸山主编的《新疆出土涉医文书辑校》，同年高等教育出版社出版了沈澍农编纂的《敦煌吐鲁番医药文献新辑校》等等。

1965—1966年，在湖北江陵望山出土的《望山楚简》涉及疾病吉凶的卜筮竹简，经湖北文物考古研究所、北京大学中文系整理，于1995年由中华书局出版。

1972—1974年，在甲渠候官、甲渠塞第四隧和肩水金关遗址出土的涉医汉简，为与新中国成立前发现的旧居延汉简相区别而被称为"居延新简"。该简零星涉及医方、针灸、药物、法医、兽医等内容。1980年中华

---

① 沈澍农：《敦煌西域出土汉文医药文献综合研究》，《南京中医药大学学报（社会科学版）》2018年第19卷第2期，第71～79页。

书局出版了中国社会科学院考古研究所整理的《居延汉简甲乙编》。

1972年，在甘肃武威市凉州区旱滩坡出土的《武威汉代医简》涉及医方、针灸、理疗等内容，经甘肃省博物馆、武威县文化馆整理，于1975年由文物出版社出版。

1973年，在湖南长沙马王堆出土了简帛医学专书15种：《足臂十一脉灸经》《阴阳十一脉灸经》甲本、《脉法》《阴阳脉死候》《五十二病方》《却谷食气》《阴阳十一脉灸经》乙本、《导引图》《养生方》《杂疗方》《胎产书》《十问》《合阴阳》《杂禁方》《天下至道谈》。

1975年，在湖北云梦睡虎地出土的《睡虎地秦墓竹简》中，《封诊式》《法律答问》《秦律十八种》涉及死亡检验、疾病检验、兽医检验，两种《日书》亦涉及相关人生问题。1990年文物出版社出版了睡虎地秦墓竹简整理小组整理的《睡虎地秦墓竹简》。

1977年，在安徽阜阳双古堆出土了一批简牍，其中涉及本草方面的部分被命名为《万物》，但其图版迄今尚未公布，内容见于1988年《文物》杂志第4期上刊登的《阜阳汉简〈万物〉》。

1978年，在湖北江陵天星观出土的楚简，涉及疾病吉凶的卜筮，内容见于1982年《考古学报》第1期上刊登的《江陵天星观1号楚墓》。

1978年，在江苏连云港市花果山下出土了13枚简牍，其中两块汉代木牍涉及法医学内容，见2005年敦煌文艺出版社出版的中国简牍集成编委会整理的《中国简牍集成》第十九册。

1980年代，在内蒙古西部额济纳旗巴丹吉林沙漠西北部黑水城遗址出土的西夏文和汉文的写本、印本，涉及本草医方医理等内容，可见于2015年社会科学文献出版社出版、梁松涛所著的《黑水城出土西夏文医药文献整理与研究》。

1981—1989年，在湖北江陵九店出土的《九店楚简》涉及巫祝为病患祷告的内容，经湖北文物考古研究所、北京大学中文系整理，于2000年由中华书局出版。

1983—1984年，在湖北江陵张家山出土的《脉书》《引书》《奏献书》涉及医学理论、生理病理、病名症状、导引养生、法医检验等内容，且有些内容与马王堆出土医书相近，可作互校互证研究。1992年成都出版社出版了高大伦撰的《张家山汉简〈脉书〉校释》，1995年巴蜀书社出版了高大伦著的《张家山汉简〈引书〉研究》，2006年广西师范大学出版社出版了蔡万进著的《张家山汉简〈奏谳书〉研究》。

1986年，在甘肃天水放马滩出土的《天水放马滩秦简》涉及疾病、生子、巫卜问病等内容，经甘肃省文物考古研究所整理，于2009年由中华书局出版。

1986年，在湖北江陵岳山出土的木牍涉及问病，内容见于2000年《考古学报》第4期上刊登的《江陵岳山秦汉墓》。

1987年，在湖北荆门十里铺镇王场村包山岗地出土的《包山楚简》涉及占问疾病及墓主人所患病症描述，经湖北省荆沙铁路考古队整理，于1991年由文物出版社出版。

1987年，在湖南张家界古人堤出土简牍，涉及医方、药物，内容见于2003年《中国历史文物》第2期上刊登的《湖南张家界古人堤遗址与出土简牍概述》《湖南张家界古人堤简牍释文与简注》。

1989—1994年，香港中文大学文物馆陆续收藏出土简帛，涉及战国楚简、汉简、东晋木牍，其中汉简《日书》涉及生老病死等问题。2001年香港中文大学出版社出版了陈松长整理考释的《香港中文大学文物馆藏简牍》。

1990—2002年，在内蒙古额济纳旗汉代烽燧遗址出土的《额济纳汉简》涉及病假制度，魏坚主编、内蒙古自治区文物考古研究所等联合整理，于2005年由广西师范大学出版社出版。

1993年，在湖北江陵县王家台出土了竹简，其中《日书》含有"生子""病""死"等内容，见于1995年《文物》杂志第1期上刊登的《江陵王家台15号秦墓》。

1993年，在湖北沙市周家台出土了《关沮秦汉墓简牍》，其中的《病方及其它》涉及医方、祝由等内容，经湖北省荆州市周梁玉桥遗址博物馆整理，于2001年由中华书局出版。

1993年，在江苏连云港东海县温泉镇尹湾村出土的简牍涉及问病、占测疾病、生子等内容，1997年中华书局出版了连云港市博物馆、中国社会科学院简帛研究中心、东海县博物馆、中国文物研究所联合整理的《尹湾汉墓简牍》。

1994年，上海博物馆收藏的1200余枚战国楚简《上海博物馆藏战国楚竹书》，其中《性情论》《容成氏》《彭祖》《柬大王泊旱》《景公疟》等涉及医学。《上海博物馆藏战国楚竹书》九册由马承源主编，由上海古籍出版社于2001—2012年出版完成，另有文字编一册由作家出版社于2007年出版。

1994年，在河南新蔡葛陵村出土的楚简涉及墓主人的病情，该楚简收录于《新蔡葛陵楚墓》，由河南省文物考古研究所整理，于2003年由大象出版社出版。

1996年，在湖南长沙走马楼22号井窖出土的三国孙吴纪年简牍，涉及身体、疾病等词汇。2003年，文物出版社出版由长沙市文物考古研究所、中国文物研究所走马楼简牍整理组、北京大学历史学系编著的《长沙走马楼三国吴简》。

1999年，在湖南沅陵县虎溪山出土的竹简，初步分为黄簿、食谱、日书等三类，其食谱简亦称"美食方"，涉及药食同源，部分内容可见于2003年《文物》杂志第1期刊登的《沅陵虎溪山一号汉墓发掘简报》。

2000年，在湖北随州孔家坡墓地出土了《随州孔家坡汉墓简牍》，其中的《日书》涉及生老病死等内容，经湖北省文物考古研究所、随州市考古队整理，于2006年由文物出版社出版。

2002年和2005年，分别在湖南湘西土家族苗族自治州龙山县里耶镇里耶古城1号古井和里耶北护城壕11号坑中出土了《里耶秦简》，内容涉及疾病、医方和药物。文物出版社分别于2012年、2018年出版了湖南省文物考古研究所编著的《里耶秦简（壹）》《里耶秦简（贰）》。

2004年，湖南长沙东牌楼7号古井出土的简牍涉及疾病的论述，2006年文物出版社出版了经长沙市文物考古研究所、中国文物研究所整理的《长沙东牌楼东汉简牍》。

2004年，在安徽天长市安乐镇纪庄村西汉墓出土木牍34片，其内容涉及医方，具体可参考2006年《文物》杂志第11期上刊登的《安徽天长西汉墓发掘简报》。

2008年，清华大学收藏了一批战国竹简，包括"病方"，收录于《清华大学藏战国竹简（拾）》，于2020年11月由中西书局出版。

2009年，北京大学收藏了一批西汉竹简，包括"医方目录""医方甲""医方"及"医经"，目前尚未公开出版。根据整理者介绍，其医方与马王堆出土的《五十二病方》存在异同，可资互校互证研究。具体简介可参考2011年《文物》杂志第6期上刊登的《北京大学藏汉代医简简介》和《北京大学藏西汉竹书概说》。

2010年，北京大学又收藏了一批秦代简牍，其竹简第四卷的内容含有"医方"，亦未公布，具体简介可参考2012年《文物》杂志第6期上刊登的《北京大学藏秦简牍概述》。

2011年，在湖南长沙尚德街古井群出土的东汉简牍涉及"医方"，收录于长沙市文物考古研究所编著的《长沙尚德街东汉简牍》，于2016年12月由岳麓书社出版。

2012—2013年，在四川成都金牛区天回镇西汉墓出土医书五部，即《脉书·上经》《脉书·下经》《治六十病和齐汤法》《刺数》《逆顺五色脉藏验精神》，另有《医马书》《经脉书（残简）》各一部。目前该医简图版、释文尚未公布，但学术界已有不少研究成果。关于四川成都天回汉墓医简整理进展，可参考2017年《文物》杂志第12期上刊登的《四川成都天回汉墓医简整理简报》《四川成都天回汉墓医简的命名与学术源流考》。

2015年，安徽大学入藏一批战国竹简，涉及"生子"的内容，但亦未公开出版，可参考2017年《文物》杂志第9期上刊登的《安徽大学藏战国竹简概述》。2019年中西书局出版了《安徽大学藏战国竹简（一）》，其内容为《诗经》佚籍。

2015年，在江西南昌西汉海昏侯刘贺墓出土的简牍涉及"医方""养生""房中"等内容，目前尚未公开出版。具体简介可参考2018年《文物》杂志第11期上刊登的《江西南昌西汉海昏侯刘贺墓出土简牍》。

2018年，在湖北荆州胡家草场大墓出土的简牍包含"经方"简1 000余枚。目前还在整理中，尚未发布。

2. 先秦两汉简帛医学文献研究现状

随着先秦两汉简帛医学文献的不断出土、整理、出版，这一方面的研究成果已经十分丰硕。大致可以分为以下几类：

一是简帛医书的校释研究。20世纪现代科技的发展为出土简帛研究提供了保障，使得简帛学迅速发展，为研究中国早期社会提供了有力素材，同时这些简帛文献因长埋地下，未经后世的加工而失真，因此能够最真实地反映原貌，意义重大。中医学的发展历经千载，早期医学文献在传承过程中早已亡佚，即使对于《黄帝内经》仍有较多的争议和存疑，而出土简帛文献恰好弥补了史料的不足，填补了中国早期医学研究的空白。出土文献的校释工作是研究的第一步，是简帛研究的重点和难点，也是其他研究的基础，需要花费和投入大量的精力，有时候一些释读甚至需要花上数年、数十年的时间，且仍需要不断更正。

二是先秦两汉简帛医学文献的文字学研究。由于书写简帛医书所使用的文字尚未完全定型统一，因此研究这些文字对于研究中国早期文字的演变、判断医学词汇内涵的发展，以及确定简帛医书的成书年代，均具有重要参考价值，为学术研究热点问题之一。

三是先秦两汉简帛医学文献的中医学具体问题研究，包括中医哲学研究、基础理论研究、医方研究、药物研究、养生研究、临床各科诊疗研究及医事制度研究等。以中医哲学研究为例，已有的研究成果包括《先秦两汉简帛医书身体观研究》[①]《先秦两汉简帛医书的疾病观研究》[②]《天回汉墓医简中"通天"的涵义》[③]等。总体而言，立足于简帛医书自身的研究已经开展得较为广泛而深入，并形成了一些具有代表性的成果，在国内外均具有一定的学术影响力。

[①] 熊益亮：《先秦两汉简帛医书身体观研究》，博士学位论文，北京中医药大学，2017。

[②] 林振邦：《先秦两汉简帛医书的疾病观研究》，博士学位论文，北京中医药大学，2019。

[③] 顾漫、柳长华：《天回汉墓医简中"通天"的涵义》，《中医杂志》2018年第59卷第13期，第1086~1091页。

四是先秦两汉简帛医学文献比较研究，即将简帛医书之间及简帛医书与传世医书中含有相同或者相近论述的内容进行比较研究，传世医书主要为早期传世经典《黄帝内经》《难经》《伤寒杂病论》《神农本草经》等。这一研究包括不同地域出土的简帛医书之间，以及简帛医书与传世医书之间等两个角度。所以这不只是将传世医书作为引证材料来论证简帛医书中的相关内容，而是随着简帛医书的不断问世和简帛医书研究的愈发深入而进行更为深入的探讨。相较于简帛医书自身的研究而言，目前比较研究的成果较少，是当前和未来简帛医学研究中的热点方向。以国家社科基金和教育部人文社科基金资助为例，"四川成都天回镇汉墓出土医简与《黄帝内经》比较研究"获批国社科2018年度重点项目，"简帛医书与《黄帝内经》互校互证研究""三部西汉墓出土简帛医书病证名比较研究"分别获批教育部人文社科2018、2019年度青年基金项目。代表性成果有《天回医简〈经脉〉残篇与〈灵枢·经脉〉的渊源》①《试论简帛医书相似方药文献的渊源与流传》②。总体而言，先秦两汉简帛医学文献的积累为比较研究提供了可能，尤其是这些简帛医书的成书时间与中医四大经典诞生的时代相近，能够为研究我国早期中医药文化起源等问题提供有利的线索。

3. 先秦两汉简帛医学文献校释研究概览

20世纪出土的简帛文献，无论是时间的跨度还是内容的范围都是前所未有的，"从时代上讲，上起战国，下迄魏晋。从内容上讲，涉及的范围更加广泛，在书籍类中，《汉书·艺文志》所列之六艺、诸子、诗赋、兵书、数术、方技等无所不有；在文书类中，包括当时朝廷及地方官府的文件、簿籍、档案等，边塞地区所出的与屯戍、津关、驿传等有关的材料尤有特色，此外还出土了不少当时日常生活中人们使用的书札、历谱以及祭

---

① 顾漫、周琦、柳长华、武家璧：《天回医简〈经脉〉残篇与〈灵枢·经脉〉的渊源》，《中国针灸》2019年第39卷第10期，第1117～1123页。
② 周祖亮、方懿林：《试论简帛医书相似方药文献的渊源与流传》，《北京中医药大学学报》2019年第42卷第4期，第284～288页。

祷记录、遗嘱、遣策等，虽然这类简帛的内容比较零散，但仍有其各自特殊的价值"①，其中涉及医学的主要在方技类书籍中，并散见于文书类的文献中。简帛文献的大量出土，使简帛学得以迅速发展，并成为当代显学之一，而医药简帛作为研究中国早期医学的重要史料且大多为传世文献所未见，因此得到广泛的关注与重视。

简帛医书整理、校释研究是简帛医书研究的最基础性工作，是其他相关研究的基石。简帛文献的出版一般须经如下步骤，首先将散乱，甚或残缺的出土简帛保存、处理，再经图像拍摄、简帛排序、摹本制作、文字释读、校勘注释等一系列过程，最终以现代图书形式出版。由此可见，简帛文献得以重现，需要投入大量的精力。目前已整理出版的简帛医书主要有：①湖北荆州周家台秦简医书，《病方》；②湖南长沙马王堆汉墓简帛医书15种；③湖北江陵张家山汉代医简，《脉书》《引书》；④安徽阜阳双古堆汉简，《万物》；⑤甘肃《武威汉代医简》；⑥散佚的简帛医学文献，包括湖北江陵望山楚简、湖北荆门包山楚简、湖北云梦睡虎地秦墓竹简、湖南龙山里耶秦简、甘肃天水放马滩秦简、湖北随州孔家坡汉墓简牍、甘肃敦煌汉简、内蒙古额济纳旗居延汉简、甘肃省嘉峪关东居延新简、湖南张家界古人堤简牍、吐鲁番及楼兰等罗布淖尔汉简、内蒙古额济纳汉简、清华大学藏战国竹简《病方》等。此外，还有尚未出版的《北京大学藏汉代简帛医书》《成都老官山西汉墓简帛医书》。

（1）简帛医书综合校释。

是指对多种出土简帛医学文献进行校释的著作。马继兴《中国出土古医书考释与研究》（2015年）除对出土古医书来源、研究情况、各地收藏情况、文献特征与学术价值进行总结外，还重点对敦煌古医书、武威汉代医简、马王堆汉墓医书等进行考释与研究，并附出土文献图影②。周祖亮、方懿林《简帛医药文献校释》（2014年）对周家台秦简《病方》、马王堆汉墓医书、张家山汉简医书、阜阳汉简《万物》《武威汉代医

① 骈宇骞，段书安：《二十世纪出土简帛综述》，文物出版社，2006。
② 马继兴：《中国出土古医书考释与研究》，上海科学技术出版社，2015。

简》及其他散见医药简牍进行校释，并附有简帛医药文献论著目录①。另《中国简牍集成（标注本）一编》（2001年）②《中国简牍集成（标注本）二编（2005年）》③以图文的形式基本囊括了20世纪以来国内已经公布发表的全部简牍。

（2）马王堆简帛医书校释。

是针对马王堆所出土的简帛医书进行校释的著作，是目前已出版简帛医书中最为丰富的一类。裘锡圭《长沙马王堆汉墓简帛集成》（2014年）④第五、六册对简帛医书进行了释文注释，第七册含有原始医书图版，第二册含有整理之后的医书图版，对中国早期医学的研究具有重要价值。按时间先后对马王堆医书进行校释整理的还有：马王堆汉墓帛书整理小组编《马王堆汉墓帛书［肆］》（1985年）⑤，周一谋、萧佐桃的《马王堆医书考注》（1988年）⑥，魏启鹏、胡翔骅的《马王堆汉墓医书校释（壹、贰）》（1992年）⑦，马继兴《马王堆古医书考释》（1992年）⑧，鲁兆麟、黄作阵《马王堆医书》（1995年）⑨，此外还有英译本《马王堆医书译注》⑩。还有《五十二病方》的单行本，如马王堆汉墓帛书整理小组编的《五十二病方》（1979年）⑪，严健民的《五十二病方注补译》

① 周祖亮、方懿林：《简帛医药文献校释》，学苑出版社，2014。

② 中国简牍集成编辑委员会：《中国简牍集成（标注本）一编》，敦煌文艺出版社，2001。

③ 中国简牍集成编辑委员会：《中国简牍集成（标注本）二编》，敦煌文艺出版社，2005。

④ 裘锡圭、湖南省博物馆、复旦大学出土文献与古文字研究中心：《长沙马王堆汉墓简帛集成》，中华书局，2014。

⑤ 马王堆汉墓帛书整理小组：《马王堆汉墓帛书［肆］》，文物出版社，1985。

⑥ 周一谋、萧佐桃：《马王堆医书考注》，天津科学技术出版社，1988。

⑦ 魏启鹏、胡翔骅：《马王堆汉墓医书校释（壹、贰）》，成都出版社，1992。

⑧ 马继兴：《马王堆古医书考释》，湖南科学技术出版社，1992。

⑨ 鲁兆麟、黄作阵：《马王堆医书》，辽宁科学技术出版社，1995。

⑩ HARPER D：*Early Chinese medical literature：the Mawangdui medical manuscripts*（New York：Kegan Paul International，1998）。

⑪ 马王堆汉墓帛书整理小组：《五十二病方》，文物出版社，1979。

（2005年）[1]，小曾户洋、长谷部英一、町泉寿郎的《马王堆出土文献译注丛书——五十二病方》（2007年）[2]。

（3）张家山、武威简帛医书校释。

是指针对张家山、武威出土的简帛医学文献进行校释的著作。张家山二四七号汉墓出土了两部医学佚书即《脉书》和《引书》，这两部医书常与该墓出土的其他著作合并校释出版，如张家山汉墓竹简整理小组编的《张家山汉墓竹简（二四七号墓）》（2001年）[3]及2006年再版的释文修订本[4]，专门针对《脉书》校释的有高大伦的《张家山汉简〈脉书〉校释》（1992年）[5]。此外，高大伦的《张家山汉简〈引书〉研究》[6]（1995年）收录有《引书》注释。甘肃武威旱滩坡汉墓出土的92枚医药简牍，内容包括医方、日书、药剂等3个方面，其中医方部分常称为《治百病方》，武威简帛医书校释最早是由甘肃省博物馆、武威县文化馆合编出版的《武威汉代医简》（1975年）[7]。之后的研究基本上都是在这一版本基础上进行的，除武威汉代医简校释外还有现代的研究成果，如张延昌、朱建平的《武威汉代医简研究》（1996年）[8]，张延昌的《武威汉代医简注解》（2006年）[9]，李盛华、张延昌的《武威汉代医简研究集成》（2014年）[10]。

（4）其他简帛医书校释。

是指除简帛医药专书外，因篇幅问题未能以医著形式单独出版的医

---

[1] 严健民：《五十二病方注译》，中医古籍出版社，2005。

[2] 小曾户洋、长谷部英一、町泉寿郎：《五十二病方》，东方书店，2007。

[3] 张家山二四七号汉墓竹简整理小组：《张家山汉墓竹简（二四七号墓）》，文物出版社，2001。

[4] 张家山汉墓竹简整理小组：《张家山汉墓竹简（二四七号墓）释文修订本》，文物出版社，2006。

[5] 高大伦：《张家山汉简〈脉书〉校释》，成都出版社，1992。

[6] 高大伦：《张家山汉简〈引书〉研究》，巴蜀书社，1995。

[7] 甘肃省博物馆、武威县文化馆：《武威汉代医简》，文物出版社，1975。

[8] 张延昌、朱建平：《武威汉代医简研究》，原子能出版社，1996。

[9] 张延昌：《武威汉代医简注解》，中医古籍出版社，2006。

[10] 李盛华、张延昌：《武威汉代医简研究集成》，安徽科学技术出版社，2014。

书，如周家台秦简《病方》①和阜阳汉简《万物》②，以及散见有巫医、医方、疾病等医学内容的简帛，如湖北江陵望山楚简③、湖北荆门包山楚简④、湖北云梦睡虎地秦墓竹简⑤、湖南龙山里耶秦简⑥、甘肃天水放马滩秦简⑦、湖北随州孔家坡汉墓简牍⑧、甘肃敦煌汉简⑨、内蒙古额济纳旗居延汉简⑩、甘肃省嘉峪关东居延新简⑪、湖南张家界古人堤简牍⑫、吐鲁番及楼兰等罗布淖尔汉简⑬、内蒙古额济纳汉简⑭、清华大学藏战国竹简《病方》⑮等。

4. 先秦两汉简帛医学文献科研项目情况

先秦两汉简帛医学文献研究主体属于当代简牍学研究范畴。李学勤⑯

---

① 湖北省荆州市周梁玉桥遗址博物馆：《关沮秦汉墓简牍》，中华书局，2001。

② 文化部古文献研究室、安徽阜阳地区博物馆阜阳汉简整理组：《阜阳汉简〈万物〉》，《文物》1988年第4期，第36～47、54、99页。

③ 湖北省文物考古研究所、北京大学中文系：《望山楚简》，中华书局，1995。

④ 湖北省荆沙铁路考古队：《包山楚简》，文物出版社，1991。

⑤ 睡虎地秦墓竹简整理小组：《睡虎地秦墓竹简》，文物出版社，1978。

⑥ 湖南省文物考古研究所：《里耶秦简（壹）》，文物出版社，2012。

⑦ 甘肃省文物考古研究所：《天水放马滩秦简》，中华书局，2009。

⑧ 湖北省文物考古研究所、随州市考古队：《随州孔家坡汉墓简牍》，文物出版社，2006。

⑨ 甘肃省文物考古研究所：《敦煌汉简：全2册》，中华书局，1991。吴礽骧、李永康、马建华：《敦煌汉简释文》，甘肃人民出版社，1991。

⑩ 中国社会科学院考古研究所：《居延汉简：甲乙编上、下》，中华书局，1980。

⑪ 甘肃省文物考古研究所、甘肃省博物馆、文化部古文献研究室：《居延新简·甲渠候官与第四燧》，文物出版社，1990。

⑫ 张春龙、李均明、胡平生：《湖南张家界古人堤简牍释文与简注》，《中国历史文物》2003年第2期，第72～84页。

⑬ 黄文弼：《西北史地论丛》，上海人民出版社，1981。

⑭ 魏坚：《额济纳汉简》，广西师范大学出版社，2005。

⑮ 清华大学出土文献研究和保护中心、黄德宽：《清华大学藏战国竹简（拾）》，中西书局，2020。

⑯ 李均明、刘国忠、刘光胜、邬文玲：《当代中国简帛学研究（1949—2009）》，中国社会科学出版社，2011。

将简牍学的发展分为三个时期，其第三个时期即在新中国成立之后。李均明、陈民镇①则对新中国成立之后的简牍学发展进行了细分，第一阶段为1949—1971年，出土相对零散，研究相对滞后；第二阶段为1972年至20世纪末，以银雀山汉简（1972年）、睡虎地秦简（1975年）等的发现为代表，重要学者陆续投身简牍学研究，简牍学与其他学科互动愈加密切；第三阶段为21世纪以来，随着更多出土文献的发现、整理与刊布，越来越多的专门研究机构成立，简牍学研究不断深入，国家扶持力度加大，并有力推动了其他人文学科的发展。通过对新中国成立以来中医出土文献研究发展的梳理可以发现，其分期主要以两次重要的中医简帛医书的出土为标志，即1973年的长沙马王堆汉墓简帛医书和2012年的成都天回镇汉墓医简，可分为三个阶段：第一阶段为1949—1972年，这一阶段因出土文献较少，涉医内容零散，所以主要以研究敦煌医药文书为主②；第二阶段为1973—2011年，这一阶段以长沙马王堆汉墓简帛医书的发掘为代表，各地涉医出土文献不断出现，重要学者、中医院校开始投入中医出土文献的研究，主要以释读研究为主，此外还涉及医学词汇、医学理论、药物学、养生学、临床各科等的研究，培养了一批中医出土文献研究人才③；第三阶段为2012年以来，这一阶段以四川成都天回镇汉墓医简的出土为标志，并随着中医出土文献的刊布，越来越多的学者开始投身于中医出土文献的研究。国家首个中国出土医学文献与文物研究院于2019年1月成立④。国家对于中医出土文献的研究也愈加重视，以国家社会科学基金为例，截至2020

---

① 李均明，陈民镇：《简牍学研究70年》，《中国文化研究》2019年第3期，第1~25页。

② 如1956年罗福颐发表于《中医杂志》第12期的《祖国最古的医方》，1957年耿鉴庭发表于《江西中医药》第4期的《汉简里的医药疾病资料》，1964年马继兴发表于《文物》第6期的《唐人写绘灸法图残卷考》等。

③ 具体可参见2009年丁媛、张如青发表于《上海中医药大学学报》第2期的《百年来出土简帛涉医文献概述》和2014年周祖亮、方懿林所著《简帛医药文献校释》（学苑出版社）中的《简帛医药文献概述》。

④ 2019年1月3日，成都中医药大学中国出土医学文献与文物研究院成立，这是我国首个涉医出土文献研究机构。

年12月，资助中医出土文献类课题31项，覆盖所有基金类别。其中2012年以来资助项目达26项，占81.25%，且含有重大项目4项、冷门绝学与国别史等研究专项2项。具体如下表：

中医出土文献类国家社科基金项目

编号	年度	项目类别	学科分类	项目名称	承担单位	负责人
1	2019	重大项目		出土先秦两汉医药文献与文物综合研究	上海中医药大学	张如青
2	2019	专项	冷门绝学	多元文化视域下吐鲁番出土医学文书交流互鉴研究	上海中医药大学	王兴伊
3	2019	专项	冷门绝学	基于先秦两汉涉医简帛的早期中医药文化溯源研究	北京中医药大学	熊益亮
4	2019	一般项目	民族学	出土西夏文药方语言文字专题研究	宁夏医科大学	惠宏
5	2019	一般项目	中国历史	出土涉医文献与古医书经典化研究	西南大学	杜锋
6	2019	一般项目	中国历史	楚卜筮祭祷简所见疾病、医疗及风俗民情研究	湖北省社会科学院	贾海燕
7	2018	重点项目	中国历史	四川成都天回镇汉墓出土医简与《黄帝内经》比较	中国中医科学院	顾漫
8	2018	西部项目	民族学	敦煌医学文化及其现代价值	甘肃中医药大学	梁永林
9	2017	重大项目		敦煌西域出土汉文医药文献综合研究	南京中医药大学	沈澍农
10	2017	青年项目	中国历史	出土简牍与战国秦汉医疗研究	湖南大学	杨勇
11	2017	青年项目	图书馆、情报与文献学	出土中兽医学文献综合研究	上海中医药大学	张本瑞

编号	年度	项目类别	学科分类	项目名称	承担单位	负责人
12	2016	重大项目		出土西夏文涉医文献整理与研究	河北大学	梁松涛
13	2016	一般项目	中国历史	汉代简帛医学文献的综合整理与研究	吉林师范大学	方勇
14	2016	一般项目	图书馆、情报与文献学	敦煌写本医籍与日本汉文医籍比较研究	贵州民族大学	王亚丽
15	2016	后期资助项目	语言学	敦煌医卷整理及词汇研究	南京中医药大学	范崇峰
16	2015	重点项目	哲学	基于先秦两汉涉医简帛文献的早期医家身体观研究	北京中医药大学	张其成
17	2014	一般项目	中国历史	成都老官山汉墓出土医简整理研究	成都中医药大学	李继明
18	2014	一般项目	中国历史	新疆出土医药文献整理研究	上海中医药大学	王兴伊
19	2014	一般项目	语言学	敦煌古籍医经医理类文献英译及研究	西安理工大学	张焱
20	2014	青年项目	图书馆、情报与文献学	出土《日书》类文献中涉医资料研究	上海中医药大学	丁媛
21	2014	青年项目	语言学	秦汉简帛涉医文献疑难字词研究及数据库建设	山西大学	刘建民
22	2014	青年项目	考古学	成都老官山汉墓漆人经脉腧穴特点及价值研究	成都中医药大学	周兴兰
23	2012	重大项目		简帛医书综合研究	西南大学	张显成
24	2012	青年项目	图书馆、情报与文献学	以敦煌为中心西北出土汉至宋涉医文献研究	兰州大学敦煌学研究所	王亚丽
25	2012	西部项目	民族问题研究	汉唐间多民族医药文化在敦煌医学文献中的融合性	甘肃中医学院	史正刚

（续表）

编号	年度	项目类别	学科分类	项目名称	承担单位	负责人
26	2011	西部项目	语言学	秦汉简帛医学词汇研究	广西中医药大学	周祖亮
27	2008	一般项目	图书馆、情报与文献学	新出土简牍涉医文献整理与研究	上海中医药大学	张如青
28	2008	西部项目	图书馆、情报与文献学	黑水城出土西夏文医药文献整理与研究	兰州大学	梁松涛
29	2005	西部项目	宗教学	敦煌遗书中之佛书与传统医学研究	甘肃中医学院	李应存
30	2001	青年项目	中国历史	西域出土胡语医学文书研究	北京大学	陈明
31	1993	一般项目	中国历史	出土发掘亡佚古医药典籍与中国传统文化的研究	中国中医研究院	马继兴

5. 先秦两汉简帛医学文献的问题与展望

新中国成立以来，随着先秦两汉简帛医学文献的不断发掘，国家对这一研究也越发重视，先秦两汉简帛医学文献的保护与利用研究得到长足的发展。尤其是两次大规模医学专书简帛的出土，让越来越多的中医学者投入先秦两汉简帛医学文献的研究，也取得了一些具有代表性的高质量研究成果。但是先秦两汉简帛医学文献的研究亦存有一些问题亟待解决，下面将以问题为导向展开论述并兼论展望。

（1）要提高先秦两汉简帛医学文献的多学科交叉研究。

随着越来越多涉及医学内容出土文献的发掘，中医学界于20世纪八九十年代逐渐开始投入先秦两汉简帛医学文献的研究，至21世纪先秦两汉简帛医学文献研究已然成为中医医史文献、中医药文化研究的显学。但如何沟通中医学界与其他相关学科的互动仍是目前学界所面临的难题，如何利用现代科技手段深入发掘与利用先秦两汉简帛医学文献值得关注。目前对于先秦两汉简帛医学文献的研究主要集中于校释整理研究、语言文字学研究，以及养生、针灸、脉学、药物、疾病等的专项研究，那么如何深入挖掘、利用先秦两汉简帛医学文献资源，应该邀请思想史、古史、古代文学等学科领域的学者共同探讨先秦两汉简帛医学文献所处时期的中医思想起源与构建等问题。同时结合现代人类学研究、科学技术手段，如人工智能、三维建模等，更深入地发掘先秦两汉简帛医学文献的价值。提高多学科互动研究，加强不同学科之间的对话，可以深化先秦两汉简帛医学文献的研究，让古老的中医药文化"活起来"。

（2）要加强我国早期中医药文化起源研究。

先秦两汉简帛医学文献中有很多为传世文献所未见，是研究我国早期医学体系形成的重要参考资料，具有极高的学术价值。中医药文化在很长的一段时间里是以《黄帝内经》《难经》《伤寒杂病论》《神农本草经》四大传世经典为核心的医学文化。先秦两汉时期，尤其是先秦时期的中医药文化由于文献资料的散佚和缺失，一直以来都存有相当多的疑问与空白，因此中医学界对于早期的中医学体系的形成一直充满困惑。新中国成立以来，涉医简帛文献的大量出土为先秦两汉中医药文化研究带来了丰富的文献资料。通过比较研究发现，这一时期涉医简帛文献中存有大量传世文献所未涉及的内容。因此，需要通过对这一部分内容进行深入挖掘，探究先秦两汉中医药文化的起源，如：天回汉墓医简中的"通天"思想，天回汉墓医简"扁鹊医学"流派，《长沙马王堆汉墓医书》中"与天地求""审夫阴阳""治身在先""务在积精""治气抟精""寒头暖足""逐月妊娠""去谷食气""通于神明"等身体认知，涉医简帛文献如周家台秦简《病方》、各类《日书》中的"禹步""祝咒""符禁"等祝由文化。

（3）要提升先秦两汉简帛医学文献研究的国际影响力。

近年来，中医学界逐渐重视国际舞台，举办各类国际学术交流会议，如2018年6月，北京中医药大学张其成教授研究团队与芝加哥大学北京中心邀请国内外顶级中医出土文献研究学者在北京召开了"中国古代中医的重新发现（Rediscovering Medical Antiquity in China）"国际学术交流会，聚焦出土简帛材料、运用新方法研究发现古代中医，提高了中医出土文献研究的国际影响力。但是这样的学术交流还很少，无法与简帛医学文献本身所具有的价值相提并论。简帛医学文献不仅在国内受到重视，在国外也有很多的专门学者进行研究，所以除开展学术交流之外，还应该关注简帛医学文献的翻译问题，让简帛医学文献走出去。因此学界应该重视简帛文献研究的国际话语权，从而使简帛文献研究在国际舞台上占有一席之地。从某种意义上来说，这也是在提高中医药在国际上的认可度，提升中华文化的国际影响力。

此外，一直以来先秦两汉简帛医学文献之间及简帛医学文献与传世文献之间的互证研究较为薄弱，但出土文献的不断发掘与整理出版，为这一研究提供了越来越多的素材，使这一研究逐渐受到学者的重视。简帛医学文献因有文字的缺失且字词古奥，所以很多学者及公众望而却步，认为简帛医学文献曲高和寡，因此有必要加强推动简帛医学文献的普及工作，让更多的人了解它的价值与意义。先秦两汉简帛医学文献是古人留给我们的宝贵财富，是中医学历史的见证，有缘亲见其问世并对其进行研究更是我们的幸运。在国家的大力支持下，在学界学者的共同努力下，简帛医学文献研究必将取得更为丰硕的成果，为中医药的未来发展提供不竭动力与内容源泉。

第三节

论先秦两汉简帛医学体系的构建

简帛是我国早期文献的载体，是当时思想文化遗留的证据，但却因不易保存和书写而最终被纸张所替代，一般只能在墓葬的陪葬品中看到简帛之书。值得庆幸的是，20世纪以来，随着科学技术的不断发展、出土文献的不断发掘，复原千年前的简帛书籍成为可能。虽然这些书籍大都不完整，有的甚至缺损严重，但是从已经复原的文献中仍然能真实管窥当时的思想文化面貌。简帛医书就为研究先秦两汉时期中医药文化起源及相关问题提供了可能，尤其是简帛医书的不断发现，使简帛医学研究成为21世纪学术界的重要热点问题。通过对学术界已有的研究进行回顾，包括简帛医书研究和简帛医书比较研究，可以认为目前已有的研究及未来的研究趋势，为"简帛医学"的提出及其体系的构建奠定了足够的研究基础及发展创新的空间。

1. 提出"简帛医学"的概念

简帛医书作为特殊的医学文献，从20世纪初，历经百年累积了大量的文献素材，成为当代简牍学的一部分。随着简帛医书的不断释读出版，相关研究成果、研究课题层出不穷，并受到国家和学术界的重视。简帛医书大多来源于先秦两汉时期，与中医传世四大经典同时或更早，为研究中医药理论起源等问题提供了宝贵的文献资料。中医学作为中华传统学术的重要组成，与现代医学有着截然不同的学术背景，概而言之，可以将中医学的内容分为"道"和"术"两个层面，即理论和实践两个方面，实际上这里面包含了中医学方方面面的内容。基于此，特提出"简帛医学"的概念，即以简帛医书为研究对象，系统研究其中医学理论与实践的学问。

2. 建构简帛医学的"理法方药"体系

中医四大经典著作的问世标志着中医学术体系基本建立，即中医理法方药体系和辨证论治原则[①]。理即中医基本理论，主要见于《黄帝内经》《难经》中；法即中医诊治法则，主要见于《黄帝内经》《难经》《伤寒杂病论》中；方即组方配伍，主要见于《伤寒杂病论》《神农本草经》《黄帝内经》中；药即用药法度，主要见于《神农本草经》《伤寒杂病论》中。此后，中医学的发展基本上都是沿着理法方药体系发展和创新的，并逐渐形成了完善而丰富的中医学术体系。随着简帛医书的陆续出土，"医经""医方"相继问世，医经主要论述理、法，医方主要论述方、药，它们为简帛医学"理法方药"体系的构建提供了文献基础。天

---

① 常存库：《中国医学史》，中国中医药出版社，2007。

回医简《脉书·上经》论述的"气之通天"包含"五藏通天""五色通天""五行通天",又有"五死""五痹""五风"及"炱理",还论述了诸病诊候与炱法、石法的应用①。简帛医书中有很多"气"的描述,如有食气、导气、益气、治气之说,均认为健康身体必须气盛②,形成独具中医特色的"气论"。当时医家以"天人相应"的思维方式将道家思想引入中医学理论当中,并将"保气"与"贵生"联系起来,又通过"取类比象"的方式,形成"宇宙—气—人体"的类比归纳过程,将人与天的关系借由气联系在一起③。这些思想与四大经典的论述存有关联,又具有独特性。马王堆《五十二病方》收录了五十二种疾病的治疗方剂,天回医简《治六十病和齐汤法》载录有治六十种病之方,基本涵盖了《汉书·艺文志》"经方十一家"的范围④,无论是组方配伍,还是药物修合,均可看出"方""药"之学已经较为成熟。虽然尚未出土药物学专书,但药物记载可见于方书之中,如《简帛药名研究》⑤对简帛医书中的药物进行了系统的整理,共列出药物名称717个。另阜阳汉简《万物》中已出现药物功效的记录,或为后世本草著作的前身。总而言之,简帛医书与传世医书之间存有关联,可以相互印证,又有着自身的独特性,可以单独对其"理法方药"体系进行构建,再与传世中医学进行比较,从而促进中医药文化起源的研究。

3. 加强简帛医学流派体系建设与研究

流派中医是祖国医学的一大特色,一般以地域或者门户进行区别,如今天提出的新安医派、孟河医派、海派中医、岭南医派、吴门医派、龙

---

① 柳长华、顾漫、周琦、刘阳、罗琼:《四川成都天回汉墓医简的命名与学术源流考》,《文物》2017年第12期,第58～69页。

② 熊益亮、赵希睿、王群、沈艺、陈锋、张其成:《先秦两汉简帛医书对养生身体的论述》,《中医药导报》2018年第24卷第9期,第8～11页。

③ 赵希睿:《先秦两汉简帛医书中的气论与身体观研究》,博士学位论文,北京中医药大学,2018。

④ 柳长华、顾漫、周琦、刘阳、罗琼:《四川成都天回汉墓医简的命名与学术源流考》,《文物》2017年第12期,第58～69页。

⑤ 张显成:《简帛药名研究》,西南师范大学出版社,1997。

江医派、钱塘医派、八桂医派、山阳医派、川派中医、燕京医派、湖湘医派、永嘉医派、盱江医派、齐鲁医派、长安医派等[①]基本都是以地域进行命名的。先秦时期已有诸子百家之分，且各家之中，后世又有派别之分，如道家，除老庄学派外，还有杨朱学派、黄老学派、宋尹学派等，这些是根据门户学术差异进行命名的。《素问·异法方宜论》较为详细地论述了不同环境会产生不同疾病的情况，因此五方疾病需要因地制宜进行治疗，即所谓"一方水土养一方人"。从现代医学来看，疾病的发生、人的体质确实与地域存有关联，如人们刚到一个新的环境容易出现水土不服的反应。而简帛医书的出土也存有地缘或门户的关联，从这一角度考虑需要加强简帛医学流派体系的建设与研究。根据目前出土的医学文献来看，简帛医学大致可分为两个医学流派，即荆楚医派和扁鹊医派。

荆楚医派是指以湖南、湖北两地出土的简帛医书及其思想为核心的医学流派。春秋战国时期两湖地区都属于楚国地界，两汉时期合称荆州，历史上又有"荆楚"之名，因此称为荆楚医派。湖南主要有长沙马王堆出土简帛医学专书十五种（1973）、张家界古人堤出土涉医简牍（1987）、长沙走马楼二十二号井窖出土三国孙吴纪年涉医简牍（1996）、沅陵县虎溪山出土涉医竹简（1999）、湖南湘西土家族苗族自治州龙山县里耶涉医秦简（2002）、长沙东牌楼7号古井出土涉医简牍（2004）；湖北主要有江陵望山出土涉医楚简（1965—1966）、云梦睡虎地出土睡虎地涉医秦墓竹简（1975）、江陵天星观出土涉医楚简（1978）、江陵九店出土涉医楚简（1981—1989）、江陵张家山出土《脉书》《引书》（1983—1984）、江陵岳山出土涉医木牍（1986）、荆门十里铺镇王场村包山岗地出土涉医楚简（1987）、江陵王家台出土涉医竹简（1993）、沙市周家台出土涉医

① 刘桂荣、李成文、戴铭：《中医学术流派概说》，《中医药学报》2013年第6期，第1～4页。

郑洪：《小者小异，大者大异：论地域中医流派的分化与拓展》，《中医杂志》2017年第9期，第729～732页。

部峰、王振国、张丰聪：《历史地理学视野下的地域性中医学术流派研究》，《中医杂志》2017年第20期，第1716～1719页。

秦汉墓简牍（1993）、随州孔家坡墓地出土涉医汉墓简牍（2000）、荆州胡家草场大墓出土医学简牍（2018，整理中）。以往学术关注较为独立，关注点主要在于简帛医书自身，若将地缘相近的简帛医书进行比较关联研究，相信会给学术研究带来新的活力，开辟新的研究视野和领域，取得更为深入的成果。

扁鹊医派是指以天回医简为核心，阐述扁鹊及其门人学术思想的医学流派。天回医简中明确有"敝昔（通'扁鹊'）曰"的记载，再将其内容与《史记·扁鹊仓公列传》比较，可以认为天回医简即为仓公所传之"扁鹊脉书"，墓主能受传此书，应与仓公有师承关系，而扁鹊经脉医学经由仓公传至墓主人，而由齐入蜀，正是汉代医学传承之一大关键环节，所以东汉时之所以能有"涪翁—程高—郭玉"师徒三代传承之脉学大师出于广汉，当是扁仓医学由齐入蜀之后发扬光大的结果[1]。《汉书·艺文志》方技略"医经"记载有《扁鹊内经》九卷，《扁鹊外经》十二卷，说明扁鹊之学确有传承，而天回医简为研究扁鹊之学带来了新的材料，故而我们提出简帛医学之扁鹊医派研究。

长久以来，由于文献的失传，对于我国早期医学的体系认识只能基于四大经典和零散的中医药记载，如文学、史学、经学等文献中的医药知识。现在出土涉医简帛文献的不断问世，使人们不得不重新认识我国早期中医药学，并对人们长久以来的认知带来冲击，为早期中医学体系的重建提供了可能。通过对目前简帛医学的研究进行分析，总结已有的研究进展，可以拓宽未来研究视野，开拓新的研究领域，为构建简帛医学体系奠定研究基础。目前已有学者提出将简帛医学文献纳入中医教育，如设置简帛医学文献课程[2]，将简帛医书纳入医古文文选教学[3]等。因此随着简帛医

① 柳长华、顾漫、周琦、刘阳、罗琼：《四川成都天回汉墓医简的命名与学术源流考》，《文物》2017年第12期，第58～69页。

② 张雷：《在中医院校设置简帛医学文献概论选修课程的必要性探讨》，《中医药临床杂志》2013年第25卷第5期，第453～454页。

③ 周祖亮：《简帛医书在医古文文选教学中的价值探析》，《广西中医药大学学报》2018年第21卷第3期，第102～105页。

学研究的不断深入和简帛医学体系的建立，有必要建立新的学科，即简帛医学学科，从而推动中医学的学科建设和发展。

第四节

先秦两汉简帛医方研究概述

医方是现已出土的先秦两汉简帛医学文献中所占比例最大的一类文献，这是符合《汉书·艺文志》方技略中将"经方"列为四大类之一的逻辑的。《汉书·艺文志》对"经方"的内涵已有解释，曰："经方者，本草石之寒温，量疾病之浅深，假药味之滋，因气感之宜，辩五苦六辛，致水火之齐，以通闭解结，反之于平。及失其宜，以热益热，以寒增寒，精气内伤，不见于外，是所独失也。"其中对药物寒热属性、医方治病原理均有论述，说明医方是方技之学的重要组成部分，所以列于"经方"之中，与"医经""房中""神仙"并列。这也表明中医学体系构建之初，已经有大量医方的积累，为张仲景《伤寒论》方药体系的成熟奠定了坚实的基础。然而随着历史的发展，早期医方文献与其他文献一样逐渐佚失，仅有少数文献得以流传，为后人研究中医医方起源及相关问题带来了困难。值得庆幸的是，20世纪以来，随着先秦两汉简帛医方的不断问世与释读，学术界得以管窥早期医方面貌，并围绕医方开展了系列研究，尤其是针对医方专书《五十二病方》《养生方》等开展了深入研究。

1. 简帛医方概述

全国各地出土的简帛医学文献基本都涉及医方，按简帛所属年代（一般指墓葬年代，医书成书时间下限）排列包括：清华大学藏战国竹简《病方》，周家台秦简《病方及其它》，里耶秦简医方，北京大学藏秦简医方（未刊），马王堆西汉墓医学简帛《五十二病方》《养生方》《杂疗方》（有分成两书《房中记》《疗射工毒方》）、《胎产书》《杂禁方》，天回镇西汉墓出土医书《治六十病和齐汤法》（未刊），海昏侯刘贺墓简牍医方（未刊），武威汉简医方，敦煌汉简医方，居延汉简医方，张家界古人堤汉代木牍医方，尚德街古井东汉简牍医方，沅陵虎溪山汉简美食方（未刊），北京大学藏汉简医方（未刊），胡家草场汉墓简牍医方（未刊）。此外罗布淖尔汉简医方、额济纳汉简医方仅存数味药物记载，阜阳汉简《万物》以药物记载为主，而非医方。在已经刊布的简帛医方中，马王堆西汉墓医方专书《五十二病方》涉及医方多，且保存较为完整，有较为详细的论述，因此受学术界关注度高，已有丰硕的研究成果。周家台秦简《病方及其它》、马王堆《养生方》、武威汉简医方、敦煌汉简医方、居延汉简医方也有不少研究成果。其他散在医方研究成果则较少。随着天回镇西汉墓出土医书《治六十病和齐汤法》、北京大学藏秦汉简医方、海昏侯刘贺墓简牍医方、胡家草场汉墓简牍医方的整理，也会有相关成果公布，值得关注。

2. 简帛医方研究综述

学术界以往的综述研究较多关注各类医简的研究情况，如刘志梅、张雷[1]按里耶秦简、关沮周家台秦简、北京大学藏秦简、马王堆汉墓帛书《五十二病方》、北京大学藏汉代医简、武威汉代医简、张家界古人堤简牍、敦煌汉简、居延汉简、额济纳汉简等十类简帛的各自研究情况展开综述。又或是按医方总体归纳研究进行综述，如周祖亮、方懿林[2]从简帛医书方药的价值与临床应用两个方面展开综述，并提出展望即在分类研究、比较研究、临床研究三方面拓展；郭晶磊、文小平[3]则将简帛医书研究归纳为文字释读、医理考证、临床经验三个方面并进行综述，指出这三者

---

[1] 刘志梅、张雷：《出土秦汉医方文献研究综述》，《辽宁医学院学报（社会科学版）》2015年第13卷第2期，第55~59页。

[2] 周祖亮、方懿林：《简帛医书方药研究现状与展望》，《时珍国医国药》2014年第25卷第12期，第3019~3021页。

[3] 郭晶磊，文小平：《简帛医书方药的研究进展》，《中医药文化》2018年第13卷第2期，第60~66页。

之间的研究互相支撑，互相促进，协同发展。以下针对简帛医方具体问题开展综述。

（1）简帛医方成书年代与命名研究。

简帛文献一般是出土于墓葬或是由高校、博物馆、图书馆等机构收藏。机构收藏来源或无法追溯，但应亦与墓葬相关。墓葬年代一般是有迹可循的，如长沙马王堆三号墓出土一件木牍明确标有时间"十二年二月乙巳朔戊辰"，据考证①即汉文帝初元十二年，公元前168年。墓葬时间只能作为参照，因为成书时间肯定早于甚至大大早于墓葬时间。还可以对竹简进行碳十四测年，如清华大学收藏的竹简曾"委托北京大学加速器质谱实验室、第四纪年代测定实验室，对这批简中的无字残片标本进行了AMS（加速器质谱）-碳十四年代测定，经树轮校正的数据为公元前（305±30）年，即相当战国中晚期之际"②。确定了竹简时代，也同样只能作为成书时间的参照或者说是下限。还可以从书写简帛文字的字体来判断文献抄写年代，如马王堆西汉墓第一卷帛书（《足臂十一脉灸经》《阴阳十一脉灸经》甲本、《脉法》《阴阳脉死候》《五十二病方》）字体近篆，抄写年代当在秦汉之际③。还可结合简帛文献中的内容特征进行年代判定，如张家界古人堤简牍整理小组④指出简牍文字中有东汉永元、永初年号，结合简文书法，认为该简牍应为东汉遗物。还可从简帛文献用词特征来判断成书年代，如张显成、程文文⑤全面清理了马王堆医书中的副词，包括"既"与"已"，"勿"与"毋"，"稍""小（少）"与

---

① 湖南省博物馆、中国科学院考古研究所：《长沙马王堆二、三号汉墓发掘简报》，《文物》1974年第7期，第39～48、63、95～111页。

② 李学勤：《清华简整理工作的第一年》，《清华大学学报（哲学社会科学版）》2009年第24卷第5期，第5～6页。

③ 周祖亮、方懿林：《简帛医药文献校释》，学苑出版社，2014年，第40页。

④ 张春龙、胡平生、李均明：《湖南张家界古人堤遗址与出土简牍概述》，《中国历史文物》2003年第2期，第66～71页。

⑤ 张显成、程文文：《从副词发展史角度考马王堆医书成书时代》，《文献》2016年第1期，第9～18页。

"最"等，在此基础上，他们认为"马王堆中副词的使用情况反映的是战国末期产生的语言新质，从而可以判断其成书时代不早于战国末期"。目前关于简帛医方成书年代的讨论一般与同时出土的其他文献混而谈之，且由于文献破损严重，缺少同时代传世文献比较，因此一般只能判断成书年代的下限。在简帛医方命名方面，罗宝珍、傅建忠①以秦汉简帛医方与传世医籍方名为对象，对方名的由来、内涵、演变等进行分析研究，提出"秦汉医方经历了症治型方名、人名类方名、药剂型方名向复合型方名的递变，反映出秦汉验方上升为理论之方的过程中，医方由民众流传取用转为医生传习运用"。杨勇"从战国秦汉时期病方的流动性以及国家医政的角度出发，梳理病方流传的方式和脉络，辨析相关病方名称与性质，进而揭示病方之间的内在联系，包括禁方与经方两种形式，指出秦汉时期病方均以病统方，与后世以症统方极不一样"②。关于简帛医方病名研究一般与传世文献结合比较讨论，一般认为简帛医方的命名较为原始，或以病症为名，或以人物命名，从一定程度上反映了当时的医学水平。

（2）简帛医方语言文字考证研究。

简帛医方出土之后，首先是保存、复原，然后经过专家、学者的识别与释读，最后由出版社公开刊行，因此文字考证是简帛医方或者说是简帛文献研究的最基础工作之一。待简帛文献校释整理出版之后，学术界往往会围绕一些具有争议或待考的语言文字方面的问题开展研究，由于简帛医方与其他简帛医学文献为同一整体，因此这一方面的研究往往也是整体开展的，具体可见2014年方成慧、周祖亮撰写的《简帛医书语言文字研究现状与展望》③，其从文字研究（包括特殊用字研究、文字学价值研究）、词汇研究（包括药物量词研究、词语学价值研究）、语法研究（包括构词

---

① 罗宝珍、傅建忠：《秦汉医方命名内涵及演变探析》，《医学与哲学》2018年第39卷第1期，第75～78页。

② 杨勇：《流动中的病方：战国秦汉时期病方的流传与命名》，《人文论丛》2015年第24卷第2期，第112～120页。

③ 方成慧，周祖亮：《简帛医书语言文字研究现状与展望》，《江苏社会科学》2014年第5期，第265～270页。

法研究、句法研究）、语音研究、修辞现象研究等方面进行总结，指出了两个问题，"一是对简帛医书的文字研究成果相对较多且比较成熟，而对其词汇研究、语法研究相对滞后，有待进一步深入开掘；二是各类研究成果相对分散，缺乏系统性，缺少综合性的集大成成果"，从整体上对包括简帛医方在内的简帛医书语言文字考证研究进行了梳理。以下仅对2015年以来涉及简帛医方语言文字考证的研究进行概述，如：董志翘①利用"三重证据法"对马王堆简帛医方中的"冶""饎"进行考释；张雷通过"集注"的方式对《五十二病方》、11批秦汉简牍医方进行综合研究，著有《马王堆汉墓帛书〈五十二病方〉集注》②《秦汉简牍医方集注》③；程文文博士的学位论文《简帛医书虚词研究》④，系统地梳理、分析了简帛医药文献的虚词特点，包含了简帛医方的虚词使用；李丽硕士的学位论文《〈马王堆汉墓帛书（四）〉医学词汇研究》⑤对马王堆简帛医书的医学词汇包括医方中的药名、病名等进行了回顾与整理研究，对存在分歧或尚未提及的医学词汇进行了探讨。整体上而言，简帛医方语言文字考证是简帛医方研究的基础，研究者如具备中医学理论知识与深厚的中国语言文字功底，加强跨学科的交流与合作，将大大促进这一研究领域的发展。

（3）简帛医方中药物整理研究。

简帛医学文献中仅有一部类似本草书籍，即阜阳汉简《万物》，它成为研究我国早期药物学的重要资料，其中记录有药物的名称、功效等。除此之外，人们要了解先秦两汉的药物学成就主要从简帛医方入手，如张显成的《简帛药名研究》⑥主要以简帛医方类文献中的药物名称作为研究

---

① 董志翘：《浅谈汉语史研究中三重证据法之运用：以马王堆汉墓出土简帛医方中的"冶""饎"研究为例》，《苏州大学学报（哲学社会科学版）》2017年第38卷第1期，第162～171、192页。

② 张雷：《马王堆汉墓帛书〈五十二病方〉集注》，中医古籍出版社，2017。

③ 张雷：《秦汉简牍医方集注》，中华书局，2018。

④ 程文文：《简帛医书虚词研究》，硕士学位论文，西南大学，2016。

⑤ 李丽：《〈马王堆汉墓帛书（四）〉医学词汇研究》，博士学位论文，北京中医药大学，2016。

⑥ 张显成：《简帛药名研究》，西南师范大学出版社，1997。

对象，收集药名717个，凡1 236件，表示420味药物，主要从"已知名"和"异名"两个方面开展系统研究，极具开创性。可以说简帛药物研究的基础就是简帛医方文献。2012年周祖亮、张显成①从药名考释、药物学成就、临床价值三个方面对以往简帛药物研究进行概述，指出以往研究"以考释性、综合性研究为主，而在药物的临床价值研究方面，目前还只局限于对马王堆医书和武威医简少量医方药物的小规模研究，既缺乏系统性，也不够深入"。近年来，随着新的简帛医方文献的出土，该方面研究也取得了一些成果，如周祖亮对简帛医方中动植物类疑难药名进行考释，指出简帛药物词语可以反映一个时期内的治病疗疾方法与水平、处方施药经验和用药习惯，简帛医方中药物名的使用主要用以说明药物的某种性状，形式结构比较松散，这反映了秦汉时期的部分药物还没有成熟的通用名称②；周祖亮③在马王堆简帛文献最新整理成果《长沙马王堆汉墓简帛集成》基础上，对"齐石""麋膏"两个药物词语的释读进行考辨，提出新见解。张雷④在以往研究基础上对《五十二病方》中的"谷汁"重新考证，最后论证了"谷汁"不是"楮树汁"而应释为"粟汁"。石开玉⑤从入药部位、临床应用、服药方法、炮制方法、用药剂量等五个方面对《五十二病方》中的十种禽类药进行考证，指出虽然其中大多已经弃而不用，但其服药方法、炮制方法、用药剂量等也有不少合理之处，具有一定

---

① 周祖亮，张显成：《简帛医籍药物学研究概述》，《中药材》2012年第35卷第4期，第657～661页。

② 周祖亮：《简帛医籍动植物类疑难药名例考》，《农业考古》2013年第4期，第249～251页。

③ 周祖亮：《马王堆医书药物词语考辨二则》，《中医文献杂志》2015年第33卷第5期，第7～9页。

④ 张雷：《〈五十二病方〉"谷汁"考》，《中国中医基础医学杂志》2015年第21卷第12期，第1487～1489页。

⑤ 石开玉：《帛书〈五十二病方〉禽类药考证》，《中药材》2017年第40卷第5期，第1234～1237页。

借鉴意义。吕有强、扈小健、唐鹏①对武威汉简医方中的"骆苏"进行考证，认为"骆苏"应为骆驼酸奶或骆驼奶酒，具有东西方文化交流特色。鲁涛博士的学位论文《战国秦汉简帛文献所见医方研究》②第三章对简帛医方文献所见药物的种类、配伍进行分析研究，认为"此时期人们对药物和剂量的运用日趋熟练，至东汉时期已经完全掌握了药物的配伍法则"。王林生③在以往《五十二病方》《养生方》《杂疗方》药名研究基础上，重新对恒石、橐莫、蔺、鯠鱼、齐、犬尾、桼、女萝等进行了考辨，并得出自己的结论。张雷、刘志梅"运用文字学、音韵学、文献学的考据方法，对周家台秦简《病方》中的'东灰'、《居延新简》中的'诸与'和《敦煌汉简》中的'李石''府元'，天长纪庄汉墓简牍药方中'白□''枝'等药名进行了考释，指出'东灰'即'冬灰'、'诸与'即'薯蓣'、'李石'即'理石'，'府元'当改释为'白元'，'白□'当补释为'白符'，即白石脂，'枝'可读为'枳'，即'枳实'"④。对新近出土的老官山竹简医方《六十病方》的研究也有一些成果，如周祖亮的《老官山医简〈六十病方〉药物学成就探析》⑤指出："老官山汉墓医简《六十病方》记载了丰富的药物名称、剂量单位、主治功效、炮制方式和用药方法等药物学信息。《六十病方》药物学内容具有自身独特的文献特征，进一步丰富了简帛药物学信息，提高了简帛方药临床应用价值。该书与其他3种简帛方药文献（里耶医简、马王堆《五十二病方》、北大医简）联系密切，反映了我国早期的药物学成就。"王一童博士的学位论

① 吕有强、扈小健、唐鹏：《武威汉代医简"骆苏"考辨》，《西部中医药》2015年第28卷第10期，第69～71页。

② 鲁涛：《战国秦汉简帛文献所见医方研究》，硕士学位论文，陕西师范大学，2016。

③ 王林生：《简帛药名再辨》，《中医文献杂志》2017年第35卷第6期，第5～8页。
   王林生：《简帛药名再释》，《中医文献杂志》2018年第36卷第3期，第16～19页。

④ 张雷，刘志梅：《秦汉简牍药名释丛》，《通化师范学院学报》2017年第38卷第7期，第61～64页。

⑤ 周祖亮：《老官山医简〈六十病方〉药物学成就探析》，《中药材》2016年第39卷第12期，第2897～2901页。

文《老官山汉墓天回医简〈治六十病和齐汤法〉的内容特点与学术源流研究》①对《治六十病和齐汤法》中的药物进行系统梳理，指出"其收录药物种类丰富、数量较多，并形成了一定的用药偏好，所用药物主治与《神农本草经》所载大致相同，药物计量单位体系亦较为完善"，其对药物配伍、炮制等亦有深入的分析。张如青②以马王堆《五十二病方》与老官山《六十病方》"沸"字考辨为切入点，指出"简帛医书中的'×沸煮''煮（煎）×沸''×沸×酿'的药物煎煮法，是一种'煮沸——（冷却）止沸——再煮沸（或同时杂和它药再煮沸）——再（冷却）止沸……'的多次反复煎煮法，多用于膏剂、傅（敷）剂及药物较多的医方，其机理有待进一步研究"。徐东、苏玉贞、杨丽等③"立足中药特殊用法，从'先煎与后下'入手，对马王堆帛书《五十二病方》进行了摘录、分类、总结与分析，选取具有代表性的方剂进行剖析，并与现代研究展开对比、讨论。共得到含有先煎制法的方剂4首、后下的12首，包括麦秆或稻秆、菱角、牛肉等先煎药物，动物脂膏、厚朴、食醋、烧酒、蜂蜜、水银等后下药物，厘清了本书中药物先煎与后下的内容。"翁晓芳硕士的学位论文《〈神农本草经〉药物正异名研究——以出土秦汉文献中药名为对照》④对出土秦汉文献中的药名与《神农本草经》（简称《本经》）中的药名进行比较分析，指出"越晚的出土文献中的药名与《本经》中的药名相关度在增加，完全相同的药名比例在增加，与《本经》中药物正名完全相同的比例在增加，这说明出土文献中出现的频率高的药名成为《本经》选取的药物正名"。翁晓芳、刘阳、顾漫"运用音韵、训

① 王一章：《老官山汉墓天回医简〈治六十病和齐汤法〉的内容特点与学术源流研究，硕士学位论文，成都中医药大学，2019。

② 张如青：《马王堆〈五十二病方〉与老官山〈六十病方〉"沸"字考辨：兼论古代一种特殊煎药法》，《中医药文化》2019年第14卷第5期，第64～72页。

③ 徐东、苏玉贞、杨丽、拱健婷、赵丽莹、米文娟、李阳、赵婷、闫永红：《马王堆帛书〈五十二病方〉中药物的先煎与后下之我见》，《世界中医药》2017年12卷第1期，第202～206页。

④ 翁晓芳：《〈神农本草经〉药物正异名研究：以出土秦汉文献中药名为对照》，硕士学位论文，中国中医科学院，2020。

诂、出土文献和传世文献互证等方法，论证出土文献《养生方》药物'非廉'即《神农本草经》中的植物药'飞廉'，而非动物药'蜚蠊'。'飞廉'一词具有丰富文化内涵，语源上与'风'有关，语义有'轻、快'的内在含义，被用为相关图腾形象、传说人物、历史人物、药物、建筑等名称"①。综上所述，先秦两汉出土药物学研究的核心资料来源于简帛医方文献，简帛医方与药物研究密不可分。新近出土简帛医方的刊行，将大大促进先秦两汉医方与药物学研究。

（4）简帛医方临床分类及疗效研究。

简帛医方除蕴含丰富的药物学信息外，还记录了疾病名称、种类、症状、治疗等资料，是临床实践的总结，如《五十二病方》就记录了五十二种疾病的治疗方法，因此简帛医方临床分类及疗效研究也是学术界取得成果较为丰硕的一个领域。2014年以前的研究综述可参见周祖亮、方懿林《简帛医书方药研究现状与展望》一文中的"简帛医书方药价值研究"，其主要对马王堆医书、武威医简在临床各科上的运用进行了综述。在内科方面，2020年傅锟、张如青的《出土简帛中医内科学文献研究综述》②一文从病证研究、综合研究、总结与展望等三个方面将涉及的简帛医方内科病症研究进行了综述。在外科方面，庞境怡、张如青撰写的三篇论文《简帛医书外科学、骨伤科学研究概述》③《从出土简帛看战国秦汉时期中医外科学》④《战国秦汉时期"中医外科"之成就——以出土涉医简帛为中

---

① 翁晓芳、刘阳、顾漫：《〈养生方〉药物"非廉"考释及"飞廉"文化内涵探讨》，《中华医史杂志》2020年第1期，第54～57页。

② 傅锟、张如青：《出土简帛中医内科学文献研究综述》，《中医文献杂志》2020年第38卷第4期，第79、80～85页。

③ 庞境怡、张如青：《简帛医书外科学、骨伤科学研究概述》，《中医文献杂志》2014年第32卷第4期，第55～59页。

④ 庞境怡、张如青：《从出土简帛看战国秦汉时期中医外科学》，《中华中医药学刊》2015年第33卷第11期，第2604～2607页。

心的探讨》①涉及简帛外科医方的讨论。张本瑞、张如青的《出土涉医简帛中的熏法应用举例》②涉及简帛医方使用熏法治疗内外科疾病的内容。周红海、吴晶琳、黄云鸿等"从药物来源、配伍、剂型、方剂用法等方面，对'诸伤篇'进行分析，探讨《五十二病方》中伤科疾病的治病用药特点"③。在妇产科方面，李善韬、张如青的《出土简帛妇产科文献研究概述》④一文对学术界在以往对简帛妇产科文献所用方药、剂型、功效、主治等方面的研究进行了概述。在男科方面，李波男、何清湖、周兴的《马王堆医书对当代男科疾病临床治疗及调护的影响》⑤，李丽、王鑫、张煜等的《汉代简帛医籍男科阴囊疾病考证》⑥，李柳骥、赵艳的《出土简帛文献中的男科病名初探》⑦在男科疾病方面均使用了简帛医方材料进行论述。王群、熊益亮、赵希睿等⑧对简帛医书中所涉及的生育医方，主要是男科、妇科医方进行梳理，总结生育医方特点，并讨论了生育医方的当代价值与不足之处。在养生学、慢性病方面，马焰瑾、张烁、王群等"从方剂分类、药物组成、方药特色等三个方面分析先秦两汉医家的养生观念，指出对于中医药养生已经有了相当深入的认识，对养生方剂、药物

---

① 庞境怡、张如青：《战国秦汉时期"中医外科"之成就：以出土涉医简帛为中心的探讨》，《中国中医基础医学杂志》2018年第24卷第8期，第1031～1033页。

② 张本瑞、张如青：《出土涉医简帛中的熏法应用举例》，《中国中医急症》2016年，第25卷第11期，第2032～2035页。

③ 周红海、吴晶琳、黄云鸿、陆延、余进爵：《〈五十二病方〉伤科治法方药探讨》，《中国中医骨伤科杂志》2017年第25卷第12期，第24～25、30页。

④ 李善韬、张如青：《出土简帛妇产科文献研究概述》，《中医文献杂志》2017年第35卷第4期，第66～69页。

⑤ 李波男、何清湖、周兴：《马王堆医书对当代男科疾病临床治疗及调护的影响》，《中医杂志》2018年第59卷第16期，第1435～1437页。

⑥ 李丽、王鑫、张煜、蒋力生、陶晓华：《汉代简帛医籍男科阴囊疾病考证》，《中国医药导报》2019年第16卷第32期，第166-168、180页。

⑦ 李柳骥、赵艳：《出土简帛文献中的男科病名初探》，《中医杂志》2020年第61卷第7期，第641～644页。

⑧ 王群、熊益亮、赵希睿、张其成：《先秦两汉简帛医书的生育医方探析》，《世界中医药》2018年第13卷第8期，第2048～2051页。

功效、采摘时节、药食配伍、辅药利用、服药方法等也有较为全面的了解"[①]。熊益亮、张烁、王群等[②]以"补益剂"为研究对象，按现代方剂学进行分类，将"养生剂"分为补气方、补阳方、阴阳双补方、补阴方四类，并对其特色进行总结，包括尚未见补"血"之补益剂、补益剂多与肾脏及生殖相关、善用"血肉有情之品"等三个方面。周德生认为《五十二病方》"通过巫方祝由、饮食材料、药物外治内服、物理疗法、灸疗法、禁忌等'养德'方法，避开一切自然的、社会的、个人（心理、生理、病理）的各种伤害，达到未病先防、既病防变、病后防复目的。这种慢性病防治一体的学术思想，已经蕴涵了现代'社会-心理-生物医学模式'的优秀'基因'"[③]。在口腔科方面，李晓军、朱郎的《〈万物〉〈五十二病方〉及〈引书〉中的口腔医学史料》[④]对简帛医方中涉及口腔科方面的内容进行了讨论。在简帛医方的疗效方面，丁媛、张如青[⑤]将简帛医方预判为"起效快，疗效佳；起效慢，需反复用药"的两类进行综合分析研究。此外，尚有一些研究成果对简帛医方的临床各科疾病治疗与疗效进行了较为深入研究，如鲁涛博士的学位论文《战国秦汉简帛文献所见医方研究》，陈星硕士的学位论文《老官山汉墓医简外治法研究》[⑥]，戴子凌、雷霆、赵群菊等的《马王堆医书方剂用方特色及其价值研究》[⑦]等。总而言之，简帛医方中包含丰富的临床信息，是研究先秦两汉临床疾病诊疗的

① 马焰瑾、张烁、王群、罗浩、李锦江、熊益亮：《先秦两汉简帛医书中养生类医方探析》，《吉林中医药》2019年第39卷第8期，第1082～1084页。

② 熊益亮、张烁、王群、马焰瑾、段晓华：《先秦两汉简帛医书"补益剂"》，《世界中医药》2020年第15卷第17期，第2653～2655页。

③ 周德生：《探讨〈五十二病方〉的慢性病防治思想》，《湖南中医药大学学报》2015年第35卷第8期，第1～4页。

④ 李晓军，朱郎：《〈万物〉〈五十二病方〉及〈引书〉中的口腔医学史料》，《中华口腔医学杂志》2016年第51卷第8期，第509～512页。

⑤ 丁媛，张如青：《简帛医方中疗效预判研究》，《中医文献杂志》2019年第37卷第5期，第1～5页。

⑥ 陈星：《老官山汉墓医简外治法研究》，硕士学位论文，成都中医药大学，2018年。

⑦ 戴子凌、雷霆、赵群菊、胡方林：《马王堆医书方剂用方特色及其价值研究》，《中医药学报》2019年第47卷第6期，第13～17页。

重要文献，加强对其临床分类与疗效研究能更好地梳理当时的疾病种类，为现代临床研究提供借鉴。

（5）简帛医方单方考证与传承比较研究。

中医学理论体系的构建不是一蹴而就的，一直以来，早期文献的缺失导致对中国早期医学体系构建的研究无法进行。出土医学文献的不断发掘，为理清中医学早期发展脉络提供了可能，而简帛医方又是先秦两汉文献中保存最多的文献，其无论是对单方的考证研究还是对简帛方书之间的传承比较研究都具有重要价值。在单方考证方面，张雷[1]、周琦[2]、王兴伊[3]分别对张家界古人堤医方木牍"治赤穀方"进行了考证，提出了自己的见解。何有祖[4]对里耶秦简一残方进行考证，又对其中有关取地下水方子与《五十二病方》及后世医方进行比较研究，推断应为"地浆水"应用的前身。张苇航对居延新简"出矢镞方"进行考证研究，"结合时代和社会背景，通过'矢镞'形质演变与致伤情况的分析，对该方的药物组成进行了进一步阐释；同时，下延至后世文献对'出矢镞'法的记载，对我国早期军事医学的情况做了初步反思。指出该方作为历史中的一个残片，可对当时的边塞生活和医疗情况做些许补充"[5]。王一童、贾波、李继明等[6]对《六十病方》中的桂芍楮实汤进行研究，认为其主治因"寒"邪所致、以"腹痛"为主症的疝病，具有温中寓补、正邪兼顾的组方特点，并提出桂芍楮实汤与仲景桂枝汤类方存在源流关系。在传承比较研究方面，

---

① 张雷：《赤穀方考》，《甘肃中医药大学学报》2016年第33卷第3期，第114～116页。

② 周琦：《张家界古人堤医方木牍"治赤散方"新证》，《出土文献研究》2017年第1期，第297～304页。

③ 王兴伊：《张家界古人堤出土木牍"治赤谷方"源自西域乌孙考》，《图书馆杂志》2018年第37卷第10期，第110-115页。

④ 何有祖：《里耶秦简所见古药方与后世解毒方"地浆水"》，《简帛》2017年第2期，第77～84、275页。

⑤ 张苇航：《居延新简"出矢镞方"考》，《中医药文化》2018年第13卷第2期，第44～52页。

⑥ 王一童、贾波、李继明、刘兴隆、任玉兰、贾志超：《桂芍楮实汤配伍原理及源流初探》，《现代中医药》2019年第39卷第4期，第111-114页。

夏洽思硕士的学位论文《马王堆医书方药学传承脉络研究》[1]将马王堆医书与《山海经》《万物》《里耶秦简》《黄帝内经》《武威汉代医简》《神农本草经》《伤寒杂病论》等进行比较研究，探索马王堆医书方药学的渊源与传承脉络，其认为马王堆医书方药学内容在先秦两汉医学中起到了承先启后的作用。周祖亮[2]以《五十二病方》、里耶医简、北大医简为基础，比较三种医方内容的异同，从而分析《五十二病方》的方药渊源与传承。张雪丹、张如青在《长沙马王堆汉墓简帛集成》基础上，"试将马王堆《五十二病方》中内容较为完整、药物较为明确的内服医方作初步分类，并结合传世的秦汉医学典籍，以及时代较为接近的《肘后方》《诸病源候论》等古籍内容，对每首医方做病证分析及配伍方法的探讨"[3]。和中浚、李继明、赵怀舟等"对老官山汉墓《六十病方》与马王堆汉墓《五十二病方》进行比较研究，发现两书的篇题结构、病症方药、治疗方法等较为类似。但《五十二病方》病名多不见于后世文献，用药偏重民间的医学经验，表现为医巫不分的早期医学特征；《六十病方》约抄于西汉早期，或略晚于《五十二病方》，书中的病名、内容结构、主要药物的名称等多与后世文献记载相同或相近，以温热药为主的药物配伍已有规律，与《伤寒论》重视人体阳气的用药思想一致，其组方配伍精炼，为迄今最早的医家编撰的复方方书，实为经方之嚆矢"[4]。周祖亮、方懿林[5]对尚德街简牍医方"治百病通明丸"进行考辨，并结合后世医方综合比较分析，指出"治百病通明丸"与后世"通明丸"可能存有联系，并通过与《伤寒

第一章 先秦两汉简帛医方研究概论

---

① 夏洽思：《马王堆医书方药学传承脉络研究》，硕士学位论文，湖南中医药大学，2016。

② 周祖亮：《试论帛书〈五十二病方〉的方药渊源与传承》，《时珍国医国药》2013年第24卷第1期，第176～178页。

③ 张雪丹、张如青：《马王堆〈五十二病方〉类方试析》，《医疗社会史研究》2016年第2期，第277～300页。

④ 和中浚、李继明、赵怀舟、周兴兰、谢涛：《老官山汉墓〈六十病方〉与马王堆〈五十二病方〉比较研究》，《中医药文化》2015年第10卷第4期，第22～34页。

⑤ 周祖亮、方懿林：《尚德街简牍医方及其方药演变探析》，《中医文献杂志》2018年第36卷第2期，第4～8页。．

论》《金匮要略》的比较，发现"成书于东汉后期的《伤寒论》《金匮要略》既继承了前期医药文献的方药用语，但是在传承过程中其医药语言也发生了较大变化"。周祖亮、方懿林[①]又对《五十二病方》、老官山《六十病方》、北大西汉医简、里耶秦简四种简帛医方进行比较分析，讨论了简帛方药文献的成书时间与简帛医书的方药渊源，推断《五十二病方》是里耶秦简的源头之一，而里耶秦简又是《六十病方》的源头之一，而这三种简帛医方又可能是北大西汉医简的源头，又或是这四种简帛医方可能同时拥有一本暂不知名的参考医书。由此可见，随着出土医方的不断发现，它们之间显示出了千丝万缕的关联，这或许与地域医学流派有关，同时也为逐渐理清早期中医学发展脉络提供了可能。

（6）简帛医方现代应用研究。

简帛医方一方面是研究早期中医药学的文献，具有重要的史料价值，另一方面它是临床实践的总结，对当代医学具有一定的借鉴意义，因此开展简帛医方现代临床应用研究也是十分必要的，然而目前这一方面的研究相对较为薄弱。周祖亮、方懿林的《简帛医书方药研究现状与展望》一文中的"简帛医书方药临床研究"对马王堆医书、武威医简在临床各科上的运用进行了综述。以下对2014年以后的相关研究进行综述。王福林、杜转敏、严国香等[②]运用随机对照试验进行《武威汉代医简》方药联合双氯芬酸钠缓释胶囊治疗急性痛风性关节炎的临床疗效观察，结果显示治疗组与对照组差别具有统计学意义，说明《武威汉代医简》方药联合双氯芬酸钠缓释胶囊治疗急性痛风性关节炎疗效确切。年芳红硕士学位论文《武威汉

---

① 周祖亮、方懿林：《〈试论简帛医书相似方药文献的渊源与流传〉，《北京中医药大学学报》2019年第42卷第4期，第284~288页。

② 王福林、杜转敏、严国香、王建平、胡永鹏：《〈武威汉代医简〉方药联合双氯芬酸钠缓释胶囊治疗急性痛风性关节炎36例》，《中医研究》2017年第30卷第2期，第14~17页。

代医简"瘀方"治疗痰瘀痹阻型类风湿关节炎临床观察》[1]通过随机对照试验得到"武威汉代医简'瘀方'能够明显改善痰瘀痹阻型类风湿关节炎患者关节肿胀、疼痛及晨僵等中医证候,降低患者ESR(红细胞沉降率)及CRP(C反应蛋白)水平,治疗痰瘀痹阻型RA(类风湿性关节炎)有效,且安全性好"的结论。王智明、田雪梅"通过列举张延昌主任医师运用武威汉代医简方药'治鲁氏青行解解腹方'治疗结节性红斑、白塞病、痤疮及湿疹的典型病案,总结、分析其治疗皮肤病的临床经验"[2],显示"治鲁氏青行解解腹方"治疗皮肤病具有较好的疗效。李晨龙、赵金、马砚涛等[3]对《武威汉代医简》"治诸癃方"治疗石淋的效果及与石淋患者中医体质的关系进行了随机对照试验与分析,得到"'治诸癃方'以温阳利水祛湿为法,与西和县石淋患者中医体质及证型相符,并能改善患者尿pH值及尿电导率,降低体外碎石次数及复发率"的结论。相较于前几个方面的研究,简帛医方现代应用研究显然不足,而且近年来主要以《武威汉代医简》的现代临床研究为主。研究结果证明,简帛医方在临床运用中仍有较好的疗效,随着简帛医方的不断问世,学界应该加强这一方面的研究,从而使简帛医方发挥应有的价值。

3. 简帛医方研究展望

通过以上综述发现,简帛医方承载着早期中医学方方面面的信息,包括药名、炮制、功效、病名、病证、主治等,因而《汉书·艺文志》方技略将其列入经方中,与医经、神仙、房中并列,作为先秦两汉时期方技学中十分重要的一类。因为出土的简帛医方数量众多,所以目前学界在简帛医学领域取得的成果也是最多的。整体上看，关于简帛医方成书年代与命名研究、简帛医方语言文字考证研究与简帛文献释读一样都是基础性工作，因此在简帛医方或者说简帛文献公开出版之后讨论较多。简帛医方中药物整理研究与简帛医方临床分类及疗效研究是取得成果最为丰富的领域，其主要运用文献学、中医学、中药学等的研究方法开展研究。简帛医方单方考证与传承比较研究是随着简帛医方的不断问世而逐渐开展的，而简帛医方现代应用研究更是需要将简帛医方运用到临床或者实验室中进行相关研究，难度相对较大，因而成果较少。基于上述分析，以下将从三个方面进行展望。

（1）要开展多学科交叉合作，提升研究的深度和广度。

简帛医方研究涉及中医学、中药学、古文字学、文献学、历史学等学科内容，其中中医学、中药学又包含了方剂学、中药炮制学、临床各科、临床试验等方面，因此既要加强中医、中药一级学科下各二级学科之间的合作，更要加强医学与其他学科之间的交叉合作，从而取得高质量的研究成果。如简帛医方释读方面，既要有古文字学功底，同时也需要中医、中药学知识，需要交叉合作，从而更快、更好地完成释读工作，否则不仅影响释读质量，也影响简帛医方的公开出版。又如简帛医方现代应用研究，不仅需要具备中医医史文献、中医基础理论等方面的功底，也需要中医临床实践与开展临床随机对照试验的能力，从而更好地挖掘简帛医方的当代价值。再如简帛医方的药物研究，若能从中药现代研究技术出发，结合中药考古，或能有所突破。简帛医方研究只有在多学科交叉合作的努力下，才能不断提升研究的深度和广度，从而取得高质量的研究成果，发挥简帛医方应有的价值。

（2）重视简帛医方当代价值，建设简帛医方数据库。

简帛医方含有众多传世文献所未记载的内容，因此对其疗效与安全性难以判断和保证，所以以往的很多研究都是基于文献、文化等角度展开的。但是从简帛医方现代应用研究综述可以看出，简帛医方是具有当代应用价值的，这就需要研究者重视简帛医方当代价值。简要来说就是要"取其精华，去其糟粕"，需要研究者立足于临床实践，分辨简帛医方的适用性，可以把有关实验研究作为基础，进而判断简帛医方的疗效与安全性。同时随着简帛医方文献的增多，可以建设简帛医方数据库，利用现代信息技术更好地分析不同简帛医方的关联性、组方的特点及药物使用的关联等等，其目标也是为了更好地利用简帛医方，发挥其应有的价值。

（3）理清早期医方传承脉络，促进简帛医学体系构建。

通过简帛医方传承比较研究综述可以发现，先秦两汉简帛医方或多或少存有关联，如《试论简帛医书相似方药文献的渊源与流传》论述了战国末期《五十二病方》、里耶秦简医方、老官山《六十病方》、北大西汉竹简医方之中存有相似方药，或存有渊源关系，但是其中老官山《六十病方》、北大西汉竹简医方尚未完全公布，现仅能管窥早期医方传承脉络，待此两种医方公开出版，相信会大大促进这一研究的发展。此外，简帛医方与传世文献的比较研究，也有助于理清早期医方的传承。从现有简帛医学文献来看，它们存在地缘或门户的关联，如不少简帛医方都出自湖南、湖北地区，而它们之间又存有联系，因此，加深简帛医方的比较研究，能够促进简帛医学体系的构建。

第二章

先秦两汉简帛医方集成

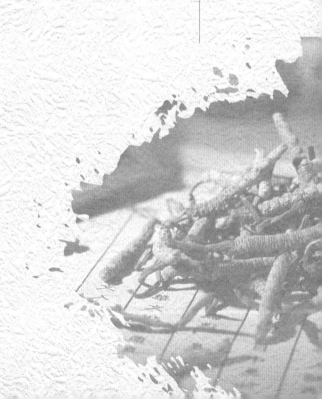

第一节

内科医方集成

1. 治肩背疾方①（清华大学藏战国简《病方》）

原文：[illegible]瓡（瓠）濐（煮）以酉（酒），畬（飲）之，以瘦（瘥）肩肧（背）疾。

药方：[illegible]瓠②。

用法：与酒共煮，内服。

主治：肩背疾。

2. 治癫疾③方二则（《五十二病方》）

2.1原文：顛（癲）疾：先侍（偫）白鷄、犬矢。發，即以刀剶（劙）其頭，從顚到項，即以犬矢【濕】之，而中剶（劙）鷄□，冒其所以犬矢濕者，三日而已。已，即孰（熟）所冒鷄而食之，□已。

药方：白鸡④，犬矢⑤。

用法：癫疾发作时，用刀把患者从头顶到项后的皮肤割开，将预备好的湿狗屎涂上去，并用鸡皮覆盖上去，三天而愈。

主治：癫疾。

---

① 本方篇首已残，根据文义为内服治疗肩背疾方，虽然肩背疾亦可能为外伤，但一般兼有外治，此处仅记载内服，遂归于内科医方。

② [illegible]瓠：[illegible]字尚未释读出为何字。释读组认为此为植物类药名，可能为“荆名”，即荆地之方言。又说或指“瓜蒌”，待考。

③ 癫疾：癫狂病。

④ 白鸡：白雄鸡。

⑤ 犬矢：狗屎。

2.2原文：瘨（癫）疾者，取犬尾及禾在圈垣上圂，段治，溲汲以饮之。

药方：狗尾草，长在牲畜圈墙上的谷子。

用法：将药物捣碎，用地浆水送服。

主治：癫疾。

3. 治痋病①方二则（《五十二病方》）

3.1原文：痋，取蘭實□。

药方：兰实②。

主治：痋病。

3.2原文：炙樗□痋。

药方：樗③。

用法：炙法，可能是把药物放到火上烤，也可能使用辅料将药物合炒。

主治：痋病。

4. 治癃病方二十四则④（《五十二病方》）

4.1原文：□□□□□乾葱□鹽隋（脽）炙尻。

药方：干葱，盐。

用法：用以上药物在臀部周围热熨或按摩。

主治：癃病。

---

① 痋病：疑为瘨病，即头晕目眩。

② 兰实：疑为佩兰果实，但佩兰全草均可入药，马王堆西汉墓中发现有该佩兰保存完好的瘦果以及碎叶残片。

③ 樗：臭椿。

④ 原有二十七首方，其中三则应为祝由方。癃，原作"瘁"，是指小便不利一类疾病，《素问·宣明五气》曰："膀胱不利为癃"，又杨上善《黄帝内经太素》曰："癃，淋也"。现代癃一般指小便量少，点滴而出，甚则小便闭塞不通；淋指小便频数短涩，滴沥刺痛，欲出未尽，小便拘急，或痛引腰腹。简帛医方中的"癃"应当包含后世之淋证。

4.2原文：逸華，以封隋（脽）及少【腹】☐。

药方：逸华[①]。

用法：取逸华捣碎后，敷贴在臀部和小腹部。

主治：癃病。

4.3原文：冶筴（策）蓂少半升、陳葵種一□，而☐。

药方：策蓂[②]少半升、陈葵种一□[③]。

主治：癃病。

4.4原文：湮汲水三斗，以龍須一束并者（煮）☐。

药方： 湮汲水[④]三斗、龙须[⑤]一束。

用法：用三斗地浆水煎煮一束龙须。[⑥]

主治：癃病。

4.5原文：久（灸）左足中指。

方法：灸患者的左脚中趾。

主治：癃病。

4.6原文：□□及瘴[⑦]不出者方：以醇酒入□，煮膠，廣□□□□□□□，燔叚（煆）□□□□火而焠酒中，沸盡而去之，以酒歓㾓者，□□□□□□□□歓之，令□□□起自次（恣）殹（也）。不已，有

① 逸华：应为药物名，具体不详。一疑为旋华或莞华，两药皆有利水通小便的作用。一疑为蓖麻，具有消肿拔毒、泻下通滞的功效。又有认为其应作"鲞华"，指磨碎拌和铅粉。

② 策蓂：菥蓂。《尔雅·释草》："菥蓂，大荠。"

③ 陈葵种一□：陈年的冬葵子。剂量疑为一升。

④ 湮汲水：地浆水。

⑤ 龙须：石龙刍。

⑥ 应为内服。

⑦ 瘴：小便不利。

（又）復□，如此數。◲^①。

药方：醇酒，阿胶。

用法：用醇酒煮阿胶等，为酒剂内服。若不愈，可反复饮服数次。

主治：癃病。

4.7原文：瘁（癃），痛於胕^②及夷，痛甚，弱（溺）□痌益囷，□□□□。【治】之，黑叔（菽）三升，以美醢◲□煮，疾炊，潰（沸），止火，潰（沸）下，復炊。參（三）潰（沸），止。浚取◲。◲【蠣】一，毒堇冶三，凡【二】物□□。取三指最（撮）到節一，醢◲溫適，入中□飲。飲先◲【後】◲次（恣）。壹飲病俞（愈），日◲【飲】，三日，病已。病已，類石如汩從前出。毋禁，毋時。冶屬（蠣），毒◲不暴（曝）。以夏日至到□□毒堇，陰乾，取葉、實并冶，裹以韋臧（藏），用，取之。歲◲取毒堇。毒堇□□□堇葉異小，赤莖，葉從（縱）繳者，□葉、實味苦，前◲至可六、七日秀（秀），□□□□澤旁。令。

药方：黑豆_{三升}，美醢^③_{三□}，牡蛎_{一份}，毒堇^④粉末_{三份}。

药物炮制：牡蛎要研末；毒堇不能放在阳光下晒。在夏至日到……期间采收毒堇，阴干，取其叶片和种子进行研末，然后用柔软的皮革裹藏粉末，待用药时再取出来。毒堇放置超过一年，则重新采集并按上述方法重新配置。

用法：可分两步，一是取黑豆三升，研末，然后放入优质的醋中进行煎煮。先用大火迅速煮沸，等沸腾后停火，待沸腾停止后，又继续加热煮沸，如此反复沸腾三次而停火，最后进行过滤取汁。二是取牡蛎一份、毒堇粉末三份，放入温度适宜的第一步煮好的醋汁中搅拌均匀。

服药方法：饭前、饭后饮服均可。

---

① ◲：用于方末，以表示医方灵验。《尔雅·释诂上》："令，善也。"

② 胕：膀胱。

③ 美醢：上好的醋。

④ 毒堇：疑为苦菜，又称堇菜。

主治：癃病^①

4.8原文： 以水一斗煮葵種一斗，⬚取其汁，以其汁煮膠一廷（梃）半，爲汁一參，而⬚。

药方： 冬葵子一斗，阿胶一枚半。

用法： 用水一斗煮一斗冬葵子，然后过滤取汁，再用药汁煮一枚半阿胶煎成一参……

主治： 癃病。

4.9原文： 贛（匷）^②戎鹽若美鹽，盈⬚（脽），有（又）以涂（塗）隋（脽）□⬚及其上，而⬚（曝）⬚⬚。

药方： 戎盐^③或美盐^④一小杯。

用法： 取一小杯戎盐或者精制盐，涂抹在臀部^⑤，再在阳光下晒干……

主治： 癃病。

4.10原文： ⬚（烹）⬚而飲其汁；冬□□⬚，沃以□□。

药方： 冬葵子。

用法： 煮冬葵子，喝其药汁……

主治： 癃病。

4.11原文： 亨（烹）葵，熱歊（歓）其汁，即□□隷，以多為⬚，而□□尻厥（髖）。

药方： 冬葵子。

用法： 煮冬葵子，趁热服用药汁……

---

① 癃病：从"頯石如汩從前出"推断，此处癃病应指"石淋"。

② 贛（匷）：小杯。

③ 戎盐：又称"胡盐"。

④ 美盐：精制的盐。

⑤ 按原文可能涂抹两遍。

主治：癃病。

4.12原文：以酒一音（杯），漬襦頸及頭垢中，令沸而飲之。

药方： 酒$_{\text{一杯}}$，头垢。

用法：先用一杯酒浸泡短衣的领部以及头垢，然后将其煮沸后饮服。

主治：癃病。

4.13原文：痒（癃），弱（溺）不利，脬盈者方：取棗種麄（麤）屑二升，葵種一升，合撓，三分之，以水一斗𡈼【煮一】分，孰（熟），去滓，有（又）煮一分，如此以盡三分。浚取其汁，以蠠（蜜）和，令毚（纔）甘，寒溫適，□飲之。藥盡更爲，病已而止。令。

药方：枣子粗屑$_{\text{二升}}$、冬葵子$_{\text{一升}}$、蜂蜜。

用法：取枣子的粗屑二升、冬葵子一升，混合搅拌均匀，然后分成三份。接着用一斗半的水煮其中一份，煮熟后去除渣滓，按照这种方法将三份药全部煮完。最后过滤取汁，并用蜂蜜调和，使药汁稍有甜味，待寒温适宜，就可以服用了。

主治：癃病。

4.14原文：痒（癃），取景天長尺、大圍[①]束一，分以爲三，以淳酒半斗，三【沥】煮之，孰（熟），浚取其汁，【敚（歠）】之。不已，復之，不過三飲而已。先莫（暮）毋食，旦飲藥。令。

药方：景天$_{\text{一束}}$，醇酒$_{\text{半斗}}$。

用法：取长约一尺的景天一束，分成三份，然后用半斗醇酒进行多次蒸煮，待煮熟之后过滤取汁，饮服药汁。如果病未愈，重新服药。

疗效预判：服药三次之内即可痊愈。

服药方法：服药前一天晚上不要进食，第二天早上服药。

主治：癃病。

① 圍：一说指大拇指和食指合拢的圆周长；一说拇指和中指对围，尽力多抓一点。

4.15原文：瘑（癃），坎^①方尺有（又）半，深至肘，即燒陳稾^②其中，令其灰不盈半尺，薄洒之以美酒，□茜（皂）荚一、棗十四、豪（藙）之朱（茱）臾（萸）、椒，合而一區，燔之坎中，以隧^③下。已，沃。

药方：皂荚一份，大枣十四枚，藙之茱萸^④，蜀椒。

用法：先挖一个一尺半见方的地坑，深度为从手指到肘部的高度，接着在里面烧干柴草，使柴灰不满半尺高，然后用好酒轻轻地浇淋。取皂荚一份、大枣十四枚、煎茱萸、蜀椒，并将这些药物合在一起为一小盆，将它们放到坑中焚烧，用来熏烤下身。

主治：癃病。

4.16原文：瘑（癃），燔陈芻若陈薪，令病者北（背）火炙之，两人爲靡（磨）其尻，瘑（癃）已。

药方：干草料或干柴。

用法：先焚烧干草料或者干柴，然后让患者背着火进行烤炙，并让两人按摩患者的臀部。

主治：癃病。

4.17原文：以水一斗煮膠一参、米一升，孰（熟）而啜之，夕毋食。

药方：阿胶一参，米一升。

用法：用一斗水煎煮一参阿膠和一升米，待煮熟后服用。

服药禁忌：前一天晚上不要进食。

主治：癃病。

4.18原文：取蠃牛二七，薤一抍（葉），并以酒煮而飲之。

---

① 坎：坑。

② 陈稾：干柴草。

③ 隧："燧"，熏烤。

④ 藙之茱萸：煎茱萸，又名食茱萸。《礼记·内则》："三牲用藙。"郑玄注："藙，煎茱萸也。"

药方：蜗牛_{十四只}，薤白_{一小束}，酒。

用法：取蜗牛十四只、薤白一小束，并用酒进行煮，待煮好之后服用。

主治：癃病。

4.19原文：血瘁（癃）^①，煮荆，三温之而飲之。

药方：荆^②。

用法：多次用小火煮沸荆汤，然后饮服。

主治：癃病。

4.20原文：石瘁（癃）^③，三温煮石韋，若酒而飲之。

药方：石韦，酒。

用法：多次用小火煮沸石韦，或加入酒，而后饮服。

主治：癃病。

4.21原文：膏瘁（癃）^④，澡石大若李樺（核），已食飲之。不已，復之。

药方：李核样大小的澡石^⑤。

用法：煎煮如李核样大小的澡石，然后饮服，若不愈，再继续服用。

服药方法：饭后服用。

主治：癃病。

---

① 血瘁（癃）：血淋。

② 荆：牡荆。

③ 石瘁（癃）：石淋。

④ 膏瘁（癃）：膏淋。

⑤ 澡石：应为药物名，尚无定论。一说为澡玉；一说为滑石；一说为浮石，又名水泡石、海浮石；一说为芒硝或朴硝。

4.22原文：女子瘁（癃）^①，取三歲陳霍（藿），烝（蒸）而取其汁，□而飲之。

药方：陈霍^②。

用法：取放置三年的豆叶，将其蒸煮，然后取汁服用。

主治：癃病。

4.23原文：女子瘁（癃），煮隱夫木，飲之。居一日，釜（齏）^③陽□，羹之。

药方：隐夫木^④，阳□^⑤。

用法：煎煮隐夫木，然后服用药汁。过一天后，捣碎阳□，做成羹汁服用。

主治：癃病。

4.24原文：以醯、酉（酒）三乃（汹）煮黍稈而飲其汁，皆□□。

药方：黍秆^⑥、醋、酒。

使用：用醋、酒多次煮黍茎，然后取汁饮服。

主治：癃病。

5. 治溺沦方^⑦（《五十二病方》）

原文：【溺】□淪□者方：取□□□□□□□其□□□□。先取鵲棠下蒿。

---

① 女子瘁（癃）：女子淋症。
② 陈藿：陈年的豆叶，《广雅·释草》："豆角谓之荚，其叶谓之藿"。
③ 釜（齏）：捣碎。
④ 隐夫木：应为药物名，尚无定论。一说为扶移木；一说为榅桲。
⑤ 阳□：后字破损，应为药物名，尚无定论。一说疑为阳藿，又称阳荷；一说疑为阳起石。
⑥ 黍秆：黍的茎。
⑦ 原文溺沦两字中破损一字，为"溺□沦"，应为治疗小便浑浊。

药方：鹊棠下蒿①。

主治：溺沦。

6. 治膏溺方②（《五十二病方》）

原文：膏弱（溺）：是胃（谓）内復。以水與弱（溺）煮陳葵種而飲之，有（又）鎏（齏）陽□而羹之。

药方：溺，陈葵种，阳□③。

用法：先用水与小便煮陈年的冬葵子，然后饮服，再将阳□……剁碎并煮成药羹而服用。

主治：膏溺。

7. 黑豆牛胆治肠澼粥方④（周家台秦简《病方》）

原文：取肥牛膽盛黑叔（菽）中，盛之而係（繫），縣（懸）陰所，乾。用之，取十餘叔（菽）置鬻（粥）中而歓（飲）之，已腸辟（澼）。不已，復益歓（飲）之。鬻（粥）足以入之腸。

药方：黑豆_{十余粒}，牛胆。

药物炮制：将黑豆用牛胆盛放悬挂起来阴干。

用法：将炮制好的黑豆放入粥中饮服，若不愈，则再次服用。

主治：肠澼。

8. 治温病不汗方（周家台秦简《病方》）

原文：溫病不汗者，以淳酒漬布，歓（飲）之。

药方：醇酒。

用法：用醇酒浸泡布条，然后饮服。

---

① 鹊棠下蒿：生长在鹊巢之下的蒿草。一说为白蒿；一说为茵陈蒿。

② 膏溺：应指小便带有膏状物的病症，与膏淋伴有疼痛不同，因此单列。

③ 阳□：后字破损，应为药物名，尚无定论。一说疑为阳藿，又称阳荷；一说疑为阳起石。

④ 肠澼：痢疾。

主治：温病不汗。

9. 车前子下气方① （周家台秦简《病方》）

原文：取車前草實，以三指竄（撮），入酒若鬻（粥）中，歙（飲）之，下氣。

药方：车前草实_{三指撮}②。

用法：将车前子加入酒或粥中，然后饮服。

主治：下气。

10. 橐莫礜石治哮喘方（周家台秦简《病方》）

原文：人所恒炊（吹）者③，上橐莫以丸礜，大如扁（蝙）蝠矢而乾之。即發，以□④四分升一歙（飲）之。男子歙（飲）二七，女子欲<飲>七。

药方：橐莫⑤，礜⑥。

药物炮制：将橐莫与礜石合和成如同蝙蝠屎大小的糊丸，晾干备用。

用法：哮喘即将发作时，男子服用十四丸，女子服用七丸。

主治：哮喘。

11. 治瘕病方（周家台秦简《病方》）

原文：叚（瘕）者，燔劍若有方⑦之端，卒（淬）之醇酒中。女子二七，男子七，以歙（飲）之，已。

药方及炮制：燔烧宝剑或有方的尖端，然后快速浸入醇酒中。

---

① 下气：矢气、放屁。

② 车前草实：车前子。三指撮，即用拇、食、中指撮取药物的估量单位。

③ 人所恒炊（吹）者：哮喘。

④ □：原文残损，疑为"醋"字。

⑤ 橐莫：疑为橐吾。

⑥ 礜：礜石，《说文解字·石部》："礜，毒石也。"

⑦ 有方：古代一种锋利的长兵器。

用法：女子饮十四份，男子饮七份。

主治：瘕病。

12. 羊矢乌头治瘘方（周家台秦简《病方》）

原文：治瘘（瘘）病：以羊矢三斗，乌头二七，牛脂大如手，而三溫鬻（煮）之，洗其□，已瘘（瘘）病亟甚。

药方：羊矢三斗，乌头十四颗，牛脂大如手。

用法：将以上药物多次加热煮沸，用于清洗□①。

主治：瘘病。

13. 治心胸剧痛方（里耶秦简"医方"）

原文：病暴心痛灼灼者，治之，析蓂實冶二，枯櫃（薑）、菌桂冶各一，凡三物，并和，取三指冣（撮）到節二，溫醇酒②

药方：析蓂实③粉末二份，干姜，菌桂粉末各一份，醇酒。

用法：将上述三味药粉末混合调匀，取三指撮到第二指节的药量，温热的醇酒……

主治：心胸剧痛，伴有灼热。

14. 治心腹痛方④（里耶秦简"医方"）

原文：☒治心腹痛，心腹痛者如盈狀獠然而出不化：为麥恒鬻一，鲁冶麥鞠三☒。

药方：粥_，麦鞠⑤三。

用法：做麦粥，平常的粥一份，粗加工的麦曲三份……

主治：心腹痛。

---

① □：此处内容破损，推测应该是指患处。

② 文意未尽，疑有脱简。

③ 析蓂实：析蓂子。

④ 本方是根据文意将两简（Ⅰ8-1718、Ⅱ8-258）进行缀合的释文。

⑤ 麦鞠：麦曲。

15. 治烦心方①（里耶秦简"医方"）

原文：□病煩心，穿地深二尺，方尺半，鬻（煮）水三四斗，潰（沸），注□□水地中，視其可歓（飲）一參。

药方：沸水。

用法：在地里挖一个深二尺，半尺见方的坑，煮三四斗水，使其沸腾，再将沸水注入地坑中，观察等到可以饮用，饮服一参。

主治：烦心。

16. 治久咳上气方②（武威汉简"医方"）

原文：治久欬上氣喉中如百蟲（虫）鳴狀卅歲以上方：茈（柴）胡、桔梗、蜀椒各二分，桂、烏喙、薑各一分，凡六物，冶，合和，丸以白密（蜜），大如嬰（櫻）桃，晝夜含三丸，消咽其汁，甚良。

药方：柴胡、桔梗、蜀椒各二分、桂、乌喙③、姜各一分。

药物炮制：将上六味药研磨成粉末，混合在一起，调和均匀，加入白蜜调和成丸，每丸大小如樱桃一样。

服用方法：日夜含服三丸，慢慢咽下药汁。

疗效预判：甚良。

主治：久咳上气伴喉中白虫鸣状。

17. 治伤寒逐风方（武威汉简"医方"）

原文：治傷寒遂<逐>風方：付（附）子三分，蜀椒三分，澤烏（瀉）五分，烏喙三分，細辛五分，茱（朮）五分，凡五<六>物，皆冶，合，方

---

① 本方是根据简的宽度、茬口相符以及文意关联，将简（Ⅰ8-1937、Ⅰ8-1369、Ⅱ8-1937、Ⅱ8-1369）进行缀合的释文。

② 另武威汉代木牍上有一方与本方基本一致，"治久欬上氣喉中如百蟲（虫）鳴狀卅歲以上方：茈（柴）胡、枯<桔>梗、蜀椒各二分，桂、烏喙、薑各一分，凡六物，皆冶，合和，丸白密（蜜），大如嬰（櫻）桃，晝夜啥三丸，稍咽之，甚良"，不再单独分析。

③ 乌喙：乌头，又称草乌头。

寸匕酒飲，日三飲。

药方：附子_{三分}，蜀椒_{三分}，泽泻_{五分}，乌喙_{三分}，细辛_{五分}，术①_{五分}。

药物炮制：上述六味药研末，混合均匀，制成散剂。

服药方法：用酒送服或调服一方寸匕药粉，每日服用三次。

主治：伤寒。

18. 治诸癃方（武威汉简"医方"）

原文：治諸瘴（癃）：石瘴（癃）出石，血瘴（癃）出血，膏瘴（癃）出膏，泔瘴（癃）出泔，此五瘴（癃）②皆同樂（藥）治之：朮（尤）、薑、瞿麥各六分，兔（菟）糸（絲）實、滑石各七分，桂半分，凡六物，皆冶，合，以方寸匕酒飲，日六、七，病立愈（愈），石即出。

药方：术、姜、瞿麦_{各六分}，菟丝实③、滑石_{各七分}、桂_{半分}。

药物炮制：上述六药研成粉末，混合均匀，做成散剂。

服药方法：用酒送服或调服一方寸匕药粉，每日服用六七次。

疗效预判：病很快治愈，石很快排出。

主治：癃病。

19. 治瘀方（武威汉简"医方"）

原文：□□瘀方：乾當歸二分，弓（芎）窮（藭）二分，牡丹二分，漏廬（蘆）二分，桂二分，蜀椒一分，䖟一分，凡□□，皆冶，合，以淳酒和，飲一方寸匕，日三飲。倚惠（痛）者臥藥内當出血，久瘀④。

药方：干当归_{二分}，芎䓖_{二分}，牡丹_{二分}，漏芦_{二分}，桂_{二分}，蜀椒_{一分}，䖟⑤_{一分}。

---

① 术：白术。

② 五癃：上述有四癃，即石癃、血癃、膏癃、泔癃，应缺一癃。另有认为五癃即后世所谓"五淋"，即石淋、劳淋、血淋、气淋、膏淋。

③ 菟丝实：菟丝子。

④ 文意未尽，疑有脱简。

⑤ 䖟：虻，应为昆虫类药物。

药物炮制：上述药物研磨成粉末，混合均匀，制成散剂。

服药方法：用淳酒调和药散，饮服一方寸匕，每日服药三次。

主治：血瘀。

20. 麻黄大黄治伤寒方（武威汉简"医方"）

原文：治鲁氏青行解解腹方：麻黄卅分，大黄十五分，厚朴、石膏、苦参各六分，乌喙、付（附）子各二分，凡七物，皆㕮咀，合和，以方寸匕一饮之，良甚，皆愈（愈）。伤寒逐风。

药方：麻黄₊卅分，大黄₊₊₅分，厚朴、石膏、苦参₊各六分，乌喙、附子₊各二分。

药物炮制：将上述七味药物一起研成粉末，混合均匀，调和成散剂。

服用方法：取一方寸匕饮服。

疗效预判：效果很好，全都治愈。

主治：伤寒。

21. 治心腹大积方① （武威汉简"医方"）

原文：治心腹大积上下行如虫（蟲）状大恚（痛）方：班（斑）毛（蝥）十枚，地膽一枚，桂一寸，凡三物，皆并冶，合和，使病者宿毋食，旦饮药一刀圭，以肦②美闭塞十日壹饮药，如有徵，当出。从③

药方：斑蝥₊枚，地胆₊一枚，桂₊一寸。

药物炮制：将三种药物一起研成粉末，混合调和均为，制成散剂。

服用方法：让患者前一夜不要进食，待到早上饮服一刀圭药散。

主治：心腹大积。

---

① 疑为治疗"癥瘕"方。

② 肦：同"臏"，指胸。

③ 文意未尽，疑有脱简。

22. 治伏梁方①（武威汉简"医方"）

原文：治伏梁裹膿在胃腸之外方：大黃、黃芩、勻（芍）藥各一兩，消石二兩，桂一尺，桑卑（螵）肖（蛸）十四枚，蟲虫（蟲）三枚，凡七物，皆父（咬）且（咀）②，漬以淳酒五升，卒（晬）時③，煮之三。

药方：大黃、黃芩、芍藥各一兩，消石④二兩，桂一尺，桑螵蛸十四枚，蟲虫三枚。

药物炮制：将上述七种药物捣碎，放入五升醇酒中浸泡一昼夜，然后煎煮三次。

主治：伏梁。

23. 白羊矢治中寒病方（武威汉简"医方"）

原文：去中⑤，令病後不復發閉塞方：窋（穿）地長與人等，深七尺，橫五尺，用白羊矢乾之十餘石，置其阮中，從（縱）火其上，羊矢盡（燼），索橫木阮上，取其臥，人臥其阮上，熱氣盡乃止。其病者慎，勿得出見。

药方：白羊粪。

用法：挖一个长度与人相仿的地坑，深度为七尺，宽度为五尺。再将十余石的干燥白羊粪倒入坑中，并在上面烧火，待羊粪烧成灰烬，在坑上架一条能躺人的横木，人躺在横木上，直到热气散尽为止。

主治：中寒。

24. 治久咳逆气方（武威汉简"医方"）

原文：治久欬逆上氣湯方：茈（紫）𬟽七束，門冬一升，款東（冬）

---

① 伏梁：古病名，指腹内痛肿。

② 父（咬）且（咀）：古代药物炮制的一种方法，即用口将药物咬碎，泛指用工具捣碎药物，从而便于煎煮。

③ 卒（晬）時：一昼夜。

④ 消石：硝石，又名芒硝。

⑤ 去中：去除中寒病。

一升，橐吾一升，石膏半升，白□□束，桂一尺，密（蜜）半升，枣
卅枚，半夏十枚，凡十物，皆父（哎）且（咀），半夏毋父（哎）且
（咀），洎水斗六升，炊令六沸，浚去宰（滓）。温饮一小栝（杯），日
三饮。即药宿，当更沸之。不过三、四日逾（愈）。

药方：紫菀七束，门冬一升，款冬一升，橐吾一升，石膏半升，白□一束，
桂一尺，蜜半升，枣卅枚，半夏十枚。

药物炮制：除半夏外，将上述其余药物捣碎。

用法：将捣碎的药物与半夏，放入六升的水中煎煮，需要煮沸六次，
然后过滤去滓。

服药方法：温服一小杯，一日饮服三次。若药过夜再服的话，应当再
次煮沸后服用。

疗效预判：三四天可以痊愈。

主治：久咳逆气。

25. 秦艽附子治痹方（武威汉简"医方"）

原文：治痹手足雍（臃）种（肿）方：秦瘳（艽）五分，付（附）子
一分，凡二物，冶，合和，半方寸匕一，先餔饭酒饮，日三，以儉（愈）
为度。

药方：秦艽五分，附子一分。

炮制方法：将两药研成粉末，混合调和均匀，制成散剂。

服用方法：取半方寸匕药散一份，吃饭前用酒送服或调服，每日三
次，直至痊愈。

主治：痹证伴手足臃肿。

26. 治久泄肠澼方（武威汉简"医方"）

原文：治久泄肠碎（澼）臥血□□裹□□□□醫不能治皆射（谢）
去方：黄连四分，黄芩、石脂、龙骨、人参、薑、桂各一分，凡七物，皆
并冶，合，丸以密（蜜），大如弹丸。先餔食以食，大潟饮一丸。不知
□□□□，肠中㾓（痛），加甘草二分；多血，加桂二分；多农（脓），

加石脂二分；□一□□□□□；多□，加黄芩一分。禁鲜鱼（魚）、豬肉。方禁。良。

药方：黄连_{四分}，黄芩、石脂、龙骨、人参、姜、桂_{各一分}。

药物炮制：将上述七味药一起研成粉末，混合均匀，加蜜做成大小如弹丸一样的药丸。

服药方法：晚饭前服用，用大汤^①送服。

随症加方：肠中痛，加甘草二分；多血，加桂二分；多脓，加石脂二分……

主治：久泄肠澼。

27. 公孙君方^②（武威汉简"医方"）

原文：樊（礬）石二分半，牡麴三分，禹餘量（糧）四分，黄芩七分，蘗米三分，厚朴三分，凡六物，皆治，合和，丸以白密（蜜），丸大如吾（梧）實。旦吞七丸，餔吞九丸，莫（暮）吞十一丸。服藥十日，知；小便數多，廿日愈（愈）。公孙君方。

药方：矾石_{二分半}，牡曲_{三分}，禹余粮_{四分}，黄芩_{七分}，蘗米^③_{三分}，厚朴_{三分}。

药物炮制：将上述药物研成粉末，混合均匀，并用白蜜调和成如梧桐子大小的药丸。

服药方法：早上吞服七丸；晚饭时吞服九丸；黄昏吞服十一丸。

疗效预判：服药十天即可见效；若小便频多，则二十天痊愈。

主治：或与"久泄肠澼"相关。

28. 治诸内病方（敦煌汉简"医方"）

原文：☑治久欬逆、匈（胸）痹、痿痹、止泄、心腹久積、傷寒方：

---

① 大汤：一说米汤；一说大剂量的汤药。

② 本方虽无主治，但药方完整，且文末署有"公孙君方"，遂予以收录，并沿用原文方名。根据所用药物，联系上文，推测本方应与治疗"久泄肠澼"相关，从后文疗效预判中可知，此当为久病顽固之证。

③ 蘗米：谷芽。

人参、茈（紫）宛（菀）、昌（菖）蒲、细辛、薑、桂、蜀椒各一分，乌喙十分，皆合和，以①

药方：人参、紫菀、菖蒲、细辛、姜、桂、蜀椒各一分，乌喙十分。

用法：上述诸药混合调和使用。

主治：久咳、胸痹、痿痹、泄下、心腹久积、伤寒。

29. 伤寒四物方②（居延汉简"医方"）

原文：傷寒四物：烏喙十分，朮十分，細辛六分，桂四分，以溫湯飲一刀刲（圭），日三，夜再，行解，不出汗。

药方：乌喙十分，白术十分，细辛六分，桂四分。

用法：用温和的汤水饮服一刀圭药物，白天服用三次，夜晚服用两次。

主治：伤寒。

30. 治热病方（居延汉简"医方"）

原文：治除熱方：貝母一分，桔更（梗）三分▢。

药方：贝母一分，桔梗三分。

主治：热病。

31. 治寒气方（肩水金关汉简"医方"）

原文：治寒氣丸：蜀椒四分，乾薑二分▢。

药方：蜀椒四分，干姜二分。

主治：寒气。

---

① 文意未尽，当有脱简。

② 根据"一刀圭"的用药剂量单位判断此方应为散剂，原文明确提出了治疗伤寒的四种药物，且开头就是"伤寒四物"，遂以此为方名。

第二节

❀

外科医方集成①

1. 治诸伤方十六则②（《五十二病方》）

1.1原文：【諸傷】：□□膏、甘草各二，桂、畺（薑）、椒、朱（茱）【萸】□□□□□□□□□□□□□□□□□□毇一垸（丸）音（杯）酒中，飲之，日壹飲，以□匱□

药方：□□膏③、甘草各二，桂，姜，椒④，茱萸。

用法：……油脂、甘草各二份，桂、姜、蜀椒、茱萸……揉碎药丸后放入一杯酒中，饮服，每天服一次……

主治：外伤。

1.2原文：□□□胸，令大如荅，即以赤荅一斗并【冶】，覆冶□□□□□□□□□□□□□□瓠（熟）而□□【飲】其汁，汁宰（滓）皆索，食之自次（恣）殹（也）□

药方：胸⑤，赤荅⑥一斗。

用法：……肉干，使它如赤小豆一样大，然后用赤小豆一斗合在一起研成细末，再将……研末，煮熟……饮服药汁，将药汁、药滓全部吃完。

---

① 本节收录外科医方除普通外伤、痔疮、痈肿等外，亦包括金创、动物咬伤、虫咬伤之类。眼耳口鼻之类问题，归于五官科；头发、皮肤上的赘生物以及相关问题则归于皮肤科。

② 本方原有十七则，其中一则为祝由方。

③ □□膏：某种油脂。

④ 椒：应即蜀椒。

⑤ 胸：肉干。《说文解字·肉部》："胸，脯挺也。"

⑥ 赤荅（dá）：赤小豆。荅，《说文解字·艸部》："荅，小尗（菽）也。"《广雅·释草》："小豆，荅也。"

但是每次吃多少自己随意……

主治：外伤。

1.3原文：冶齊石□，【以】淳酒漬而餅之，煏①瓦鬶囨□□□□□□□□□□復冶，潰【餅】，煏之囫【前】，囸冶，入三指最（撮）半音（杯）溫酒□□□□□□□□□□□□□痛斬多者百冶，大深者八十，小囹【卌】，冶精②。

药方：石□③，醇酒，温酒小杯。

用法：将石□打碎均匀，用醇酒浸泡后制作成饼状，放在瓦鬶中焙烤成炭末……之后再研末，再浸泡制成饼状，并像之前一样进行焙烤，然后研成细末。每次取三指撮的药末放入半杯温酒中……

主治：外伤。

1.4原文：煏白鷄毛及人髮，冶【各】囩。百草末八亦冶而□□□□□□毀一垸（丸），溫酒一音（杯）中而飲之。

药方：白鸡毛，人发，百草末。

用法：将相等数量的白鸡毛和人发焙烤，然后研末。再取用量是白鸡毛灰、头发灰八倍的百草末，研末……打破一丸放到一杯温酒中，饮服。

主治：外伤。

1.5原文：以<已>刃傷，頯（煏）羊矢，傅④之。

药方：羊矢。

用法：将羊粪焙烤成炭，外敷伤处。

主治：金刃外伤。

---

① 煏：读bì，焙烤，用火烘干。《说文解字·火部》："煏，火干也。"

② 痛斬多者百冶，大深者八十，小囹【卌】，冶精：疑为根据病情轻重，冶药次数从百、八十、四十依次递减，研成细末。

③ 石□：当为药名。

④ 傅：外敷。

1.6原文：止血出者，燔髮，以安（按）其痏①。

药方：头发。

用法：将人的头发焙烤成炭，用炭末按压在伤口上。

主治：外伤出血。

1.7原文：令伤者毋（无）痛，毋（无）血出，取故蒲席厌②□□□燔□□□□痏。

药方：故蒲席③。

用法：取败蒲席足量……焙烤……外敷伤口。

主治：外伤疼痛出血。

1.8原文：令伤毋（无）般（瘢），取彘膏、□衍④并冶，傅之。

药方：彘膏⑤。

用法：用猪油和……足量混合研末，外敷伤口。

主治：外伤瘢痕。

1.9原文：以男子洎傅之，皆不殴（瘢）。

药方：男子洎⑥。

用法：用男子洎外敷伤口，不会留下瘢痕。

主治：外伤瘢痕。

1.10原文：金伤者，以方（肪）膏、乌豙（喙）□□，皆相□煎，鈲

---

① 痏：读wěi，殴伤，泛指伤口。《说文解字·疒部》："痏，疻痏也。"

② 厌：足量，极度。《集韵·艳韵》："厌，足也。"

③ 故蒲席：败蒲席、旧蒲席。《名医别录》："败蒲席，平，主筋溢恶疮。"

④ 衍：足量。

⑤ 彘膏：猪油。《说文解字·彑部》："彘，豕也。"

⑥ 男子洎：一说当为男子排出的体液，即精液。另一说为男子的鼻涕。

（施）^①之。

药方：肪膏^②，乌喙。

用法：金刃外伤的患者，用动物性油脂、乌喙……煎煮后，外敷伤口。

主治：金刃外伤。

1.11原文：伤者，以續䜌（斷）根一把，獨□長支（枝）䓵二廷（梃）^③，黄衿（芩）二梃，甘䓣□廷（梃），秋烏豙（喙）二□□□□吋^④者二甌^⑤，即并煎□孰（熟），以布捉取^⑥，出其汁，以陳緼□□傅之。

药方：续断根_{一把}，独□^⑦_{二梃}，黄芩_{二梃}，甘草_{□梃}，秋乌喙。

用法：取续断根一把，独……二梃，黄芩二梃，甘草……梃，秋天挖掘的乌喙二……吋者两小盆。将以上各种药物一起煎煮，用布袋包盛药物加压榨汁，渗出药液，再用旧麻絮……，外敷于伤处。

主治：外伤。

1.12原文：□䓵，冶黄黯（芩）與□□□【煎】䍃膏【以】□之，即以布捉【取】，□□□□□□□□浘之^⑧。

药方：黄芩，豙膏。

用法：将黄芩研成粉末，和……煎猪油……放进布袋中压榨取药汁，……药汁冲洗患处。

---

① 鉇（施）：指用药外敷，涂药。

② 肪膏：动物油脂。

③ 廷（梃）：读tǐng，长形枝干状药物量词。《说文解字·木部》："梃，一枚也。"

④ 吋：疑为"叱"的俗字，待考。

⑤ 甌：读ōu，相当于杯。《说文·瓦部》："瓯，小盆也。"

⑥ 捉取：榨取。

⑦ 独□：疑为独活。

⑧ 浘（wěi）之：原意为水流貌。《广韵》："水流也。"《玉篇·水部》："浘，水流貌。"此处指用药水冲洗患处。

主治：外伤。

1.13原文： 久傷者，薺（齏）①杏霾<覈（核）>中人（仁），以職（膱）膏②弁③，封④痏，蟲（虫）即出。【嘗】試⑤。

药方： 杏核中仁⑥。

用法： 将杏仁研碎，用黏油脂调和，涂抹在伤口上，伤口内的虫子便出来了。此方经过试用而确有疗效。

主治： 陈旧外伤。

1.14原文： 稍（消）石直（置）溫湯中，以洶（洒）⑦癰⑧。

药方： 消石⑨。

用法： 将芒硝溶解于温水中，用以冲洗痈伤溃烂处。

主治： 痈。

1.15原文： 令金傷毋（無）痛方：取鼢鼠，乾而冶；取嚻（鯢）魚，燔而冶；長石、薪（辛）夷、甘草各與【鼢】鼠等，皆合撓⑩，取三指最（撮）一，入溫酒一音（杯）中而飲之。不可，財益藥⑪，至不癰（痛）而止。【令】⑫。

---

① 薺（齏）：指切细，引申为粉碎。《韵会·荠韵》："荠，碎。"

② 膱（zhí）膏：指黏的油脂。膱，指干肉条。《集韵·入声·职韵》："膱，脯脡也，长尺有二寸。"

③ 弁：读biàn，即调和。

④ 封：指将药物涂满伤口。《广雅·释宫》："封，涂也。"

⑤ 【嘗】試：指医方曾经经过试用而确有疗效。

⑥ 杏核中仁：指杏仁。

⑦ 洶（洒）：冲洗，清洗。《说文解字·水部》："洒，涤也。"

⑧ 癰：痈肿。《说文解字·疒部》："痈，肿也。"

⑨ 消石：矿物类药物，又名芒硝。

⑩ 撓：混合，搅拌的意思。

⑪ 財益藥：适当增加药量。财，在此指适当，适量。

⑫ 【令】：良，善。此处引申为药效良好。《尔雅·释诂上》："令，善也。"

药方：豩鼠①，鲇鱼②，长石③_{与豩鼠等量}，辛夷_{与豩鼠等量}，甘草_{与豩鼠等量}。

用法：取豩鼠，（杀死）晾干研末；取鲇鱼焙烤成炭后研末，再取长石、辛夷、甘草三药分别和豩鼠等量，将以上诸药混合搅拌。取三指撮药末，放入一杯温酒中，饮服。如果服药效果不明显，再适当增加药量，直到不再疼痛而停止服药。此方灵验。

主治：金刃外伤疼痛。

1.16原文④：令金傷毋（無）痛，取薺孰（熟）乾實，爑（熬）⑤令焦黑，冶一；林（术）根囷皮，冶二，凡二物，并和，取三指最（撮）到節一⑥，醇酒盈一哀（中）栝（杯），入藥中，匽飲。不者，酒半栝（杯）。已飲，有頃不痛。復痛，飲藥如數。不痛，毋飲藥。藥先食後食次（恣）。治病時，毋食魚、彘肉、馬肉、飛蟲、堇⑦、麻洙采（菜），毋近内，病已（已）如故。治病毋（無）時。亶治藥，足治病。藥已治，裹以繒臧（藏）⑧。治林（术），暴（曝）若有所燥，冶。令。

药方：荠熟干实⑨，术根，醇酒。

用法：取干燥成熟的荠菜籽，在火上干煎使之变成焦黑色，研末后取用一份；再取去皮的术根，研末后取两份，将以上二药混合调和。取一份三指大撮的药末，放入一个盛满醇酒的中等大小的杯子，搅拌混合，饮

---

① 豩鼠：豩鼠。《名医别录》称其"主癣疮、诸瘘蚀恶疮、阴匿、烂疮"。

② 鲇鱼：鲇鱼。《广韵·齐韵》："鲇，鲇也。"

③ 长石：《神农本草经》谓长石"主身热，四肢寒厥，利小便，通血脉，明目去翳眇，下三虫，杀虫毒"。

④ 里耶秦简"医方"中有一则从"内，病已如故"始至文末"冶"与本文相同。

⑤ 爑（熬）：指干煎。《说文解字·火部》："熬，干煎也。"

⑥ 三指最（撮）到節一：指三指大撮。節，即指节。

⑦ 堇：指辛物，姜蒜葱等荤菜。

⑧ 裹以繒臧（藏）：用丝织品包裹药物储存起来。繒，丝织品的总称。《说文解字·系部》："繒，帛也。"

⑨ 荠熟干实：成熟干燥的芥菜籽。

服。不能饮酒的人，可以只用半杯酒。在喝完药后不长的时间即可止痛。如果再痛，可以仍按以上方法服药。如果不痛，就不要再喝药，服药时间饭前、饭后随意。

服药禁忌：在治病时，不要食用鱼肉、猪肉、马肉、飞虫，各种荤菜（如姜、蒜等）和麻洙菜等食物，禁止行房事，等病愈后即可像往常一样。治病不拘四季时令。

药物贮藏：制作一次药物的分量必须要满足整个治疗过程的需要。药物已经制好，可用缯包裹收存起来。

药物炮制：术的炮制方法是在阳光下晒使其充分干燥后，再研成细末。

主治：金刃外伤疼痛。

2. 治伤痉①方六则（《五十二病方》）

2.1原文：傷痉：痉者，傷，風入傷，身信（伸）而不能詘（屈）。治之，爓（熬）鹽令圜，取一斗，裹以布，卒（淬）醇酒中，入即出，蔽以市（韍）②，以尉（熨）頭。熱則舉，適下。爲囗裹更【尉（熨），尉（熨）】寒，更爓（熬）鹽以尉（熨），尉（熨）勿絕。一尉（熨）寒汗出，汗出多，能詘（屈）倍<信（伸）>，止。尉（熨）時及巳（已）尉（熨）四日内，囗囗衣，毋見風，過【四】日自適。尉（熨）先食後食次（恣）。毋（無）禁，毋（無）時。令。

药方：盐，醇酒。

用法：将盐干煎成黄色，取一斗，用布包裹起来，放入醇酒中，立刻拿出来，再用围裙遮着温熨头部。太烫的话就拿下来，等温度合适再温熨头部。……如果盐布包变冷了，再煎一次盐再熨，不要停止。这种熨法可以使患者发汗，大量汗出之后便可使身体自由屈伸。在使用这种熨法的时

---

① 伤痉：或为因金创外伤导致的破伤风。
② 市（韍）：古代一种服饰，相当于后世的围裙。这里指用熟皮制成的蔽膝。《说文解字·市部》："市，韍也，上古衣蔽前而已，市从象之。"

候及温熨之后的四天之内，……衣，不要受风，过了四天之后便能自然舒适。实施熨法不论饭前饭后均可，也没有任何禁忌，也不限于任何季节。此方灵验。

主治：痉病。

2.2原文：傷而頸（痙）者，以水财煮李實，疾沸而抒①，浚②取其汁，寒和，以飲病者，飲以□爲故。節（即）③其病甚，弗能飲者，強啓其口，多灌之。節（即）毋李實時□□□□□煮炊，飲其汁，如其實數。毋（無）禁。嘗【試】。囹。

药方：李实④。

用法：用水煮适量的李子，水沸腾后就把水倒出来，舀出其药汁，冷却到温度适宜时，给患者饮用，每次饮用以……为度。如果患者病重，不能饮药时，强迫地掰开患者的口齿，把药汁灌下。如果在治疗时没有李子……煮熟，喝下药汁，其用量与李子相同。这种疗法没有任何禁忌。此方经过试用而确有疗效。灵验。

主治：外伤导致的痉病。

2.3原文：諸傷，風人傷，傷癰痛，治：以枲絮爲獨（韇）⑤□□癰傷，漬以□□□□猊膏煎汁，置□□沃⑥，歔□注，下膏勿絕，以欷（歙）寒氣，□□□□礜⑦□□□□□，囜傅傷空（孔），幣（蔽）上，休復爲□□□□□□□□□□□□□□□□□癰□□□□。傅藥先食後食□次（恣）。毋（無）禁，毌（無）時。□礜不暴□□盡入⑧。

---

① 抒：汲出。《说文解字·手部》："抒，挹也。"
② 浚：挹取、汲出。《说文解字·水部》："浚，抒也。"
③ 節（即）：如，若。
④ 李实：李子。
⑤ 獨（韇）：疑读dú，此处泛指包裹。《说文解字·韋部》："韇，弓衣也。"
⑥ 沃：浇灌，冲洗。《说文解字·水部》："沃，溉灌也。"
⑦ 礜（yù）：礜石。
⑧ 疑指礜石的炮制方法。

药方：枲絮①，巂膏，礜石。

用法：用粗麻絮制成包裹……痈伤，用……浸泡……猪油煎汁，放入……冲洗……冲洗时要连续进行，不要中断停止，使寒气收敛……礜石……用来外敷伤口，遮盖起来，休复为……痈……敷药时间饭前、饭后可随意。没有禁忌，不拘时节。

主治：在受到外伤后，又被风邪入侵体内，伤口化脓而疼痛。

2.4原文：傷而頸（痙）者，小斮②一犬，湔與薜（蘗）③半斗，毋去其足，以□并盛，漬井罋（斷）④□□□出之，陰乾百日。即有頸（痙）者，冶，以三指一撮，和以溫酒一音（杯），飲之。

药方：犬，蘗半斗，温酒一杯。

用法：把一只狗切成小块，湔与蘗半斗，不去足爪，用……一并盛放，浸入井底，……取出，使它阴干一百天（之后研末）。如果有痙病的患者，治疗时，用三指撮药末调和一杯温酒，饮服。

主治：外伤引起的痙病。

2.5原文：傷脛（痙）者，擇薤（薤）一把，以敦（淳）酒半斗者（煮）潰（沸），【飲】之，即溫衣陜（夾）坐四旁，汗出到足，乃【已】。

药方：薤⑤一把，淳酒半斗。

用法：取薤白一把放入半斗淳酒中煮沸，饮服之后立即穿上棉衣把周身紧密包裹起来，使全身出汗到足部，即可痙愈。

主治：痙病。

---

① 枲（xǐ）絮：粗麻絮。

② 小斮（zǔn）：切成小块。斮，切断。《广雅·释诂一》："斮，断也。"

③ 湔與薜（蘗）：一说湔为辅助，蘗即谷芽，此指用半斗谷芽作为配料；一说湔属飞虫，有说为蝗虫，后文有"足爪"之说。

④ 井罋（斷）：指井底。

⑤ 薤：薤白，又称葱白。

2.6原文：冶黄黔（芩）、甘草相半，即以虦膏财足以煎之。煎之潰（沸），即以布足（捉）之，予（抒）其汁，□傅□。

药方：黄芩，甘草，虦膏。

用法：将黄芩和甘草研末，各取一半与适量的猪油煎煮，至其沸腾，立即用布包裹榨取药汁……外敷……

主治：痙病。

3. 治狂犬咬伤方三则（《五十二病方》）

3.1原文：狂犬齧人：取亘（恒）石两，以相靡（磨）殹，取其靡（磨）如糜（糜）者，以傅犬所齧者，已（已）矣。

药方：恒石①两。

用法：取两块长石互相磨擦，然后取其磨出的粉末，涂在疯狗咬伤的地方，可以治愈。

主治：狂犬咬伤。

3.2原文：狂【犬】齧人者，孰（熟）澡湮汲，注音（杯）中，小（少）多如再食浮（漿）②，取竈（竈）末灰三指最（撮）□□水中，以飲病者。已（已）飲，令孰（熟）奮两手如□閒毛□道手□□□□□□□□狂犬齧者□□□莫傅。

药方：地浆水，灶末灰③三指撮。

用法：反复搅拌地浆水，然后倒入杯中，其用量犹如饮两次浆酒的量，再取三指撮的灶末灰放到……水中，让患者饮服。喝完后，让患者反复举起双手……

主治：狂犬咬伤。

---

① 恒石：长石。

② 浮（漿）：疑指一种浆酒。

③ 灶末灰：应为灶内的柴灰，又名百草霜。

3.3原文：狂犬傷人，冶礜與橐莫，醯半音（杯），飲之。女子用藥，如靡☐。

药方： 礜，橐莫①，醯②半杯。

用法： 将礜石与橐莫两药研成细末，用半杯醋送服。女子用药，如靡……

主治： 狂犬咬伤。

4. 治犬咬伤方三则（《五十二病方》）

4.1原文：犬筮（噬）人傷者：取丘（蚯）引（蚓）矢二升，以井上罋（甕）鱻（斷）處土③與等，并熬之，而以美醯☐☐☐☐之，稍坑（丸）④，以尉（熨）其傷，犬毛盡，傅傷而巳（已）。

药方： 蚯蚓矢二升，井上甕底泥土二升。

用法： 取蚯蚓屎二升，与井口甕底的泥土一起干煎，并用好醋……粗略制作成丸状，用来温熨伤口。温熨前将伤口上的狗毛清洗干净，将药丸贴敷在伤口上就能痊愈。

主治： 犬咬伤。

4.2原文：煮堇（蓳），以汁洒之。冬日煮其本⑤。

药方： 蓳⑥。

用法： 煮蓳，用药汁在患处清洗。在冬天煮它的根。

主治： 犬咬伤。

---

① 橐莫：药物名。疑即橐吾。

② 醯：即醋。

③ 井上罋（甕）鱻（斷）處土：井口周围瓮底部的泥土。甕，即瓮，汲水用的陶器。鱻，底部。

④ 稍坑（丸）：粗略制成丸状。

⑤ 本：指根。此处疑为韭根。

⑥ 蓳：疑为韭茎。

4.3原文：犬所齧，令毋（無）痛及易瘳①方，令囵者臥，而令人以酒财沃其傷。已（已）沃而□越之。尝試。毋（無）禁。

药方：酒_{适量}。

用法：使患者躺下，让人用适量的酒冲洗其伤口，冲洗后……让酒自然挥发。此方经过试用而确有疗效。没有禁忌。

主治：犬咬伤。

5. 治蝎子蜇伤方三则（《五十二病方》）

5.1原文：瘩（蠆）②：□□□□□以囵斓蓝□□□□□□溃□

药方：斓蓝_{适量}。

用法：……用适量的斓蓝……

主治：蝎子蜇伤。

5.2原文：濡，以鹽傅之，令牛呬（舐）之。

药方：盐。

用法：浸湿伤口，把盐敷在伤口上，让牛去舔舐伤口。

主治：蝎子蜇伤。

5.3原文：以疾（蒺）黎（藜）、白蒿封之。

药方：蒺藜，白蒿。

用法：用蒺藜和白蒿涂抹在伤口上。

主治：蝎子蜇伤。

---

① 瘳：痊愈的意思。《说文解字·疒部》："瘳，疾愈也。"

② 本方原应有六则，其中二则为祝由方，有一则破损严重。瘩（蠆）（lì）：毒虫名，即蝎子。《集韵》："蠆，毒虫也。"此方即是治疗被蝎子蜇伤。

6. 治蛭①咬伤方二则（《五十二病方》）

6.1原文：蛭食（蚀）人胻②股，【即】產其中者，并黍、叔（菽）、秫（术）而炊之，丞（蒸）以熏，瘳病。

药方：黍，菽，术。

用法：用黍米、大豆、术蒸煮之后熏伤口，可使病愈。

主治：蛭虫咬伤。

6.2原文：鲎（齑）蛫，傅之。

药方：蛫③。

用法：将螃蟹捣碎，敷在伤口上。

主治：蛭虫咬伤。

7. 治毒蛇咬伤方九则④（《五十二病方》）

7.1原文：蚖：鲎（齑）蘭，以酒沃，飲其汁，以宰（滓）封其痏，數更之。

药方：兰⑤。

用法：将兰捣碎，用酒浸泡，喝下药汁，将药渣涂抹患处，并经常换药。

主治：毒蛇咬伤。

7.2原文：以蓟（芥）印其中颠⑥。

药方：芥。

---

① 蛭：蛭虫，古有水蛭、草蛭、泥蛭、石蛭、山蛭等的记载。

② 胻：原意指胫骨，此处泛指小腿。

③ 蛫：读guǐ，即螃蟹。《说文解字·虫部》："蛫，蟹也。"

④ 本方原应有十二则，其中三方为祝由方。蚖：有两种读音表不同意思。一读yuán，是指蜥蜴、蝾螈等；一读wán，是指毒蛇。此处应指毒蛇，本方均是治疗被毒蛇咬伤。

⑤ 兰：一说为兰草；一说为泽兰。

⑥ 中颠：头顶正中部。

用法：把芥子捣烂外敷在头顶正中部。

主治：毒蛇咬伤。

7.3原文：以產豚豪（喙）麻（磨）之。

药方：产豚喙①。

用法：用产豚喙摩擦伤口。

主治：毒蛇咬伤。

7.4原文：以董一陽（煬）②筑（築）③封之，即燔鹿角，以弱（溺）飲之。

药方：董④＿，鹿角，溺。

用法：将一份董菜烘烤后捣碎，涂在伤口上；然后焙烤鹿角（研末），用人尿送服。

主治：毒蛇咬伤。

7.5原文：以青粱米爲鬻（粥），水十五而米一，成鬻（粥）五斗，出，揚去氣，盛以新瓦罋（甕），冥（幂）⑤口以布三□，即封涂（塗）厚二寸，燔，令泥盡火而歇（歇）之，痏巳（已）。

药方：青粱米。

用法：用青粱米煮粥，取水十五斗，米一斗，煮成五斗的粥，盛出，待粥的热气散尽，再装到新的瓦瓮中，用三层布盖住瓮口，然后用泥涂在外面，约两寸厚。又放到火上焙烤，使泥烧干之后再停火，最后取药汁饮服，伤口痊愈。

---

① 产豚喙：一说为产豚蕺，即煎茱萸，又名食茱萸；一说为没有煮过的猪嘴或者活猪嘴。

② 煬：读yàng，烘烤。《说文解字》："煬，炙燥也。"

③ 築：读zhú，《说文解字·木部》："築，捣也。"

④ 董：董菜。

⑤ 冥（幂）：覆盖。《说文解字·宀部》："幂，覆也。"

主治：毒蛇咬伤。

7.6原文：亨（烹）三宿雄鶏二，洎水①三斗，臅（熟）而出，及汁更洎②，以金盉逆臥下。炊五穀（穀）、兔雅肉陀③臥中，稍沃以汁，令下盉中，孰（熟），飲汁。

药方：三宿雄鸡④二，五谷，兔雅肉⑤。

用法：将两只三年的公鸡放入三斗水中煮，煮熟后取出来，汲出汤汁，再加水煮，把金盉放在臥之下，接从臥中溢出来的汤。再将五谷和兔雅肉……放入臥中煮，再用鸡汁慢慢地浇淋，使药汁流到下面的盉中，待蒸熟后，饮服药汁。

主治：毒蛇咬伤。

7.7原文：煮麊肉若野彘肉，食【之】，歓（歠）汁。精。

药方：鹿肉或野彘肉⑥。

用法：煮鹿肉或野猪肉，先吃肉，再把汁也喝了。此方灵验。

主治：毒蛇咬伤。

7.8原文：燔貍皮，冶灰，入酒中，飲之。多可殹，不伤人。煮羊肉，以汁□之⑦。

药方：貍皮灰，酒，羊肉。

---

① 洎水：加水。《说文解字·水部》："洎，灌釜也。"

② 及汁更洎：一说为"如果水熬干的话加水继续煮"；另一说为"汲出汤汁，再加水煮"，今从之。

③ 陀：《长沙马王堆汉墓简帛集成》指出《马王堆汉墓帛书［肆］》释文读为"他"，存疑，认为此字右旁似从"瓜"，待考。

④ 三宿雄鸡：指三年的公鸡。

⑤ 兔雅肉：《长沙马王堆汉墓简帛集成》指出《马王堆汉墓帛书［肆］》注：兔字下一字或疑为"头"字。兔头，《广雅·释草》云："瓜属。"兔头肉或即兔头瓜的肉。

⑥ 野彘肉：野猪肉。

⑦ 以汁□之：据文意，即以汁歠之。

用法：将貍皮烧烤成炭，研成灰末，放入酒中，调和后饮服。每次服用量大也可以，不会对人产生伤害。煮羊肉，饮服羊肉汁。

主治：毒蛇咬伤。

7.9原文：取井中泥，以還（環）封其傷，巳（已）。

药方：井中泥。

用法：取井中泥涂在伤口周围，即可痊愈。

主治：毒蛇咬伤。

8. 治蟡病①方（《五十二病方》）

原文：冥（蟡）病方：冥（蟡）者，蟲所齧穿者□，其所發毋（無）恆（恒）處，或在鼻，或圍口旁，或齒齦，或在手指□□，使人鼻抉（缺）指斷。治之以鮮產魚，壹（搗）而以鹽財和之，以傅蟲所齧者。□□□輒逋（補）之。病巳（已），止。嘗試，毋（無）禁。図。

药方：鲜产鱼②，盐。

用法：将新鲜的活鱼捣碎并与适量的盐混合，外敷在患处……就能补上。病愈就停止用药。此方经过试用而确有疗效。没有禁忌。灵验。

主治：蟡病。

9. 治阴囊肿大方（《五十二病方》）

原文：穜（腫）橐（囊）：穜（腫）橐（囊）者，黑實橐（囊），不去。治之，取馬矢觕（觕）者三斗。孰（熟）析③，汏④以水，水清，止；複去汁，洎以酸漿（漿）□斗，取芥衷荚。壹用，智（知）；四五用，穜

---

① 蟡病：蟡即谷物的食心虫，《说文解字·虫部》："蟡，虫食谷心者。" 一说蟡病即指穿心虫咬人致病；另一说，从症状上看可能是麻风病。

② 鲜产鱼：鲜生鱼，活鱼。

③ 孰（熟）析：细细切碎。析，分解，这里指切碎。《说文解字·木部》："析，破木也。"

④ 汏：淘洗。《说文解字·水部》："汏，渐洎也。"

（腫）去。毋（無）禁，毋（無）時。令。

药方：马屎粗者^①三斗，酸浆，芥衷荚^②。

用法：取三斗粗大的马屎切碎，用水淘洗，直至水变清为止。过滤取汁，倒入酸浆……斗，再加芥菜角。用一次就有效；用四五次，肿胀就可去除。没有禁忌，不拘时节。此方灵验。

主治：阴囊肿大。

10. 治肠癫方十五则^③（《五十二病方》）

10.1原文：渍女子布，以汁亨（烹）肉，食之，歠（歠）其汁。

药方：女子布^④，肉。

用法：将女子月经布浸泡，用这种汁水去煮肉，把肉吃掉，汤喝掉。

主治：肠癫。

10.2原文：破卵音（杯）醯中，飲之。

药方：卵^⑤，醯一杯。

用法：将鸡蛋打破放入一杯醋中，饮服。

主治：肠癫。

10.3原文：炙蠶卵，令箕（數）箕（數）黄^⑥，冶之，三指最（撮）至節，人（入）半音（杯）酒中飲之，三四日。

药方：蚕卵^⑦，酒半杯。

---

① 马屎粗者：指大块粗硬的马屎。牭，粗。

② 芥衷荚：疑为芥菜角。

③ 本方原有二十六则，其中十一则为祝由方。肠癫即狐疝，现代医学称为腹股沟疝。

④ 女子布：指女子月经布。

⑤ 卵：应为鸡蛋。

⑥ 令箕（數）箕（數）黄：使其（烘烤的蚕卵）快速变黄。数数，速速的意思。《尔雅·释诂下》："数，疾也。"

⑦ 蚕卵：药物名。

用法：用火烤蚕卵，使其快速变黄，研成粉末。取三指撮至节的药末，放入半杯酒中，饮服三四天。

主治：肠癞。

10.4原文：取枲垢，以艾裹，以久（灸）癪（癞）者中颠①，令闌（爛）而巳（已）。

药方：枲垢②，艾。

用法：将枲垢用艾包裹，用来灸患者的头顶正中，使之灼热就停止。

主治：肠癞。

10.5原文：癪（癞）及瘻，取死者叕（餟）烝（蒸）之，而新布裹，以霿③□□丧行前行□□□

药方：死者餟④。

用法：将供奉死者的祭食蒸煮，用新布包裹……

主治：肠癞兼颈瘤。

10.6原文：□乾之旁（房）蠭（蜂）卵，以布裹□□。

药方：蜂卵。

用法：将蜂房中的蜂卵阴干，用布包裹……

主治：肠癞。

10.7原文：癪（癞）□□及股癞⑤、鼠復（腹）⑥者，【灸】中指蚤（爪）二莊（壮），必瘳。

---

① 中颠：一说为百会穴；一说为癞疝的中央。

② 枲垢：疑为麻屑，指粗麻中破烂不堪的部分。

③ 霿：待考。

④ 死者餟：疑为祭食，祭饭。

⑤ 股痛：指股疽，又称股胫疽。

⑥ 鼠腹：症状名，疑为鼠蹊部外突的症候。

用法： 灸中指两壮，一定会痊愈。

主治： 肠癫兼股疝、鼠腹。

10.8原文： 以原蠶穜（種）方尺，食衣白魚一七，長足二七。熬蠶穜（種）令黄，靡（磨）取蠶穜（種），冶，亦靡（磨）白魚、園足。節三^①，并以醯二升和，以先食飲之。嬰^②以一升。

药方： 原蚕种^③方尺，食衣白鱼^④一七，长足^⑤二七，醯二升。

用法： 取原蚕种一尺见方、食衣白鱼七条、长足十四只。把原蚕种熬至焦黄，并将其研成细末，也将食衣白鱼和长足研磨成细末。取三指撮三节的药量，并用两升醋进行调和，在饭前服用。婴儿服用一升。

主治： 肠癫。

10.9原文： 積（癫），先上卵^⑥，引下其皮，以砒（砭）穿其圌（脽）旁；□□汘及膏□，皽以醇□^⑦。囿（又）久（灸）其痏，勿令風及，易（易）瘳；而久（灸）其泰（太）陰、泰（太）陽□□。令。

用法： 先将睾丸向上推，再把阴囊皮向下拉，用砭针刺穿阴囊皮的表皮……汁和膏……再用醇……混合。又灸患处，不能让风吹到，这样就容易痊愈，再灸足太阴脉与足太阳脉……此方灵验。

主治： 肠癫。

10.10原文： 治積（癫）初發，偏攣而未大者【方】：【取】全虫蜕一，□犬□一，皆燔□□□□□□□酒飲財足以醉。男女皆可。令。

---

① 节三：一说取三种药物适量；一说将上述三药分为三等分；一说三指撮三节的药量。《五十二病方》散剂常以三指撮抓取药物，遂从第三说。

② 嬰：一说即是婴儿；一说婴，加也，指加服药物之意。

③ 原蚕种：指夏秋第二次孵化的蚕种。因蚕产卵于布上，故以方尺计算。

④ 食衣白鱼：衣鱼。

⑤ 长足：疑为一种长脚的小蜘蛛。

⑥ 卵：这里指睾丸。

⑦ 醇□：一说即淳酒。

药方：全虫蜕①▂，□犬□▂，酒。

用法：取完整的蛇蜕一份，……犬……一份，将这些药物全都烘烤……让患者饮酒适量到刚醉的程度。男女皆适用。此方灵验。

主治：肠癩初发，兼驼背曲脊，但尚不严重。

10.11原文：冶困（菌）【桂】尺、𤧚□一升，并冶，而盛竹甬（筩）中，盈筩□□□□□□□□□□□□□□□□□□即羃（羃）以布，而傅之隋（脽）下，爲二𪾢，即道其一□□□□□□□□ □□□□□之。炊者必顺其身，须其𨈧安定□。

药方：菌桂尺，𤲟□②一升。

用法：将一尺菌桂和一升独活研成细末，放在竹筒中，满筒……用布盖上，敷在臀部下面，共两处，一为……炊者必顺其身，须其身安定……

主治：肠癩。

10.12原文：【□取】女子月事布，渍，炙之令溫，以傅□。

药方：女子月事布。

用法：取女子月事布浸泡，加热让其变温，用来敷……

主治：肠癩。

10.13原文：【□□】□四榮蔡，燔量簧，冶桂五寸□□□□□□□□□□□□□□□□□□□上□

药方：量簧③，桂五寸。

主治：肠癩。

10.14原文：積（癩）□囚（灸）左胏□。

---

① 全虫蜕：蛇蜕，整条完整的蛇皮。

② 𤲟□：疑为独活。

③ 量簧：疑为药物名，待考。

用法：……灸左小腿……

主治：肠癥。

10.15原文：夕毋食，旦取丰卵一潰，美醯一栖（杯）以飲之。

药方：丰卵^①，醯。

用法：前一天晚上不要吃东西，早上取一枚大而丰满的鸡蛋，打破加入一杯优质的醋中，饮服。

主治：肠癥。

11. 治脉痔方^②（《五十二病方》）

原文：【脉】者：取野獸（獸）肉食者五物之毛等，燔冶，合撓，□。誨（每）旦，【先】食取三【指】大【撮】三，以溫酒一杯和，飲之。到莫（暮），有（又）先食飲如前數。恆（恒）服藥廿（二十）日，雖久病必巳（已）。服藥時，禁毋食彘肉、鮮魚。嘗【試】。

药方：野兽肉食者五物之毛，温酒—杯。

用法：取五种肉食野兽的毛各等分，烘烤研末，混合搅拌……，每天早上饭前服用，取三指撮药末三份，用一杯温酒调和，饮服。到了晚上，在晚饭前服用，和早晨的用量一样。坚持这样服药二十天，即使是久病也一定能治愈。

服药禁忌：服药期间禁止吃猪肉、鲜鱼。

主治：脉痔。

12. 治外痔方四则（《五十二病方》）

12.1原文：【牡】痔^③：有蠃（蠃）肉出，或如鼠乳狀，末大本小，有

---

① 丰卵：指大而丰满的卵。据10.2条"破卵音（杯）醯中，飲之"，此或亦为鸡蛋。

② 里耶秦简"医方"中有一则从"誨旦，先食"至"禁毋食彘肉"与本方相同。

③ 【牡】痔：外痔。牡，本义为公兽，引申为外、阳。与下文"牝痔"相对。

空（孔）其中。爲之：疾久（灸）熱，把其本小者而盭（盭）絕①，取内戶旁祠空中黍脣（腏）、燔死人頭皆冶，以臟膏濡，而入之其図（孔）中。

药方： 内户旁祠空中黍腏②，死人头③，臟膏。

用法： 快速用灸法将其烤热，握住下面的小痔疮并扭断。取寝室旁空格处放置的祭祀用的黍米饭、燔烧后的死人头骨，都研成细末，再用油脂掺和，敷到痔孔里面。

主治： 外痔。

12.2原文： 多空（孔）者，亨（烹）肥㺄，取其汁潸（漬）美黍米三斗，炊之，有（又）以脩（潎）之，孰（熟），分以爲二，以稀□布各裹一分，即取裦（鉛）末、叔（菽）醬（醬）之宰（滓）半，并壹（擣），以傅痔空（孔），厚如韭葉，即以居□，裹□□□更溫，二日而巳（已）。

药方： 肥㺄④，黍米三斗，鉛末⑤，菽酱之滓。

用法： 煮肥母羊，取汁浸泡三斗优质的黍米，熬煮，又用肥母羊的煎汁浸泡淘洗黍米，煮熟后分为两份，用……布各裹一份，再取铜屑、豆酱的渣滓各半，混合捣碎，敷入痔孔，药涂得要像韭叶一样厚，即以居……裹……更温，两天就能痊愈。

主治： 外痔。

12.3原文： 牡痔居竅旁，大者如棗，小者如棗覈（核）者方：以小角角之⑥，如瓹（熟）二斗米図，而張甬，絜以小繩，剖以刀。其中有如兔

---

① 盭（盭）絕：戾絕，扭断。盭，同"戾"。《说文解字·犬部》："戾，曲也。"

② 内户旁祠空中黍腏：寝室旁空格处放置的祭祀用的黍米饭。

③ 死人头：疑即死人的头骨。

④ 肥㺄（yú）：肥母羊。《说文解字·羊部》："夏羊牝曰㺄。"

⑤ 鉛末：铜屑。

⑥ 以小角角之：用小角扣住肛门周围凸起的外痔。角，是古代一种长形的酒器。小角，这里相当于小火罐。角之，将痔核拔出。

髊（實），若有堅血如拈（指）末而出者，即巳（已）。☒。

手术器械：小角，刀。

用法：用小角扣住肛门周围突起的外痔并将其拔出，等到约煮熟二斗米的时间后，将小角取下，用细绳捆住痔核，再用刀切掉。其中有的像菟丝子，或者像指尖大小的瘀血块流出来，即可痊愈。此法灵验。

主治：外痔。

12.4原文：牡痔之居竅廉（廉），大如棗覈（核），時養（癢）時痛者方：先剁（剝）之；弗能剁（剝），□龜　（腦）與地膽蟲相半，和，以傅之。燔小隋（橢）石，淬醯中，以尉（熨）。不巳（已），有（又）復之，如此數。令。

药方：龟脑①与地胆虫②_{各半}，小椭石，醯。

用法：先切除；如果不能切除，可以用龟脑与地胆各半相混合，调和之后敷在患处。烘烤椭圆形的小石块，放在醋中淬一下，用来温熨患处。如果不能痊愈，再按照这种方法重复做多次。此法灵验。

主治：外痔。

13. 治内痔方八则（《五十二病方》）

13.1原文：【牝】痔之入竅中寸，狀類牛幾（蟣）三□□然，後而潰出血，不後上鄉（嚮）者方：取弱（溺）五斗，以煮青蒿大把二、鮒魚如手者七，治桂六寸，乾薑（薑）二果（顆），十沸，抒置罋（甕）中，貍（埋）席下，爲竅，以熏痔，藥寒而休。日三熏。因（咽）欶③，飲藥將（漿），毋飲它。☒藥漿方：取菌莖乾冶二升，取著（藷）若（蔗）汁二斗以漬之，以爲將（漿），飲之，病巳（已）而巳（已）。青蒿者，荊（荊）名曰☒。菌者，荊（荊）名曰盧茹，其葉可享（烹）而酸，其莖有

---

① 龟脑：龟的脑髓。

② 地胆虫：地胆。

③ 因（咽）欶：指喉中干渴。

刺（刺）。令。

药方：溺_{五斗}，青蒿_{大把二}，鲋鱼如手者^①_{七条}，桂_{六寸}，干姜_{两块}，藘茎^②_{二升}，藷蔗汁^③_{二斗}。

用法：取五斗尿液，用来煮两大把青蒿和像手一样长的鲫鱼七条，桂六寸研末，干姜两块，煮沸十次，将药汁盛入陶罐中，埋在铺席的下面，并在席上开孔，用来熏痔疮，等药汁变凉后停止熏蒸。每天熏三次。如果喉中干渴，则饮服药浆，不要喝其他东西。制作药浆的方法：取茜草茎干燥粉末两升，用两斗甘蔗汁浸泡它，制作成药浆，饮服，病愈就停止服用。

主治：内痔。

13.2原文：牝痔有空（孔）而樏（膿）血出者方：取女子布，燔，置器中，以熏痔，三回而止。令。

药方：女子布。

用法：将女子月经布焚烧，然后放入容器中，用来熏痔，三天后停止熏蒸。

主治：内痔。

13.3原文：牝痔之有數窾，蟯白徒道出者方：先道（導）以滑夏鋌，令血出。穿地深尺半，袤^④尺，廣^⑤三寸，【燔】□炭其中，段（煅）齧园少半斗，布炭上，【以】布周蓋，坐以熏下窾。煙威（滅），取肥□肉置火中，時自啓窾^⑥，□煙入。節（即）火威（滅）□以□。日一熏，下□□而□。五、六日清□□□□。駱阮一名曰白苦、苦浸（浸）。

---

① 鲋鱼如手者：如手一样长的鲫鱼。

② 藘茎：茜草的茎。藘，后文卢茹，应为茹卢之倒，即茜草。

③ 藷蔗汁：甘蔗汁。

④ 袤：指南北长。

⑤ 廣：指东西宽。

⑥ 時自啓窾：指薰痔时要放松肛门，使痔核充分暴露。

手术器械： 滑夏铤①。

药方： 骆阮② 小半斗，肥口肉。

用法： 先用光滑的梓木棒穿过瘘管，使其出血。挖一个深约半尺的土坑，坑南北长一尺，东西宽三寸。在坑内将烧……成碳，并烧小半斗的骆阮，覆盖在碳上，用布条封盖住，然后坐在布上面以熏烤肛门。等烟灭后，取肥……肉放入碳火中，熏痔时，放松肛门，使痔核充分暴露，让烟进入肛门。如果火灭……以……每天熏一次，下……而……五六天……

主治： 内痔兼蛲虫病。

13.4原文： 痔者，以酱（醬）灌黄雌鷄，令自死，以菅③裹，涂（塗）上，炮之。涂（塗）乾，食鷄，以羽熏篡（纂）④。

药方： 酱⑤，黄雌鸡，菅。

用法： 用酱灌黄母鸡，使其自行死亡，再用茅草将鸡包裹起来，涂上泥巴，放在火上烧烤。等到涂的泥巴干燥之后，吃鸡肉，并用鸡毛熏烤会阴部。

主治： 内痔。

13.5原文： 冶麋（蘪）蕪本、方（防）風、烏豪（喙）、桂皆等，漬以淳酒而坑（丸）之，大如黑叔（菽），而吞之。始食一，不智（智—知）益一，口爲極。有（又）可爲領傷。恆（恒）先食食之。

药方： 蘪芜本⑥，防风，乌喙，桂，醇酒。

用法： 将蘪芜本、防风、乌喙、桂研末，取各等分，用醇酒浸泡，制成像黑豆一样大的丸，吞服。刚开始时每服一丸，不见效再加一丸，

---

① 滑夏铤：光滑的梓木棒。夏即榎，即楸木，又称为梓木。

② 骆阮：应为苦参。后文称其为白苦、苦浸。

③ 菅：茅草。

④ 篡（纂）：同"纂"，即会阴部。

⑤ 酱：一说本为醋、肉末的混合物，此处偏指醋。待考。

⑥ 蘪芜本：芜荑根。

到……为最大药量。又可用来治疗颈伤。常在饭前服药。

主治：内痔、颈伤。

13.6原文：未有巢者，煮一斗枣、一斗膏，以爲四斗汁，置般（盤）中而居（踞）之，其蟲出。

药方：枣一斗，膏一斗。

用法：取枣和膏各一斗，将其煮成四斗药汁，放在盘子里，然后蹲在上面，蛲虫会爬出来。

主治：内痔兼蛲虫病。

13.7原文：巢塞直（膱）者，殺狗，取其脬，以冒籥①，入直（膱）中，炊（吹）之，引出，徐以刀【剶（剝）】去其巢。冶黃黔（芩）而屢（屢）圍之。人州出②不可入者，以膏膏出者，而到（倒）縣（懸）其人，以寒水戔（濺）其心腹，入矣。

手术器械：狗脬，籥，刀。

药方：黄芩，膏。

用法：将狗杀掉，取出它的膀胱，戴在竹管顶端，插入直肠中，吹胀狗的膀胱，将直肠下端患处引出，慢慢地用刀切除痔核。再将黄芩研末，多次敷在患处。如果患者脱肛，不能自行还入，则用油脂涂抹在脱出的直肠上，并将患者倒挂起来，用凉水泼在他的心腹部，脱出的直肠即可收缩回去。

主治：内痔。

13.8原文：血胅（痔），以弱（溺）孰（熟）煮一牡鼠，以氣尉（熨）。

药方：溺，牡鼠一。

---

① 籥：读yuè，本义为竹笛，这里应指竹管。

② 州出：脱肛。州，肛门。

用法： 用尿液反复煮一只公鼠，以其热气来熏蒸肛门。

主治： 内痔。

14. 治肛门瘙痒方二则（《五十二病方》）

14.1原文： 朐養（癢）：痔，痔者其直（脽）旁有小空（孔），空（孔）兌兌然，出時從其圂（孔）出，有白蟲時從其空（孔）出，其直（脽）痛，燅（燖）然類辛狀。治之：以柳蕈一捼、艾二，凡二物。爲穿地，令圂深大如盫①。燔所穿地，令之乾，而置艾其中，置柳蕈艾上，而燔其艾、蕈；而取盫，穿其斷，令其大圜寸，以復（覆）之。以土雍（壅）盫會，毋令煙能烊（泄），即被盫以衣，而毋蓋其盫空（孔）。即令痔者居（踞）盫，令直（脽）直（值）盫空（孔），令煙熏直（脽）。熏直（脽）熱，則舉之；寒，則下之；圈（倦）而休。

药方： 柳蕈②一捼③，艾二。

用法： 取柳蕈一捼、艾二，一共两种药物。在地上挖一个坑，其宽和深都和盫一样。在这个坑烧火，使其干燥，并将艾草置于其中，再把柳蕈放到艾草的上面，然后焚烧艾草和柳蕈。再拿一个盫，在其底部凿一个圆孔，约一寸大，把它放在坑的上面。用土把倒扣的盫四周封住，不让烟外散，随即用衣服盖住盫，但不要盖住盫上的小孔，让患者蹲在盫的上方，使直肠对着盫孔，让烟熏直肠。熏直肠时，如果觉得太热，就抬起来；如果感觉凉了，就蹲下。直到患者感到疲倦为止。

主治： 肛门瘙痒（痔疮、蛲虫引起）。

14.2原文： 取石大如卷（拳）二七，孰（熟）燔之，善伐④米大半升，水八米⑤，取石置中，石□□孰（熟），即歠（歠）之而已（已）。

---

① 盫：读yǒu，古代一种器皿，为陶制小盆。《说文解字·皿部》："盫，小瓯也。"

② 柳蕈：应为香蕈类药物。

③ 一捼：指两手相捧所盛物体的数量。

④ 伐：此处指舂捣。

⑤ 水八米：水为米量的八倍。

药方：石_{二七}，米_{大半升}。

用法：取十四块像拳头大小的石头，反复烘烤，再取优质舂捣的米大半升，水是米的八倍，石……熟，饮服即可痊愈。

主治：肛门瘙痒。

15. 治疽疽方十三则① （《五十二病方》）

15.1原文：雎（疽）病：治白蔹（蔹）、黄蓍（耆）、芍乐（药）、桂、畺（姜）、林（椒）、朱（茱）叟（萸），凡七物。骨雎（疽）倍白蔹（蔹），【肉】雎（疽）【倍】黄蓍（耆），肤疃（疽）倍芍药，其餘各一。并以三指大寂（最一撮）一入音（杯）酒中，日五、六饮之。须已（已）囗。

药方：白蔹，黄芪，芍药，桂，姜，椒，茱萸，酒。

用法：将白蔹、黄芪、芍药、桂、姜、蜀椒、茱萸研成细末，总共七味药。患骨疽则白蔹用量加倍，患肉疽则黄芪用量加倍，患肾疽则芍药用量加倍，其他药物用量都是一份。取三指大撮的药末一份放入一杯酒中，每天饮服五六次。须已……

主治：疽病。

15.2原文：三汎煮蓬蔽（虆），取汁四斗，以洒雎（疽）癃。

药方：蓬虆②。

用法：多次蒸煮覆盆，然后取其药汁四斗，用来清洗疽痛。

主治：疽病。

15.3原文：雎（疽）始起，取商<商>牢渍盬（醯）中，以尉（熨）其种（肿）处。

---

① 本方原有十七则，其中四首破损严重，故收录十三则。

② 蓬虆：药物名，即覆盆。

药方：商牢^①，醯。

用法：取商陆放入醋中浸泡，用来熨贴肿起的部位。

主治：疽病初发。

15.4原文：睢（疽），以白蔹、黄菅（耆）、芍藥、田草四物□者（煮），笙（桂）、薑（薑）、蜀焦（椒）、樹（茱）臾（萸）四物而当一物，其一骨□瘧□三□□四酒一栖（杯）□□□□筋者傹傹翟翟□□之匜□□□□□。日四飲。一欲潰之□

药方：白蔹，黄芪，芍药，甘草，桂，姜，蜀椒，茱萸，酒。

用法：取白蔹、黄芪、芍药、甘草四味药煮汁，再取桂、姜、蜀椒、茱萸四种药物，用量只取相当于前面一味药的用量，其一骨……用酒一杯……筋者傹傹翟翟……之其……每天饮服四次。疽一旦要溃破的时候……

主治：疽病。

15.5原文：睢（疽）未□□□□□^②豪（喙）十四果（颗），□□□□□^③□□□食□□澤（釋）泔二参，入藥中□□□令如□□□□□炙，手以廛（磨）□□□□□□□□出之，以餘藥封而裹（裹）之，□□□不痛巳（已）□□。令。

药方：乌喙_{十四颗}，釋泔^④_{二参}。

用法：……乌喙十四颗……淘米汁二参，放入药内……令如……烘烤，用手磨……出之，用剩余的药封住并包裹……不痛就停止……此方灵验。

主治：疽病。

---

① 商牢：商陆。

② 此"□"原释文作"乌"，虽按《长沙马王堆汉墓简帛集成》剔出，但此药为乌喙应无疑。

③ 此五"□"原释文作"以【美】醯半升"，按《长沙马王堆汉墓简帛集成》待考。

④ 釋泔：淘米汁。《说文解字·米部》："釋，渍米也，"

15.6原文：益（嗌）雎（疽）①者，白蔹（薟）三，罷合一，并冶，□□□□□汇□飲之。

药方：白薟三，罷合②一。

用法：取白薟三份、百合一份，一起研末……饮服。

主治：嗌疽。

15.7原文：爛疽：爛疽者，疕□起而□痛□□□骨□冶，以彘膏未湔（煎）圉炙銷以□□傅之。日三【傅】樂（藥），【傅】樂（藥）前泏（洗）以溫水。服藥卅（三十）日，疽巳（已）。置試。令。

药方：彘膏。

用法：……研末，取未煎的猪油用火烤熔，与……调和，敷在患处，每天敷药三次，敷药前先用温水清洗患处。服药三十天，烂疽痊愈。此方经过试用而确有疗效。灵验。

主治：烂疽。

15.8原文：諸疽物初發者，取大叔（菽）一田，熬孰（熟），即急邦<抒>置瓯□□□□□□□□置其□醇酒一斗淳之至上下，即取其汁盡瓯之。一飲病未巳（已），□□□□□□□□□□飲之可。不過數飲，病巳（已）。毋（無）禁。嘗試。令。

药方：大菽一斗，醇酒一斗。

用法：取大豆一斗，熬煮至熟，随即迅速取汁放入瓯中……从上到下用一斗醇酒浇淋，取药汁并全部喝完。如果饮服一次，病还未能痊愈，……可饮服。饮服不过数次，就能痊愈。没有禁忌。此方经过试用而确有疗效。灵验。

主治：疽病初发。

---

① 益（嗌）雎（疽）：指发于咽喉部位的痈疽。《灵枢·痈疽》："痈发于嗌中，名曰猛疽。"

② 罷合：应为百合。

15.9原文：血雎（疽）始發，倏（儵）倏（儵）以熱，痛毋（無）適，□□□□□□□雎（疽）□□□□□□□□□□□□戴糝、黄芩、白薊（薟），皆居三日，旦□□□□□爲□□□雎□□□□□□□□□□□之，令汗出到足，巳（已）。

药方：戴糝[1]，黄芩，白薟。

用法：……取戴糝、黄芩、白薟，均过三天……使全身出汗一直到足，病即痊愈。

主治：血疽初发。

15.10原文：氣雎（疽）始發，涢（員）涢（員）以痒，如□狀，扣麿（摩）□而□□雎（疽），桓（橿一薑）、桂、椒□，居四芒□□□□□□□二果（顆），令諪[2]叔（菽）□藜（熬）可□，以酒沃，即浚□□淳酒半斗，煮，令成三升，□□□□□□□出而止。

药方：姜，桂，椒□，酒，醇酒半斗。

用法：取姜、桂、椒……居四……两颗……让其与豆熬成……用酒浇淋，即浚……半斗淳酒，熬煮成三升……出而停止。

主治：气疽

15.11原文：□雎（疽）發，出禮（體），如人瘁之□，人攜之甚□□□三扞（葉），細切，淳酒一斗□□□□□□□□□半斗，煮成三升，飲之，溫衣臥□□即浚而□之，溫衣□。

药方：醇酒一斗。

用法：令人提拿……三小束，细细切碎，取一斗淳酒……半斗，煮成三升，饮服，温衣而卧……

主治：疽病。

---

① 戴糝：黄芪。

② 諪：疑"与"字之讹体。

15.12原文：煮麥，麥孰（熟），以汁泡（洗）之，□□□亩仁☑

药方：麦。

用法：煮麦，待麦熟后，取汁清洗患处……

主治：疽病。

15.13原文：炙梓葉，溫之。

药方：梓叶①。

用法：炙烤梓叶，温敷患处。

主治：疽病。

16. 治烧伤方十六则②（《五十二病方》）

16.1原文：□闌（爛）③者方：以人泥塗之，以犬毛若羊毛封之。不已，復以此數為之，☑

药方：人泥，犬毛或羊毛。

用法：将人垢涂在患处，再用狗毛或羊毛包裹住。如果不能痊愈，反复多次这样做……

主治：烧伤。

16.2原文：闌（爛）者，爵<擣（擣）>蘗米，足（捉）取汁囦煎，令類膠，即冶厚柎（朴），和，圍。

药方：蘗米④，厚朴。

用法：先捣碎蘗米，再榨取液汁，然后用火煎煮，使其近似胶状物。又取厚朴研末，将两者调和之后，敷在患处。

主治：烧伤。

---

① 梓叶：梓树叶。

② 本方原应有十八则，其中二则破损严重。

③ 烂：烧伤。

④ 蘗米：应为粟芽。

16.3原文：煮秫米期足，鬻（鬻）孰（熟），浚而熬之，令爲灰，傅之數日。乾，以其汁弁之。

药方：秫米^①。

用法：煮足够量的秫米，刚熟，就过滤掉汁液，然后干煎剩余的米，使其变成灰，拿来敷在患处，并连续敷药多日。如果药灰太干，可用过滤掉的汁液掺和。

主治：烧伤。

16.4原文：以鶏卵弁兔毛，傅之。

药方：鸡卵，兔毛。

用法：将鸡蛋与兔毛掺和，用来外敷患处。

主治：烧伤。

16.5原文：冶虆米，以乳汁和，傅之。不痛，不瘢。

药方：虆米，乳汁。

用法：取虆米研末，再用乳汁调和，拿来外敷患处。可以止痛，不留瘢痕。

主治：烧伤。

16.6原文：燔魚衣，以其灰傅之。

药方：鱼衣^②。

用法：燔烧鱼衣，用其烧后的灰烬外敷患处。

主治：烧伤。

16.7原文：燔敝褐，冶，布以傅之。

---

① 秫米：黄米。

② 鱼衣：疑为水藻。

药方：敝褐①。

用法：燔烧破旧的粗麻衣，将灰研末，用布包裹好之后，外敷患处。

主治：烧伤。

16.8原文：渍女子布，以汁傅之。

药方：女子布。

用法：浸泡女子的月经布，取其汁，外敷患处。

主治：烧伤。

16.9原文：烝（蒸）困（卤）土，裹以尉（熨）之。

药方：卤土。

用法：蒸卤土，用布包裹好之后，温熨患处。

主治：烧伤。

16.10原文：浴湯热者，熬彘（豨）矢，渍以盬（醋），封之。

药方：豨矢②，醋。

用法：先用洗浴后的热水熬猪屎，再取出用醋浸泡，涂抹在患处。

主治：烧伤。

16.11原文：以湯大热者，熬彘矢，以酒挲（渾），封之。

药方：彘矢，酒。

用法：先用高温的热水熬猪屎，再取出用酒浸泡，涂抹在患处。

主治：烧伤。

16.12原文：般（瘢）者，以水银二，男子恶四，丹一，并和，置突③

---

① 敝褐：指破旧的粗麻衣。

② 彘矢：猪屎。

③ 突：炉灶的烟道。

【上】二、三日，盛，即以阳□令囊，而傅之。傅之，居内【中】，塞悤（窗）闭户，毋出，私内中，毋见星月，一月者而巳（已）。

药方：水银□，男子恶①四，丹②□。

用法：取水银二份、男子精液四份、朱砂一份，一起调和，放在炉灶的烟道上二三天，药就制作好了，用布裹药，外敷患处。敷药期间，待在房间里，关窗闭户，不要外出，在卧室内便溺，不能看星星月亮，一月之后即可治愈。

主治：烧伤后的瘢痕。

16.13原文：去故般（瘢）：善削瓜壮者，而其瓣材其瓜，□其□如两指□，以靡（磨）般（瘢）令□□之，以□□傅之。乾，有（又）傅之，三而巳（已）。必善齐（斋）戒，毋□而巳（已）。

药方：瓜③。

用法：完整剖开一个大瓜，将其切成一块一块……像两手指……用来摩擦瘢痕，使之……，用……敷在患处。干之后再涂，如此反复三次即可痊愈。一定要好好斋戒，不要……就可以痊愈。

主治：烧伤后的陈旧性瘢痕。

16.14原文：般（瘢）圊，靡（磨）□血囚□，囚汨傅，產膚。

用法：磨……血以……取其汁，用来外敷患处，可以生出新的皮肤。

主治：烧伤后的瘢痕。

16.15原文：殷（瘢）□□□□□□□□□直□上，图灰，以【傅】之，函膚。

用法：……使其变成灰，用来外敷患处，皮肤就会恢复如前。

---

① 男子恶：疑为男子精液。

② 丹：应为朱砂。

③ 瓜：疑为冬瓜。

主治：烧伤后的瘢痕。

16.16原文：取秋竹者（煮）之，而以氣熏其痏，已。

药方：秋竹^①。

用法：取秋竹煎煮，用其热气熏蒸患处，即可痊愈。

主治：烧伤。

17．治小腿灼伤方四则（《五十二病方》）

17.1原文：胻膫（簝）^②：治胻膫（簝），取陳赤叔（菽），冶，以犬膽和，以[塼]。

药方：陈赤菽^③，犬胆。

用法：取陈年的赤豆，研成细末，并用狗胆调和，外敷患处。

主治：小腿灼伤。

17.2原文：取無（蕪）夷（黄）中霾<蔽（核）>，冶，獏膏以樠^④，热膏，[沃]冶中，[和]，以傅。

药方：芜黄中核，獏膏^⑤

用法：取芜黄的核，将其研成细末，再把已凝固的阉猪油脂加热融化，浇注到药末中调和，外敷患处。

主治：小腿灼伤。

17.3原文：取雄弍，執蟲餘（徐）疾^⑥，鷄羽自解隋（墮），其弱^⑦者

---

① 秋竹：药名，疑指秋日之竹。

② 胻膫（簝）：读liáo，即小腿部灼伤。胻，即小腿，《说文解字·肉部》："胻，胫耑也。"簝，此处应指灼伤，《说文解字·炙部》："簝，炙也。"

③ 陈赤菽：应指陈年的赤豆或赤小豆。

④ 樠：本意为凝粥，此指凝固的油脂。

⑤ 獏膏：阉猪的油脂。獏，《说文解字·豕部》："獏，羠豕也。"

⑥ 執蟲餘（徐）疾：疑为一种能使鸡毛自动脱落的方法。

⑦ 弱：疑指鸡羽中细软的鸡毛。

及人頭鬊（鬊）①，皆燔冶，取灰，以豬膏和，【傅】。

药方：雉②，鸡羽，人头鬊，豬膏。

用法：取两只野鸡，执虫徐疾，鸡毛就会自动脱落，将细软的鸡毛与人的头发，一起焚烧，并研成细末，取其灰与猪油混合调和，外敷患处。

主治：小腿灼伤。

17.4原文：夏日取堇葉，冬日取其木<本>，皆以甘<口>沮（咀）而封之。𥂁，輒𡇒其上。此皆已（已）驗。

药方：堇叶③，堇根。

用法：夏天取堇叶，冬天取它的根，都用口咬碎，并用来涂抹患处。或待干燥之后，用来涂抹患处。这些都已经试过并确有疗效。

主治：小腿灼伤。

18. 治小腿伤方二则（《五十二病方》）

18.1原文：胻傷④：取久溺中泥，善擇去其蔡⑤、沙石。置泥器中，旦以苦漦（唾）□端。以器中泥【傅】𤋱，□□之，傷巳（已）。巳（已）用。

药方：久溺中泥⑥。

用法：取久溺中泥，仔细清除其中的杂草和砂石。将其放入陶器中，早上用苦唾……端。用陶器中的泥敷伤口……，伤口痊愈。此方已经过试用。

主治：小腿外伤。

---

① 鬊（鬊）：读shùn，即头发。

② 雉：野鸡。

③ 堇叶：堇菜。

④ 胻傷：小腿受伤。

⑤ 蔡：草芥。《说文解字·艸部》："蔡，草也。"

⑥ 久溺中泥：小便中陈久的沉淀物，又称溺白垽、人中白。

18.2原文：胻久傷：胻久傷者癰，癰潰，汁如糜（糜）。治之：煮水二【斗】，鬱一参，茉（术）一参，□□【一参】，凡三物。鬱、茉（术）皆冶，□湯中，即炊湯。湯溫適，可入足，即置小木湯中，即□殿。湯居□□，入足湯中，踐木，湯沒□。湯寒則炊之，熱即止火，自適殿（也）。朝巳（已）食而入湯中，到鋪①巳（已）而出休，病即俞（愈）矣。病不□者②一人<入>湯中即瘳，其甚者五、六入湯中而瘳。其瘳殿（也）不癰，不癰而新肉產。肉產，即毋入【湯】中矣，即自合而瘳矣。服藥③時毋（無）禁，及治病毋（無）時。图。

药方：郁④_一参_，术_一参_。

用法：用水二斗煮郁金一参、术一参……一升，一共三种药物。其中郁金和术都要研成细末……汤中煎煮。热水温度适宜时，即可以放入脚时，就放一块小木板到水中，即……热水居……把脚放入水中，踩着木板，热水没过……水变凉之后就加火煮，温度够热之后就停火，自己舒适即可。早饭过后，就把脚放入水中，到下午申时就可以把脚拿出来，病就痊愈了。如果病情不重的话，泡一次就能痊愈；严重的话，泡五六次就能痊愈。痊愈后就不会生痈疮，而是会长出新肉。生出新肉之后，就不要再放水中浸泡了，就会自动愈合而痊愈。用药时没有禁忌，治疗也没有时节限制。此法灵验。

主治：小腿外伤。

19. 治蛇类咬伤方（《五十二病方》）

原文：蛇嚣：图桑汁涂（塗）之。

药方：桑汁⑤。

用法：用桑叶汁涂抹伤口。

---

① 鋪：通"晡"，即申时，傍晚。

② 病不□者：据下文，应指病不重者。

③ 服藥：本方应为泡脚方，故此指用药。

④ 郁：郁金。

⑤ 桑汁：桑叶汁。

主治：蛇类咬伤。

20. 治痈肿方六则①（《五十二病方》）

20.1原文：癰自發者，取桐本一節②所，以澤（釋）泔煮□□泔☑

药方：桐本③一节，釋泔。

用法：取桐树根一节左右，用淘米水煮……

主治：痈肿。

20.2原文：癰種（腫）者，取烏豙（喙）、黎（藜）蘆，冶之鈞，以豯膏□之，以布裹，□□膝④之，以尉（熨）種（腫）所。有（又）可□□手。令癰種（腫）者皆巳（已）。

药方：乌喙，藜芦，豯膏。

用法：将乌喙、藜芦研末，等量，用猪油调和，用布裹上……以嗉装之，熨贴患处。又可以……手。可以使痈肿都痊愈。

主治：痈肿。

20.3原文：癰𩵋，取茈半斗，細剉（剉），而以善𢧵六𠀌□□□沐之，如此□。𦟻肖⑤醫以此教惠☑

药方：茈⑥半斗，𢧵六斗。

用法：取半斗茈，切成小块，再用优质的醋六斗……洗浴，如此……

主治：痈肿（头部）。

20.4原文：白苣、白衡、菌桂、枯畺（薑）、薪（新）雉，凡五物

---

① 本方原应有八则，其中二则为祝由方。

② 節：《长沙马王堆汉墓简帛集成》释为𥳑，待考。

③ 桐本：桐树根。

④ 膝：膝，《玉篇·肉部》："膝，与嗉同。"嗉，即禽类食道末端的食囊。

⑤ 𦟻肖：疑为"赵"。

⑥ 茈：柴胡。

等。已（已）冶五物□□□取牛脂□一升，细刊①药□□，并以金銚②煏桑炭，毚（纔）弟（沸），發敻（歊）③，有（又）復煏弟（沸），如此□，即【以】布□，取汁，即取冰银靡（磨）掌中，以和药，傅。旦以濡㳉（浆）细（洗），復傅之，如此□□□傅药。毋□食食□彘（彘）肉、鱼，及女子。已（已），面類瘳狀圄。

药方：白茝④，白衡⑤，菌桂，枯姜⑥，新雉，牛脂，水银。

用法：取白芷、白衡、菌桂、干姜、新雉，一共五种药物，等量。将五药研末后……取牛脂……一升，切碎药物……并用桑木炭烘烤金銚，煮沸后，打开盖子使热气发散出去，又再煮沸，如此……用布……取汁，再拿水银放在手掌中研磨，用来调和药物，外敷患处。早上用药浆濡洗患处，再外敷，如此……敷药。禁食……猪肉、鱼肉，以及房事。痈愈后，面色就像健康状态一样。

主治：痈肿。

20.5原文：身有體癰種（腫）者方：取牡□一，夸就，皆勿□□□□□炊之，取其洎不盡一斗，抒臧（藏）之，稍取以塗身膡（體）種（腫）者而炙之，□□□□□【癰】種（腫）盡去，已（已）。尝試。令。

药方：牡□，夸就⑦。

用法：取牡……一份……，大块灶心土，都不要……煮之，等其药汁不满一斗时，取汁收好。用时取少量药汁涂抹患处，并用火炙烤……痈肿全部消除，即可痊愈。此方已经试用过，并确有疗效。灵验。

主治：痈肿。

---

① 刊：读cǔn，切。《说文解字·刀部》："刊，切也。"
② 金銚：一种铜制有柄的烹器。
③ 發敻（歊）：读xiāo，使热气发散出去。《说文解字·欠部》："歊歊，气出儿。"
④ 白茝：白芷。
⑤ 白衡：疑为杜衡。
⑥ 枯姜：干姜。
⑦ 夸就：疑为夸灶，即大块的灶心土。

20.6原文：頤癰者，冶半夏一，牛煎脂二，醯六，并以鼎□□□如□粖（鬻），以傅。勿盡傅，圜一寸，乾，復傅之，而以湯洒去藥，巳（已）矣。

药方：半夏$_{一}$，牛脂$_{二}$，醯$_{六}$。

用法：取半夏一份并研成细末，取两份熔煎得牛脂，醋六份，混合之后用鼎将药物煮成粥糜状，用来外敷。不要把患处全部敷满，只需要在患处周围涂一寸见方即可。干了之后，又敷上药物，最后用热水洗去药物，即可痊愈。

主治：痈肿（颐面）。

21. 治虫类咬伤方九则[①]（《五十二病方》）

21.1原文：蟲【蝕】：□□在於篌（喉），若在它所，其病所在曰□□□□□□□□□覈（核），毀而取□□而□之，以唾溲之，令僕僕然，即以傅。傅以□□□□□□□□湯，以羽靡（磨）□□，垢□盡，即傅藥。傅藥薄厚盈空（孔）而止。□□□□□□□□□明（明）日有（又）洒（洗）以湯，傅【藥】如前。日壹洒（洗）傷，壹傅藥，三□□□□□□□□□數，肉產，傷□□肉而止。止，即洒（洗）去【藥】。巳（已）去藥，即以彘□□□□□□□□□□，疕瘳而止。□三日而肉產，可八九日而傷平，傷平□□□□□□，可十餘日而瘳如故。傷□欲裹之則裹之，□欲【則】勿【裹】，□□□□□□□布矣。傅藥先旦，未傅□傅藥，欲食即食。服藥時□□□□□□□□□。

用法：本方缺损严重，主要论述了疾病症状以及使用外敷法进行疾病治疗。

主治：虫类咬伤。

21.2原文：燔扁（漏）蘆（蘆），冶之，以杜<牡>豬膏和□

药方：漏芦，牡猪膏。

① 本方原应有十则，其中一则破损严重，遂未予收录。

用法：先燔烧漏芦，再将其研成粉末，然后用公猪油调和……

主治：虫类咬伤。

21.3原文：取雄䳭矢，燔，以䵣其痏。□□□□□□□置□□□鼠，令自死，煮以函，□布其汁中，傅之。囲【以】手操（搔）痏□□□。令。

药方：雄鸡矢，鼠。

用法：取公鸡屎，将其燔烧，用来熏患处。……置……鼠，让它自然死亡，并用水煮……再把布放入药汁中，用来外敷患处。不要用手抓挠患处……灵验。

主治：虫类咬伤。

21.4原文：蟲螶（蚀）：取禹竈（窜）□□寒①傷痏，□兔皮裹其□□□。令。

药方：禹灶②。

用法：取伏龙肝……塞住伤口……用兔皮包裹……灵验。

主治：虫类咬伤。

21.5原文：貳（蝎）食（蚀）口鼻，冶蘸（堇）圀□□肞□□者□□，以桑薪䵣其端，令汁出，以羽取其□。

药方：堇葵③。

用法：取水堇研末……用桑木枝烧烤它的一端，使它的汁液流出来，用羽毛取它的……

主治：虫类咬伤口鼻。

---

① 寒：疑是"塞"的讹字。

② 禹灶：灶心土、伏龙肝。

③ 堇葵：水堇，又名苦堇。

21.6原文：豪斩乘車縢（縻）杧□□□尉（熨）之，即取柏橐（蠹）矢出□

药方：乘车縻，柏蠹矢①。

用法：砍断车前方的涂漆木……温熨，随即取出柏蠹矢……

主治：虫类咬伤。

21.7原文：□□□豬肉肥者□□傅之。

药方：豬肉肥者。

用法：……用肥猪肉……外敷患处。

主治：虫类咬伤。

21.8原文：冶陳葵，以□

药方：陈葵②。

用法：将陈年的冬葵研成粉末，用…….

主治：虫类咬伤。

21.9原文：贰（蟗）食（蝕）齒，以榆皮、□□、美桂，而并□□□□傅空（孔），薄□

药方：榆皮③，白□，美桂。

用法：取榆白皮、白□、美桂，一起……敷在孔中，薄……

主治：虫类咬伤。

22. 治身疕方十二则④（《五十二病方》）

22.1原文：身疕⑤：疕毋（無）名而養（癢），用陵（菱）叔<枝

---

① 柏蠹矢：应为柏树虫的屎。

② 陈葵：陈年的冬葵。

③ 榆皮：榆白皮。

④ 本方原应有十四则，其中一方为祝由方，一方破损严重，未予收录。

⑤ 身疕：指身体的疮疡。

（芰）>熬，治之，以犬膽和，以傅之。傅之久者①，輒復之，□疕巳（已）。置試。【令】。

药方：菱芰②，犬胆。

用法：将菱芰熬干，研成粉末，再用狗胆调和，外敷伤口。外敷至药物干后，再取新药外敷……疕就痊愈了。此方已经试用过，并确有疗效。灵验。

主治：身疕。

22.2原文：疕：鏨（薺）③葵，漬以水，夏日勿漬，以傅之，百疕盡巳（已）。

药方：葵④。

用法：将葵捣碎，用清水浸泡，夏天则不用浸泡，用来外敷患处，各种身疕都可以治愈。

主治：身疕。

22.3原文：以黎（藜）盧（蘆）二，礜一，豕膏和，而膝囜熨疕。

药方：藜芦＿，礜＿，豕膏。

用法：将两份藜芦、一份礜石与猪油混合调和，以鸟喙为袋装上药物，用来熨敷患处。

主治：身疕。

22.4原文：久疕不巳（已），乾夸竄（竈）⑤，洍（潤）以傅之，巳（已）。

---

① 傅之久者：疑指外敷至药物干后。

② 菱芰：菱角。

③ 鏨（薺）：读jī，同"齏"。捣碎。

④ 葵：疑为防葵。

⑤ 乾夸竈：干燥的大块灶心土。夸，大块。《广雅・释诂一》："夸，大也。"灶，疑为灶心土。一说夸为"刳"，有剖开之义。

药方：干夸灶。

用法：取干燥的大块灶心土，将其湿润之后，用来外敷伤口，即可痊愈。

主治：久疟。

22.5原文：行山中而疟出其身，如牛目，是胃（謂）日□□□□掌中三日三。

用法：本方前面主要对"身疟"进行描述，后面则应为治疗，但由于关键信息缺损，无法判断是否为"药方"，又或为"祝由方"，待考。

主治：身疟。

22.6原文：露疟①：燔飯焦，冶，以久膏和，圓。

药方：饭焦②，久膏。

用法：先燔烧锅巴，将其灰烬研末，再用陈年的油脂调和，敷于患处。

主治：露疟。

22.7原文：以槐東鄉（嚮）本、枝、葉，三汎煮，以汁☒。

药方：槐本③，槐枝，槐叶。

用法：取槐树朝东向方的根、枝、叶，煮三次，用药汁……

主治：身疟。

22.8原文：涿（瘃）④：先以黍潘孰（熟）洇（洗）涿（瘃），即燔数年【陳】藁，□其灰，圙輒□□圓涿（瘃）。已（已）傅灰，灰▨▨

---

① 露疟：显露在外的疟疮。一说为日光性荨麻疹；一说为丘疹性荨麻疹。

② 饭焦：锅巴。

③ 槐本：槐树根。

④ 涿（瘃）：冻疮。

□□□鼆（彈）以捱（理）①去之。巳（已）捱（理），輒復傅灰，捱（理）如前。【雖】因涿（瘃），田盡，即回瘳矣。傅藥時禁□□□□。嘗試。令。

药方：黍潘②，陈藁。

用法：先用黍潘反复冲洗冻疮，再燔烧生长了数年的陈年蒿草……其灰，研末后……外敷患处。敷上之后，等敷上的蒿草灰吸尽患处的液汁就轻轻叩打患处，去掉其灰。去掉之后，再次用灰外敷，如前进行整治。即使是长久的冻疮，只要疮汁没有了，即可痊愈。敷药时禁止……此方已经试用过，并确有疗效。灵验。

主治：瘃。

22.9原文：烝（蒸）凍土，以尉（熨）之。

药方：冻土。

用法：蒸冻土，用来温熨患处。

主治：身疕。

22.10原文：以兔產出（腦）塗之。

药方：兔产脑③。

用法：用生兔脑涂在患处。

主治：身疕。

22.11原文：咀蓳（蓳），以封之。

药方：蓳。

用法：把蓳嚼碎，用来外敷患处。

主治：身疕。

---

① 捱（理）：整治。

② 黍潘：一说淘洗黍米的水，《说文解字·水部》："潘，淅米汁也"；一说即黍米汁。

③ 兔产脑：生兔脑。

22.12原文： 践①而涿（瘃）者，燔地穿②而入足，如食顷而巳（已），即□蔥（葱）封之，若烝（蒸）蔥（葱）尉（熨）之。

药方： 葱。

用法： 把地穴烧热后，将脚放入，大约一顿饭的时间而停止，随即用……葱敷在患处，或者将葱蒸熟后温熨患处。

主治： 足部冻疮。

23. 治瘕方三则（《五十二病方》）

23.1原文：【治瘕③：瘕】者，癃痛而溃。瘕居右，□马右頰【骨】；左，□【马】左頰骨，□燔，治之。鬻（煮）叔（菽）取汁泡（洗）□，以彘膏巳（已）渝（煎）者膏之，而以冶马【頰骨】□□□傅布□，膏傅□，輒更裹，再膏傅，而泡（洗）以叔（菽）汁。廿日，瘕巳（已）。◻试。◻。

药方： 马右頰骨，马左頰骨，菽，彘膏。

用法： 瘕在右侧的话，取马右頰骨；瘕在左侧的话，取马左頰骨……燔烧，研末。煮豆，取汁清洗……，用之前已经煮好的猪油调和成药膏，再用马頰骨末……敷布……把药膏敷在患处，随即裹好。再次敷药膏的时候，先用豆汁清洗患处。二十天后，病愈。此方已经试用过，并确有疗效。灵验。

主治： 瘕。

23.2原文： 瘕：瘕者有牝牡，牡高膚，牝有空（孔）。治以丹□□□□□□□□□爲一合，撓之，以豬織（膱）膏和，傅之。有去者，輒逋（補）之，勿泡（洗）。□□□□□□□□□□面皰赤④巳（已）。

---

① 践：赤足。

② 地穿：地穴。

③ 瘕：古病名。《说文解字》中"瘕"与人的疾病有关的含义有三：一是目疾；二是恶气着身；三是蚀疮，即败疮。从本方看，疑指痤疽一类疾病。

④ 面皰赤：面疱赤，指面疮。

药方：丹□^①，猪膏。

用法：用丹……为一合，搅拌，并用猪油调和，敷于患处。药膏如有脱落，就再补上，不要清洗……面疮痊愈。

主治：瘑。

23.3原文：瘑：瘑者，癰而溃，用蜀叔（菽）、靁（雷）矢各□□□□□□□□而莺（擣）之，以傅癰空（孔）中。傅【藥】必先泃（洗）之。日一泃（洗），傅藥。傅藥六十日，瘑□

药方：蜀菽，雷矢^②。

用法：取蜀菽、雷丸各……而捣碎，用来敷痈疮孔中。敷药前一定要先清洗患处。每天清洗一次，再敷药。敷药六十天后，瘑……

主治：瘑。

24. 治蛇咬伤方（《五十二病方》）

原文：□^③筮（噬）：□□取苺（莓）芏（莖），暴（曝）乾之，□□□□□□□。已（已）解缚（褓），毋□□。已（已）歓（飲）此，得卧。卧臂（覺），更復□□□□□乾苺（莓）用之。

药方：莓莖。

用法：取蛇莓茎，晒干后……已解褓，不要……已经饮服此药，可以安睡。睡醒，再重新……用干蛇莓。

主治：蛇咬伤。

25. 治阴茎肿大方（《养生方》）

原文：【病最（脧）】穜（腫）^④：冶柳付（柎），與志（臟）膏相

---

① 丹□：疑为药物名。一说为丹砂。

② 雷矢：药物名，即雷丸。

③ □：《长沙马王堆汉墓简帛集成》注"从残笔看，疑是蛇字"。下文有苺莖，应即蛇莓（莓），用于治疗蛇虫咬伤。

④ 【病最（脧）】穜（腫）：阴茎肿大。脧，阴茎。

挐（濡）^①和，以傅穜（腫）者。已（已），即裹以布。

药物：柳柎^②，膱膏。

用法：将柳柎研成细末，与膱膏相混合调和，拿来敷到肿胀的部位。敷好后，随即用布包裹起来。

主治：阴茎肿大。

26. 使蜮不射伤人方三则^③（《杂疗方》）

26.1原文：☑曰☑□□來到蜮□□□□□閒□□□名曰女羅，委□旗旗從□□□□牀之枫柜□□□□□□中歙（饮）□牀枫，羿（羿）^④使子母敢中□□□□□徒，令蜮毋射。

药方：女罗^⑤，枫柜^⑥。

主治：使蜮不射伤人。

26.2原文：每朝臵（啜）蒜（蒜）二、三果（颗）及服食之。

药方：蒜_{二、三颗}。

用法：每天早上先吃二三颗蒜，然后再服食。

主治：使蜮不射伤人。

---

① 挐（濡）：读rù，逐渐变湿。《说文解字·水部》："濡，渐湿也。"

② 柳柎：读fū，疑为柳絮。柎，指花萼。

③ 本方原应有七方，其中四则属祝由方。蜮，读yù，相传是一种会害人的水中毒虫，形状似鳖，能射伤人。《说文解字·虫部》："短狐也。似鳖，三足，以气射害人。"《抱朴子·内篇·登涉》："又有短狐，一名蜮，一名射工，一名射影，其实水虫也。状如鸣蜩，状似三合杯，有翼能飞，无目而利耳，口中有横物角弩，如闻人声，缘口中物如角弩，以气为矢，则因水而射人，中人身者即发疮，中影者亦病，而不即发疮，不晓治之者煞人。其病似大伤寒，不十日皆死。"此外，《诗经》《诸病源候论》中都有所记载。

④ 羿（羿）：后羿。一说后羿善射，遂认为此方为祝由方，即用咒语说羿使蜮勿射。因缺损严重，暂难以判断，遂仍列为外科医方。

⑤ 女罗：一说为菟丝；一说为松萝。

⑥ 枫柜：一说疑指某种植物；一说疑为床的某一部位。

26.3原文：每朝啜（啜）闌（蘭）實三及啜陵（菱）敊（芰）。

药方：兰实[①]三，菱芰。

用法：每天早上先吃三份兰实，然后再吃菱芰。

主治：使蜮不射伤人。

27. 治蜮、虺蛇、蜂射伤方五则[②]（《杂疗方》）

27.1原文：取□□□□□□□□□□魚□魚，夕毋食，旦而食之，以厭爲故，毋歠（歠）汁。

药方：魚□鱼[③]。

用法：取……魚□鱼，前一天晚上不要进食，早上以吃饱为限度，不要喝它的汤汁。

主治：蜮、虺蛇、蜂射伤。

27.2原文：刑鼈（鼈），歙（飲）其血，烝（蒸）其肉而食之。

药方：鼈[④]。

用法：杀鼈，喝它的血，把它的肉蒸熟并吃掉。

主治：蜮、虺蛇、蜂射伤。

27.3原文：取竈黄土，漬以醯，烝（蒸），以尉（熨）【之】。

药方：灶黄土[⑤]，醯。

用法：取伏龙肝，先用醋浸泡，然后再拿来蒸煮，蒸好后用来温熨患处。

主治：蜮、虺蛇、蜂射伤。

---

① 兰实：疑为蓝实。

② 本方原应有八方，其中第一方为祝由方，有两方缺损严重。虺蛇：蝮蛇，为毒蛇。

③ 魚□鱼：某种鱼类。魚□字右边缺失。

④ 鼈：鳖，又名甲鱼、团鱼。

⑤ 灶黄土：灶心土，又名伏龙肝。

27.4原文： 取闌（蘭）菜，產（生）壽（擣），炁（蒸），厨（熨）之。

药方： 兰叶①。

用法： 取新鲜兰叶，先捣碎，再蒸煮，蒸好后用来温熨患处。

主治： 蜮、虵蛇、蜂射伤。

27.5原文： 取丘（蚯）引（蚓）之矢，炁（蒸），以厨（熨）之。

药方： 蚯蚓矢②。

用法： 取蚯蚓矢，蒸煮，蒸好后用来温熨患处。

主治： 蜮、虵蛇、蜂射伤。

28. 治鼠瘘方③（周家台秦简《病方》）

原文： 已（己）鼠方：取大白礜，大如母（拇）指，置晋④斧中，涂（塗）而燔之，毋下九日，冶之，以⑤

药方： 白礜⑥。

用法： 取大如拇指的白礜石，放入斧中过滤，然后涂抹开来并且进行燔烧，不要少于九天，研成粉末，以……

主治： 鼠瘘。

29. 治金伤毋痛方⑦（里耶秦简"医方"）

原文： 治令金傷毋瘢方：取鼢鼠，乾而☒【長】石、薪（辛）夷、甘

① 兰叶：一说蓝叶，即蓝实的叶子；一说兰草。
② 蚯蚓矢：蚯蚓屎，又称蚯蚓泥、蚓蝼。
③ 本方整理组认为是除鼠的方法，《秦汉简牍医方集注》认为是治鼠瘘方，今从此说。
④ 晋：潜，指过滤。
⑤ 以：文意未尽，后应有续简。
⑥ 白礜：白礜石。
⑦ 本方即治疗金刃外伤，不会生痛疮的医方。

草各與鼢□

药方：鼢鼠，长石，辛夷，甘草。

用法：取鼢鼠，杀死干燥后……长石、辛夷、甘草各自与鼢鼠……

主治：金刃外伤，不生痈疮。

30. 治金创止痛方（武威汉简"医方"）

原文：治金創止恚（痛）令創中溫方：曾青一分，長石二分，凡二物，皆冶，合和，溫酒飲一刀【圭】①，日三，創立不恚（痛）。

药方：曾青_一分_，长石_二分_，温酒。

用法：取曾青一分，长石二分，一共两种药物，都研成细末，再混合调和，用温酒调服一刀圭的药末，每天服用三次，伤口就不疼了。

主治：金创疼痛。

31. 治金创肠出方1（武威汉简"医方"）

原文：治金創腸出方：冶龍骨三指撮，和以鼓<豉>汁飲之，腸□入。禁，□□□□。

药方：龙骨_三指撮_，豉汁。

用法：将龙骨研末，取三指撮，用豉汁调和并饮服，肠就会自动收回。此方为禁方……

主治：金创造成肠道外漏。

32. 治金创内痉②方（武威汉简"医方"）

原文：治金創內痙創養（癢）不恚（痛）腹張（脹）方：黃芩。

药方：黄芩。

主治：金创内痉兼伤口痒而不痛、腹胀。

---

① 一刀【圭】：古代量取药末的器具，后为药物用量计量名。

② 内痉：内风，俗称"内抽"。

33. 治金创瘀血方①（武威汉简"医方"）

原文：治金創内漏血不出方：藥用大黄丹二分，曾青二分，消石二分，䗪虫（蟲）三分，䖟頭二分，凡五物，皆治，合和，以方寸匕一酒飲。不過再飲，血立出，不（否），即從大便出。

药物：大黄丹②二分，曾青二分，消石二分，䗪虫三分，䖟头③二分，酒。

用法：用大黄丹二分，曾青二分，硝石二分，䗪虫三分，䖟头二分，一共五种药物，都研成粉末，混合调和，取一方寸匕用酒饮服。不超过两服，瘀血就会流出，如果没有，就会随大便排出。

主治：金创瘀血。

34. 治金创止痛方（武威汉简"医方"）

原文：治金創止憑（痛）方：石膏一分，薑二分，甘草一分，桂一分，凡四物，皆治，合和，以方寸寸<匕>，酢漿飲之，日再，夜一。良甚。勿傳也。

药方：石膏一分，姜二分，甘草一分，桂一分，酢④。

用法：取石膏一分，姜二分，甘草一分，桂一分，一共四味药，都研成粉末，混合调和，取方寸匕，用醋浆调服或送服，白天服用两次，晚上服用一次。效果很好。不要外传。

主治：金创疼痛。

35. 治金创肠出方2⑤（武威汉简"医方"）

原文：治金【創】腸出方：冶龍骨三指撮，以鼓（豉）汁飲之，日再，三飲，腸自為入。大良。勿傳也。

药方：龙骨，豉汁。

---

① 武威汉简"医方"另有一方上半部分阙，下半部分与本方相近，疑为一方。

② 大黄丹：指带有红色的大黄，为武威当地产的大黄，其断面黄棕色，散有红色油点。

③ 䖟头：蝱。

④ 酢：读zuò，醋。

⑤ 本方与上文"治金创肠出方"用药相同，但增加了服药次数。

用法：将龙骨研末，取三指撮，用豉汁调和饮服，白天服用两次，一共服用三次，肠道就会自动回缩。此方效果非常好。不要外传。

主治：因金创导致肠道外漏。

36. 治溃烂方（武威汉简"医方"）

原文：治□□□□□□溃醫不能治禁方：其不愈（愈）者，半夏、白斂、勺（芍）藥、细辛、烏喙、赤石脂、貸（代）赭、赤豆初生未臥者、蠶矢，凡九物，皆并冶，合，其分各等，合和①

药方：半夏，白斂，芍药，细辛，乌喙，赤石脂，代赭，赤豆初生未卧者②，蚕矢。

用法：取上述九种药物，都研成细末，混合，各等分，混合调和……

主治：溃烂。

37. 治脓方③（武威汉简"医方"）

原文：☑分，人髮一分，颐（燔）之，【令】焦，一□，□二分，□一分。凡八物，冶，合和，□以溫酒飲方寸匕一，日三飲之。呂功君方：有農（膿）者，自為□□□□□□□□出，有血不得為農（膿）。

药方：人发一分，酒。

用法：将上述八种药物，研成细末，混合调和。用温酒送服或调服一方寸匕药末，每天饮服三次。

主治：脓。

---

① 合和：此处文意未尽，疑似有脱简。

② 赤豆初生未卧者：刚生出的红豆芽。

③ 原文作呂功君方。

38. 治痂、灸创及马膏方（武威汉简"医方"）

原文：治加（痂）①及久（灸）創②及馬膏③方：取陳駱蘇一團，付（附）子廿枚，蜀椒一升，乾當歸二兩，皆父（吹）且（咀）之；以駱蘇煎之，三沸。藥取以傅之，良甚。

药方：陈骆苏一升，附子廿枚，蜀椒一升，干当归二两。

用法：取陈骆苏一升，附子二十枚，蜀椒一升，干当归二两，都捣碎，再用骆苏煎煮，使之沸腾多次，制成药膏。将药膏敷在伤口上，效果很好。

主治：痂疮、灸创及其他外伤。

39. 治卒痈方（武威汉简"医方"）

原文：治人卒雍（癰）方：冶赤石脂，以寒水和，塗雍（癰）上，以愈（愈）為故，良。

药方：赤石脂。

用法：将赤石脂研末，用冷水调和，涂在痈上，以痊愈为度，疗效很好。

主治：突发痈肿。

40. 治狗咬伤方（武威汉简"医方"）

原文：治狗齧人創恿（痛）方：煩（燔）狼毒，冶，以傅之。創乾者，和以膏傅之。

药方：狼毒④，膏。

用法：燔烧狼毒之后，将其研末，外敷患处。如果伤口已经干燥，就用油脂调和药末之后外敷。

主治：狗咬伤。

---

① 加（痂）：痂疮。

② 久（灸）創：因用灸法治疗时导致的创伤。

③ 馬膏：一说为人体外伤；一说为人体所生的大面积疮疡。

④ 狼毒：又名续毒。

41. 治烫伤、烧伤方（武威汉简"医方"）

原文：治湯火涷<凍>①方：煩（燔）□羅，冶，以傅之，良甚。

药方：□罗②。

用法：燔烧……罗之后，将其研末，外敷患处，效果很好。

主治：烫伤、烧伤。

42. 治马脔方（敦煌汉简"医方"）

原文：治馬脔方：石南草五分□。

药方：石南草五分。

主治：马脔。

43. 治摔伤方（敦煌汉简"医方"）

原文：股寒③，曾載車馬驚隋（墮），血在凶（胸）中，恩與惠君方④。服之廿日，□徵下。卅日，腹中毋積，匈（胸）中不復，手足不滿，通利。臣安國⑤。

用法：……服了二十天药……徵下。三十日，腹中没有积血了，胸中也没有积血了，手脚也不会酸痛、肿胀了，经脉通利。

主治：摔伤。

44. 出矢镞方（居延汉简"医方"）

原文：☒一分，栝樓、葳睞四分，麥、丈句、厚付（朴）各三分，皆合和，以方寸匕取藥一，置杯酒中飲之，出矢鏃⑥。

---

① 湯火涷<凍>：指烫伤和烧伤。湯，即热水。涷，洗涤。

② □罗：药物名，疑为松萝。

③ 本方上半部分，应是治疗从马车摔下，胸中积血的医方。

④ 恩與惠君方：一说为恩典惠君方。

⑤ 臣安國：应为医生的签名。臣为医生的自称；安国为医生的姓名。

⑥ 矢鏃：箭头。

药方： 栝楼_{四分}，菨睞^①_{四分}，麦_{三分}，丈句^②_{三分}，厚朴_{三分}，酒。

用法： 取……一分、栝楼、菨睞各四分，麦子、丈句、厚朴各三分，混合调和，取一方寸匕药末放入一杯酒中饮服，拔出箭头。

主治： 弓箭射伤。

第三节

养生医方

1. 补益方（《养生方》）

原文： 加^③：以五月望取萊、菺，陰乾，冶之，有（又）冶白松脂⊠□□□□□□□□□□□□□各半之，善裹以韋，日一飲之。誨（每）歐，三指最（撮）入酒中，□□□□□□□□□□□力善行^④。雖旦莫（暮）飲之，可殹（也）。

药方： 萊^⑤，菺^⑥，白松脂^⑦，酒。

用法： 在五月十五日采集萊、菺，并将它们阴干，再研成粉末。又将白松脂研成粉末……每种药物各半，用皮革仔细包裹好，每日饮服一次药物。每次服药，用三根手指撮取药物加入酒中……使人有力并善行。早、晚服药均可。

主治： 补益身体。

---

① 菨睞：药物名，待考。

② 丈句：药物名，待考。一说麦丈句为一药，即瞿麦。

③ 加：应指补益身体的方法。

④ 善行：应指增强脚力。

⑤ 萊：一说为藜，又称红心灰藋；一说为山茱萸。

⑥ 菺：疑为兰草。

⑦ 白松脂：松香。

2. 治屏方二则①（《养生方》）

2.1原文：屏（屏）：以五月望取蚩𤜼𩩲者，入篝□盈，篝𥄎五
□□□□□□□□□□□□□□□□□之，置甒中，傅筴（策）炊，澤上□𤎩
（熟）而出，重□□□□□□□□□□□□□□□□□不智（知），即取篝
中樂（藥）大如𥄎，□

药方：蚩𤜼𩩲者②。

用法：因原文缺损严重，故简要概述。本方主要论述了治疗屏病药物
的制作过程。

主治：屏病。

2.2原文：以五月□𨠔（茯）叅（苓），𪎮（纚）黄，即□□□□□□
□□□□□□□□□□□□□多𩩲善臧（藏）□

药方：茯苓。

用法：因原文缺损严重，故简要概述。本方前两句主要论述了治疗屏
病茯苓的采摘与炮制。

主治：屏病。

3. 麦卵健体方三则③（《养生方》）

3.1原文：【麥】丽：有恒以旦毁鸡卵入酒中，前飲。明飲二，明飲
三；有（又）更飲一，明飲二，明飲三，如此𥄎卅二卵，令人强益色美。

药方：鸡蛋，酒。

用法：要有恒心地坚持，早上将鸡蛋打到酒中，在饭前饮服。第二天
饮服两颗，第三天饮服三颗；又饮服一颗，再两颗，再三颗，如此循环，
直到吃完四十二颗鸡蛋，可令人身强体壮、容颜润泽。

主治：强身健体。

---

① 屏：疑指人体软弱、虚弱一类的疾病。原方三则，最后一则破损严重，故未予收录。

② 蚩𤜼𩩲者：待考。一说为竹虱。

③ 3.1方与《杂疗方》"益内利中方"相近。麦卵：主要以鸡卵、鸟卵为主。

3.2原文：八月取毚（菟）纑（蘆）實陰乾，乾析取其米，冶，以韋裹。到春，以牡鳥卵汁畚（弁），完（丸）如鼠矢，陰乾，□入八完（丸）叔（菽）醬中，以食。

药方：菟芦实①，牡鸟卵②。

用法：八月采集菟芦实阴干，待干后剥开取出种子，研成细末，再用皮革包裹好。到第二年春天，取鸟卵液与药末混合搅拌，制成大小如老鼠屎的药丸，阴干后，取八丸放入豆酱中，然后食用。

主治：强身健体。

3.3原文：□春日鳥卵一，毁投糵糗中，捖（丸）之，如大牛戒③，食多之善。

药方：春日鸟卵一枚，糵糗④。

用法：将一枚春天的鸟卵打破，投入用糵炒的米粉之中，调和成如牛戒大小的药丸，多食而有益。

主治：强身健体。

4. 除中益气方十五则⑤（《养生方》）

4.1原文：【除中益氣】：□□兹（牸）肉肥□□□膏者，皆陰乾，冶，以三指最（撮）一□

药方：牸肉⑥。

炮制方法：先阴干，然后研成粉末。

主治：除中益气。

---

① 菟芦实：菟丝子。

② 牡鸟卵：雀卵。“牡”或与其具有壮阳功效而予以标示。

③ 牛戒：一说指母牛外阴；一说即为牛虮，生长在牛身上，吸牛血的虫子，小者如黄豆，大者如蚕豆。

④ 糵（niè）糗（qiǔ）：用糵炒米粉类的食物。

⑤ 本方原有十七则，其中二则破损严重，未予收录。

⑥ 牸肉：母牛肉。《玉篇·牛部》：“牸，母牛也。”

4.2原文：□䪡者，其樂（藥）以鳥□□□澤舄（瀉）、蓫（朮）、酸棗□□□□□□□□□□□等，冶，即以松脂和，以爲完（丸），後飯，少多自忩□

药方：泽泻，术，酸枣，松脂。

炮制方法：将药物研末，再以松脂调和为丸。

服用方法：饭后服用，药量多少自己随意。

主治：除中益气。

4.3原文：春秋時取宛（菀），陰乾，冶之。取冬葵種，冶，并之参【指最（撮）】□□□□□□□□□□□□益中。

药方：菀^①，冬葵子。

炮制方法：春、秋季时采集紫菀阴干并研末，再取冬葵子研末，最后将两药混合。

主治：除中益气。

4.4原文：□□方（防）風□三等，界當三物^②，冶，三指最（撮）後飯□

药方：防风。

炮制方法：将药物研成细末。

服用方法：用三指撮取药粉，于饭后服用。

主治：除中益气。

4.5原文：【取】牛肉薄剝（劙）之，即【取】革芺（蘚）寸者，置□□牛肉中，炊沸，休，有（又）炊沸，有（又）休，三而出肉食之。臧（藏）汁及革芺（蘚），以復煮肉，三而去之。□□人環益强而不傷人。

---

① 菀：紫菀。

② 界當三物：一说指将上述三药切细；一说界疑为"芥"，指芥的剂量与上述三药的总量相同。

食肉多少次（恣）殹（也）。

药方：牛肉，葍薢_寸。

用法：取牛肉切薄片，将一寸长葍薢置牛肉中，煮沸后停火，再煮沸，又停火，反复三次，取出牛肉食用。剩下的药汁和葍薢可以继续煮牛肉，三次后再扔掉。

服用方法：吃多少肉自己随意。

主治：除中益气。

4.6原文：取白杬（芫）本，陰乾而冶之，以馬醬□和，□丸，大如指【端】，□□□□□空（孔）中^①，張且大。

药方：白芫本^②，马酱^③。

炮制方法：将白芫花的根阴干，并研成粉末，再用马肉酱调和，制成大小如手指头一样药丸。

主治：除中益气。

4.7原文：滿冬、莁、房（防）風，各治之，等，并之□

药方：满冬^④，莁^⑤，防风。

炮制方法：将上述药物分别研末，再取等分混合……

主治：除中益气。

4.8原文：取芍（菌）桂二，细辛四，萩一，戊（牡）属（蠣）一，秦朸（椒）二，【叁】指最（撮）以爲後飯，令人强。

药方：菌桂_二，细辛_四，萩^⑥_一，牡蛎_一，秦椒_二。

---

① 空（孔）中：疑为阴茎孔、尿道口。

② 白芫本：疑为白芫花之根。

③ 马酱：马肉制成的肉酱。

④ 满冬：天门冬。

⑤ 莁：白术。

⑥ 萩：青蒿。

用法：取菌桂二份、细辛四份、萩一份、牡蛎一份、秦椒二份，取三指撮药物①，于饭后服用，可令人强壮。

主治：除中益气。

4.9原文：如（茹），濕靡（磨），盛之，飽食飲酒□□者圂（嗅）之。□□各善冶，皆并，三宿雄鶏血□□□□□□，囚繒橐（裝）之，因以蓋□以韋□雄□堅□□□旬。竹緩節者一節，大徑三寸□

药方：茹②，酒，雄鸡血。

用法：因原文缺损严重，故简要概述。本方主要论述了药物的炮制及其使用，如对"茹"的炮制是趁其新鲜时，将其研磨装起来备用。

主治：除中益气。

4.10原文：以秋取□畾（螫）□□首□□□□□三□□□之，强。盾③。

药方：□螫④。

主治：除中益气。

4.11原文：□□汁置篇中，牡鳥□□□□□□□□□□置水中，飲之。

药方：牡鳥⑤。

主治：除中益气。

4.12原文：以豬膏大如手，令蠭（蜂）□□□□□□□□□□□□□□□□□□淳（醇）曹（糟）四斗，善冶□。節（即）弗欲，酒之。

---

① 根据《养生方》其他医方药物炮制原则来看，疑本方缺一"冶"字，亦应是研末制成药散，才与用手指撮取药物对应。

② 茹：茹草，柴胡之别名。

③ 盾：疑为帛书中的反印文。

④ □螫：疑为斑螫。

⑤ 牡鳥：后为阙文，疑为牡鸟卵。

药方：猪膏^①，醇糟^②四斗。

主治：除中益气。

4.13 原文：□□□大牡兔，皮，去肠。取草荚（薢）长四寸一把，朮（术）一把，乌豪（喙）十□□□劓皮細析，以因【牡兔】肉入藥間，盡之，乾，勿令見日百日，冶，裹。以三指最（撮）一為圂飯百日，支六、七歲，□食之可也，次（恣）所用。

药方：大牡兔^③，草薢四寸一把，术^④一把，乌喙十。

用法：……大公兔剥皮、去肠。取一把四寸长的草薢，一把白术，乌喙十……削皮切细。将兔肉混入药中，阴干，一百天后将药物研成细末，然后包裹起来。每次于饭后服用三指撮的药末，服药百日，药效可持续六、七年……服用也可以，服用多少随意。

主治：除中益气。

4.14 原文：取细辛、乾桓（薑）、菌桂、乌豪（喙），凡四物，各冶之。细辛四，乾桓（薑）、菌【桂】、乌豪（喙）各二，并之，三指最（撮）以為後飯，益氣，有（又）令人兔（面）澤。

药方：细辛，干姜，菌桂，乌喙。

炮制方法：将上述四味药分别研成粉末，取细辛四份，菌桂、干姜、乌喙各两份，掺和均匀，制成药散。

服药方法：饭后服用三指撮药末，可以益气，又令人颜面润泽。

主治：除中益气。

4.15 原文：取白苻（符）、紅符、伏（茯）霝（苓）各二兩，桓（薑）十果（顆），桂三尺，皆各冶之，以美醯二斗和之。即取刑馬膂

---

① 猪膏：猪油。

② 醇糟：酒渣。

③ 大牡兔：大公兔。

④ 术：白术。

（膢）肉十□，善脯之，令薄如手三指，即漬之醯中，反復挑之，即扁（漏）之；已扁（漏），陰乾煬（煬）之，□□□□潰（沸），有（又）復漬煬（煬）如前，盡汪而已。煬（煬）之□脩，即以椎薄段之，令澤，復煬（煬）□□□之，令□澤，□□□□□□□□□□□□□□□棽（漆）鬃之，乾，即善臧（藏）之。朝日晝□夕食食各三寸，皆先甌□□□□□□□□□□□□□□。□□□各冶，等，以為後飯。

药方： 白符①、红符②、茯苓各二两，姜十颗，桂三尺，美醯二斗，马胪肉③十，漆④。

用法： 将白符、红符、茯苓各二两，姜十颗，桂三尺，分别研成细末，再以上好的醋二斗将药物调和均匀。再取马脊肉十……，制成上好的肉干，并将其切成薄如三指厚，立即放入“药醋”中浸泡，反复搅拌，然后过滤。过滤后，将马肉阴干、烘烤……煮沸，又像前一次一样浸泡、烘烤，直到药汁用完为止。烘烤肉干，用木椎将其捶成薄片，令其有光泽，又烘烤……用生漆涂抹肉干，等其干后，好好地收藏起来。每天早晚餐前服用肉干三寸……分别研成粉末，取等分，于饭后服用。

主治： 除中益气。

5. 益力方（《养生方》）

原文： ☑：益力，敬除□心匈（胸）中恶气，取槐荚中实⑤，置竈□□□□□□□□□□□□□五实，儀（癢）甚。□之不儀（癢），益之，令身若儀（癢）若不憼（癢），□□□□□□□□□□□□。

药方： 槐实。

用法： 因原文缺损严重，故简要概述。本方主要论述了可以增益气力，去除心胸恶气的药物制作及身体出现的反应。

---

① 白符：白石脂。
② 红符：赤石脂。
③ 马胪肉：马脊肉。
④ 漆：生漆。
⑤ 槐荚中實：槐实。

主治：益力。

6. 益寿方三则（《养生方》）

6.1原文：□谷名有泰室、少室，其中有石，名曰骈石，取小者□□□□□□□□□□□□□□病，益壽。

药方：骈石①。

主治：延年益寿。

6.2原文：☑：取刑馬脱脯之。段烏豙（喙）一升，以淳酒瀆之，□去其滓（滓），□□□□□□□□□□輿、虋（蘪）冬各□□，草薢、牛卻（膝）各五扞（棄）②，□莢、桔梗、厚□二尺，烏豙（喙）十果（顆），并冶，以淳酒四斗瀆之，毋去其宰（滓），以□□盡之，□□□以韋橐裹。食以二<三>指最（撮）爲後飯。服之六末③强，益壽。

药方：马肉脯，乌喙_{一升}，淳酒，□與④，蘪冬⑤，草薢_{五棄}，牛膝_{五棄}，□莢_{二尺}，桔梗_{二尺}，厚□_{二尺}，乌喙_{十颗}，醇酒_{四斗}。

用法：……取杀死的马肉剔去骨头，做成肉干。将乌喙一升切段，并用醇酒浸渍，然后过滤去滓……輿、蘪冬各……草薢、牛膝各五小束……莢、桔梗、厚……各二尺，乌喙十颗，一起研成粉末，用淳酒四斗浸渍，不要去滓……用皮囊包裹好。饭后服食三指撮药粉。服用此药可使六末强健，延年益寿。

主治：延年益寿。

6.3原文：☑：冶雲母，銷松脂，等，并以麥麴⑥挠（丸）之，勿□

---

① 骈石：疑为石钟乳之类的矿物药。

② 扞（棄）：指一小束。

③ 六末：指四肢和前后二阴。

④ □輿：文字阙损，应是一种药物。

⑤ 蘪（mén）冬：一说为天门冬；一说为麦门冬。

⑥ 麥麴：指夹杂有麦麸的麦面。

手，令大如酸棗。□吞一垸（丸），日益一垸（丸），至十日；日後日捐一垸（丸），至十日，日□□□□□□益損□□□□□，令人壽不老。

药方：云母，松脂，麦𪎊。

用法：将云母研末，松脂熔解，取二者各等分，与麦𪎊混合，调和为丸……令药物如酸枣般大……第一天吃一丸，每天增加一丸，直到第十天；十天后，每天减少，直到十天……可以令人长寿不老。

主治：延年益寿。

7. 益中醪酒方二则[①]（《养生方》）

7.1原文：【醪利中】：取桼（漆）□之莖，少多等，而□□□□□□□□□□□□□□□其清汁四斗半，□□□之間爲之若□□□□□□□□□□□□□□□□□□□□以釀之。取熏烏豙（喙）八果（顆），□取桼（漆）、節之□□□□□□□□□□□□□□□□釀下，善封其甖（罌）口，令□□□□□□□□□□□□□□□□□□□□□□□□□□□□之孰（熟），而以平□□□□□□□□□□□□□□□□□□□□□□□□□□□□□□□□□。

药方：漆□之茎[②]，熏乌喙八颗，漆[③]，节[④]。

主治：益中。

7.2原文：爲醪，細斬桼（漆）、節各一斗，以水五□□□□□浚，以汁煮茈（紫）【威】□□□□□□□□□□，有（又）浚。麴（𪎊）、麥麴（𪎊）各一斗，□□□，卒其時，即浚□□□□黍稻□□□各一斗，并□，以麴（𪎊）汁脩（滫）之，如恒飯。取【烏】豙（喙）三果（顆），乾畺（薑）五，焦□□，凡三物，甫□□掇之。先置□甖（罌）中，即釀黍其上，□汁均沃之，有（又）以美酒十斗沃之，勿撓，□□□涂

① 本方原有三则，其中一则破损严重，未予收录。醪，即指带滓的酒。

② 漆□之茎：疑为漆茎，即泽漆。

③ 漆：疑为泽漆。

④ 节：疑为地节。

（塗）之。十一□孰（熟）矣，即發，勿醨，稍□□清汁盡，有（又）
以□□酒沃，如此三而□□。以餔食飲一音（杯）。已飲，身膣（體）
養（癢）圈，麿（摩）之。服之百日，今目【明耳】圈（聰），末^①酉強，
□□病及偏枯。

药方： 泽漆_{一斗}，地节各_{一斗}，紫葳，曲_{一斗}，麦曲_{一斗}，黍米_{一斗}，稻米_{一斗}，乌喙_{三颗}，干姜_五，美酒_{十斗}。

用法： 制造醪酒，将一斗泽漆，一斗地节切成细碎，以水五……去
滓，取药汁煮紫葳……再过滤取汁。取曲、麦曲各一斗……一昼夜后，再
过滤取汁……黍米、稻米……各一斗，用曲汁淘洗，像平常做饭一样。取
乌喙三颗、干姜五……共三药……先放在大瓦缸中，在上面酿黍，然后用
药汁均匀地浇淋，又用十斗美酒浇淋，不要搅拌……涂在上面，十一天后
就发酵好了。然后取出来，不要过滤，逐渐让酒汁全部变清，再用酒浇
淋，反复三次……每天晚饭前饮服一杯。喝完后，身体发痒的人，可以按
摩。服用百天，可以令人耳聪目明，六末强健……以及偏瘫。

主治： 益中。

8. 折角^②方（《养生方》）

原文： 【折角】：燔蝚，冶。裹其灰以□牛，可以翕^③【壶】折角。
益力。

药方： 蝚^④。

用法： 先燔烤蝚，然后将其研末。将蝚末喂牛，可以使牛在搏斗中将
对方的角折断，具有增强气力的功效。

主治： 益力。

---

① 末：应为"益寿方"中说的"六末"。

② 折角：指可以使牛折角，使人大力。

③ 翕：强壮。

④ 蝚：应为虫类药，具体待考。

9. 增强脚力方四则①（《养生方》）

9.1原文：【走】：非廉、方（防）葵、石韋、桔梗、苂（紫）威各一小束，烏豪（喙）三圉（顆），□□□□□□□□大□□□箸五寸，白臘蛇若蒼梗蛇長三四寸，若□□□□□□□，各蠱（治），并以□若棗脂完（丸），大如羊医，五十里一食。陰困出雒□□□□□□□。七百。

药方：非廉②、防葵、石韦、桔梗、紫威③各一小束，乌喙三颗，箸④五寸，白臘蛇⑤或苍梗蛇⑥长三四寸，枣脂，阴困⑦。

用法：将非廉、防葵、石韦、桔梗、紫葳各一小束，乌喙三颗……竹皮五寸，长三四寸的白臘蛇或苍梗蛇……分别研成粉末，并以……或枣膏调和成大小如羊屎一样的药丸，每走五十里路服一次药丸。

主治：增强脚力。

9.2原文：烏豪（喙）五，龍慨（葵）三，石韋、方（防）風、伏兔（苵）各□，陰乾，□□□□□□□□去其羚□□蠱（治）五物，入酒中一日一夜，浚去其肝（滓），以汁漬饖（潎）飯，如食【頃】，□□乾，乾有（又）復□□乾，索汁而成。

药方：乌喙五，龙葵三，石韦，防风，茯菟⑧。

用法：将上述五味药阴干……研末，放入酒中一天一夜，过滤去滓，拿药汁来泡饭，将近一顿饭的时间……干，干后又再……干，至药汁尽而成。

主治：增强脚力。

---

① 指可以使人增强足力的方子。原有九方，其中二则破损严重，未予收录，三则为祝由方。

② 非廉：一说为植物药"飞廉"；一说昆虫药"蜚蠊"。

③ 紫威：紫葳。

④ 箸：竹皮。

⑤ 白臘蛇：白花蛇。

⑥ 苍梗蛇：疑为黑花蛇。

⑦ 阴困：疑为药物名，待考。

⑧ 茯菟：茯苓。

9.3原文： 乌豙（喙）二，北南陳陽□骨一，蠱（冶），并以細新白布裹三。馬膏□□□□樓肥雞□□□□，復鬻（煮）瓦苣（苔）長如中指，置□□□□汙，出苣（苔），以囊盛，□□□□日棄貍（埋）□□肘（淬）。節（即）行，漬，抴東行水一梧（杯），置□□□□□□□□□□□□□以三出□□□見日飲之。

药方： 乌喙₂，□骨①₁，马膏，瓦苔②。

用法： 将乌喙二份，北南陈阳……骨一份，研成粉末，一起以新细的白布包裹多层。马油……，再煮像中指一样长的瓦苔，放入……汁中，取出瓦苔，用布囊装起来……过滤去滓。将要出行，浸渍，取东流水一杯，放入……

主治： 增强脚力。

9.4原文： □□犬三卒☑乌豙（喙）一半，治之，☑爲□□□☑

药方： 乌喙₁半。

主治： 增强脚力。

10. 除中益气方（《杂疗方》）

原文： □□益氣③：取白松脂、杜虞、□石脂等冶，并合三指大最（撮），再直（置）☑

药方： 白松脂，杜虞④，□石脂⑤。

用法： 取上述三药各等份，研成研末，然后一起混合均匀。取三手指大撮，再放入……

主治： 除中益气。

---

① □骨：疑为一种可入药的骨头，具体待考。

② 瓦苔：长在瓦屋上的青苔衣。

③ 从所用药物推断本方具有除中益气之功效。

④ 杜虞：一说为杜衡、杜若；一说为薯蓣。

⑤ □石脂：有五色石脂之说，即青、赤、黄、白、黑，应为其中一种。

11. 益内利中方（《杂疗方》）

原文：益内利中：取醇酒半栖（杯），溫之勿熱。毀雞卵，注汁酒中，撓，飲之。恒以旦未食時飲之。始飲，飲一卵，明日飲二卵，【明日】飲三卵；其明日復飲二卵，明日飲一卵。恒到三卵而卻，卻到一卵復【益】。恒以八月、二月朔日始服，飲□□□□□。服之二時①，使人面不焦，口唇不乾，利中益內。恒服□□☑

药方：醇酒半杯，鸡卵。

炮制方法：取半杯醇酒，加热使其变温而不能太热，将鸡蛋打碎，倒入酒中，搅拌之后饮服。

服药方法：坚持在每天早上未进食之前饮服。开始服用的时候，即第一天先饮服一颗鸡蛋，第二天两颗，第三天三颗，然后又回到两颗，再回到一颗。坚持到第三颗开始减，减到一颗又开始加。坚持在八月、二月初一开始服……服用半年，能使人面容不苍老，口唇不干燥，通利中气，补益脏腑。

主治：益内利中。

第四节

房中医方②

1. 治老不起方③（《养生方》）

原文：□□☒瘨（顛）棘爲漿方：【刌】瘨（顛）棘長寸□節者三丑，□□☒薯□□□□之，以藿堅【稠】節者爨，大潰（沸），

---

① 二時：一年为四时，二时或指半年。

② 主要指与性、生殖、生育等相关的医方。

③ 老不起：老年性阳痿。原文三方，其中两方破损严重，故只收录一方。

止火，潰（沸）定，復爨之。不欲如此，二斗畕□□□□□□，以故瓦器盛，□爲剛炊秫米二斗而足之。氣孰（熟），□旬□寒□即臤□□□□□沃之，居二日而□臽。節（即）已，近内^①而飲此漿一升。漿□□□□□□□□□□□□囝（待）其汁，節（即）漿□□以沃之，令酸甘□□飲之。畾□□□□□□□□□□□□□□□□□□使人即起。漿所□

药方：颠棘^②三斗，秫米^③二斗。

用法：因原文缺损严重，故简要概述。本方主要论述了颠棘制作成"浆"的方法以及药浆的使用。

主治：老年性阳痿。

2. 治不起方^④（《养生方》）

原文：【不】起：爲不起者，且爲善水鬻（粥）而□□，【以】厭爲殹，□□□□□□□□□□□□□□□然，而□出之，如此二，且起矣。勿□□有益二日不囲□□囚□水□之□□□□□□把，用□□，已後再歓（歙）一，已後三□，【不】過三歓（歙），理（挺）後用□□。其歓（歙）毋相次□□□□□□□殴（歙）。若已施，以寒水淺（濺），毋□□必有（又）歓（歙）。飲食□□□棄水已必以□□□□□氣鈎（呴）^⑤口卬（仰）之，比□，稍以鼻出氣，□□復氣，□耂煮□

药方：粥。

用法：因原文缺损严重，故简要概述。本方主要论述了治疗阳痿的方法，以及具体用药过程。

主治：阳痿。

---

① 近内：行房事。

② 颠棘：天门冬。

③ 秫米：黏米。

④ 不起：阳痿。

⑤ 鈎（呴）：慢慢呼气。

3. 壮阳方四则（《养生方》）

3.1原文：泊①：取雄鷄一，產掫②，□谷（浴）之□□□□□□□□□□，陰乾而治，多少如鷄，□令天如□□□□□□□□□藥，□其汁漬脯三日。食脯四寸，六十五。

药方：雄鸡肉。

用法：因原文缺损严重，故简要概述。本文主要论述制作具有壮阳功效的雄鸡肉干的过程。

主治：壮阳。

3.2原文：取黃蜂駘廿，置一栖（杯）□醴田，□□日中飲之，一十。易。

药方：黄蜂骀③廿，甜酒一杯。

用法：将二十份黄蜂蜜放入一杯甜酒中……

主治：壮阳。

3.3原文：取黃蜂百，以美醬一栖（杯）漬，一日一夜而出，以汁漬疽（饘）糗九分升二。誨（每）食，以酒飲三指最（撮）。

药方：黄蜂百④，酱一杯，饘糗⑤九分之二升，酒。

用法：取一大块黄蜂巢，用一杯上好的酱进行浸泡，待一天一夜之后取出，并用泡好的药汁浸泡九分之二升浓稠的炒熟米粉或面粉。每次服药，用三指撮取药物，以酒送服或调服。

主治：壮阳。

---

① 泊：疑为疾病名，是一种男子性机能衰退的疾病。其中三方含有数字，一说为一夜之内，男子与女子交合的次数，为夸饰之谈；一说为康复或者治疗生效所需要的时间。

② 產掫：疑为活拔鸡毛之意。

③ 黄蜂骀：黄蜂蜜。

④ 黄蜂：疑指黄蜂巢。百或是指蜂巢上一个个巢脾的数量。

⑤ 饘糗：浓稠的炒熟米粉或面粉。

3.4原文：平陵呂樂道，贏（蠃）中蟲陰乾，冶，欲廿用七最（撮），欲十用三最（撮），酒一栖（杯）。

药方：蠃中虫[①]，酒一杯。

用法：将蠃中虫阴干并研成细末，并用一杯酒送服或调服。

主治：壮阳。

4. 男子洗阴壮阳方（《养生方》）

原文：【洒】男：□□□□□□□□□□□□□三斗，渍梓實一斗，五日以洒男，男强。

药方：梓实一斗。

用法：……浸渍一斗梓实，五天后用来擦洗男子外阴，使男阴强劲。

主治：壮阳。

5. 益阴方三则（《养生方》）

5.1原文：勺[②]：曰以五月望取勃蠃，渍□□□□□布□中，陰乾，以□□熱。易。

药方：勃蠃[③]。

主治：使阴道收缩，增强性机能。

5.2原文：取乾桓（薑）、桂、要（薽）苔[④]、蛇牀（床）□□，皆冶之，各等，以蠠（蜜）若棗脂和丸，大如指端，裹以疏布[⑤]，入中，熱細。

药方：干姜，桂，薽苔，蛇床，蜜或枣脂。

用法：将上述药物全部研末，取各药等份，以蜂蜜或枣脂调和成如手

---

① 蠃中虫：一说为蜗牛肉；一说为桑螵蛸。

② 勺：一说为《杂疗方》中的"约"，指使阴道收缩，增强性机能得方法；一说读为"灼"，具有灼热之意。

③ 勃蠃：薄蠃。一说为蜗牛；一说为蚌蛤之属。

④ 要（薽）苔：菱苔。

⑤ 疏布：素布、粗布。

指头般大的药丸，用粗布裹好，塞入阴道中，使有微热的感觉。

主治： 使阴道收缩，增强性机能。

5.3原文： 五月取蜌蠃三斗、桃實二斗，并撓，盛以缶，沃以美瀸（酨）三斗，蓋涂（塗），貍（埋）竈中，🔲🔲🔲三寸，杜上①，令與地平。炊上晝日而火【不】絕，四日出，閒（濾）棄其滓。以汁染布三尺，🔲🔲，輒復染，汁索，善裹布，勿令麤🔲。用，取大如掌，竄鼻空（孔），小養（癢）而熱；以據臂，臂大養（癢）堅熱；勿令獲面，獲面養（癢）不可支殹（也）。爲布多小（少）以此衰之。

药方： 蜌蠃②三斗，桃实③二斗，美酨④三斗。

用法： 五月取蜌蠃三斗、桃实二斗，研末后混合，搅拌均匀，用瓦器盛好，拿三斗好醋浇淋，用泥涂好盖子密封，埋进地灶中……把上面封住，使其与地面齐平。灶上生火，终日不灭，四日后取出瓦器，进行过滤去滓。取药汁染布三尺，阴干，又反复地染，直至药汁吸尽，再仔细地把布包裹起来，不要用粗……用时，取大小如手掌的药布，塞入鼻中，会有微痒且热的感觉；贴在手臂上，会有巨痒且灼热的感觉；不要贴到脸上，否则会奇痒而不可忍受。药布的用量多少，以上述标准递减衡量。

主治： 使阴道收缩，增强性机能。

6. 益甘⑤方四则（《养生方》）

6.1原文： 【益甘】：🔲伏（茯）䕡（苓）因澤，囚汁肥猨，以食女子，令益甘中美。取牛腮燔冶之，🔲乾桓（薑）、菌桂皆并🔲，🔲🔲🔲囊盛之，以醴漬之，入中。

---

① 杜上：指把上面封住，即塞上。

② 蜌蠃：勃蠃、薄蠃。

③ 桃实：桃子。

④ 美酨（zài）：指好醋。

⑤ 益甘：指增强男女交合的性快感。

药方： 茯苓，肥豨[①]，牛腮[②]，干姜，菌桂，醋。

炮制：……茯苓，去滓，取汁烹煮乳猪，让女子食用，可以增强交合时的性快感。取牛角腮，燔烤并研末……干姜、菌桂一起……用布囊盛好，拿醋浸渍，塞入阴道中。

主治： 益甘。

6.2原文：□汗，以牛若鹿朏殽，令女子自罙（探）入其戒[③]☒

药方： 牛朏或鹿朏[④]。

用法：……汁，与牛朏或鹿朏混合，让女子自己把药物塞入阴道……

主治： 益甘。

6.3原文：削予木去其上箸亞（椏）[⑤]者，而卒斩之，以水煮沸□其□□□□□□□□□□□□画清，取汁，去其浍（濁）者，复煮其清，令渴（竭），乾圆□□□□□□□□□□□□□□□□下，如食顷，以水洒，支七八日，令□尝□☒

药方： 予木[⑥]。

用法： 削去予木上的树皮和树枝，并砍成碎片，用水煮沸……取药汁并去除浑浊的沉渣，再把清澈的药汁拿来煎煮，直至干涸……大约一顿饭的时间，用水清洗，药效可以维持七八天……

主治： 益甘。

6.4原文：取鸟產不嗀者，以一食其四□□□□□□□□□□□□□□□□□□□□□□□□□□□□骰而陰乾，乾即☒

---

① 豨：读xī，小猪。

② 牛腮：牛角腮。

③ 戒：指阴户。

④ 牛朏（niǔ）或鹿朏：一说为牛血或鹿血；一说为牛肉或鹿肉。

⑤ 亞（椏）：指树皮与树枝。

⑥ 予木：疑为杍，梓树。

药方：鸟产不彀者①。

主治：益甘。

7. 便近内方②三则（《养生方》）

7.1原文：【便近】囚：爲便近内方：用瘨（颠）棘根刌之，長寸者二参③，善洒之；有（又）取全黑雄雞，合翼成□□□三雞之心岜（脑）匈（胸），以水二升洎故鐵䰞④，并煮之。以蘿⑤堅稠節者爨之，令大潰（沸）一，即□□□去其宰（滓），以其清煮黑䟴犬卒歲以上者之心肺肝□，囚蘿堅稠節□□□□□□□□芙□□□□五物□□以□□□□□□以餔食食之，多少次（恣）囝

药方：颠棘根⑥三参，黑雄鸡（心、脑、胸），黑䟴犬⑦（心、肺、肝）。

用法：用颠棘根切成小段，每段约一寸长，共计二参，并仔细地清洗干净。又取一整只黑雄鸡……鸡的心、脑、胸，加二升水到旧铁锅中，与颠棘根段一起煎煮。用坚实密节的芦苇烧火，使药汤大沸一次……去掉渣滓，用清澈的药汤煎煮一周岁以上的黑䟴犬的心、肺、肝，再用坚实密节的芦苇……在吃晚饭的时候吃，吃多少自己随意。

主治：便近内。

7.2原文：近【内】□□□□□□□□□□□□□□□□□□□□□□□□□□□□□鳥彖（喙）大罟囝四□□□□□□□□□□□□□□□□，取車践（前），產㸚（蒸）之，大把二，氣□□□

---

① 鸟产不彀（kòu）者：指不能孵化的鸟蛋。彀，须母鸟哺食的雏鸟。

② 指顺利推进房事的方法。近内，即房事。

③ 参：一说同"升"；一说为三分之一斗。

④ 故鐵䰞：旧铁锅。

⑤ 蘿：读guàn，本义为草名。如：《尔雅·释草》："蘿，茇兰。"又同"萑"（huán），指"芦苇"，此处当指芦苇。

⑥ 颠棘根：天门冬根。

⑦ 黑䟴犬：黑雄狗。

□□□□□□□□□□車叜（前）□□□者，以布橐若盛。爲匜用之，即食
□之。

药方：乌喙，车前_二大把_。
主治：便近内。

7.3原文：治中者，以囷困（菌）始汾以出者，取，□囼見日，陰乾
之。須其囮，□以稗□五、門冬二、伏（茯）靈（苓）一，即并擣，漬以
水，令鬽（纚）閹（掩），□而泚（滓）取汁，以漬【汾】困（菌），
亦【令鬽（纚）】閹（掩），即出而乾之。令盡其乾，即冶，参指最
（撮），以□半栖（杯）飲之。

药方：汾菌①，稗□②_五_，门冬_二_，茯苓_一_。
用法：取刚从地里长出来的汾菌……阴干。等其干后……取稗……
五份、门冬二份、茯苓一份，一起捣碎，用水浸泡，令水刚刚没过药
物……过滤取药汁，拿来浸泡汾菌，药汁也是刚刚没过汾菌，然后取出
来干燥。待浸泡过药汁的汾菌完全干燥，就研成粉末，取三指撮，用半
杯……饮服。

主治：便近内。

8. 制药巾方八则③（《养生方》）

8.1原文：▨巾：取鷄鬽（纚）能卷者，產搣，盡去毛，遺兩翼之
末④，而係縣竿□□□□鷄麾（摩）逢（蜂）囝一大者，令蠭（蜂）螫
之；厭，有（又）徒之，令以螫死。死，即挩去其□□□□其肌，善囧，
【以】布麗（曬）之，已，而以邑棗之脂弁之，而以絵（塗）布巾。即
以巾麾（摩）足□□□四五乃復，【以】二巾爲卒。□足者少氣，此令

---

① 汾菌：疑为香葷。
② 稗□：疑为草薢。
③ 指用药汁浸渍布巾或者用药涂抹巾布而制作药巾方法。药巾的使用一般与房事相
关，遂收录。
④ 遺兩翼之末：一说保留雄鸡两翼末端的鸡毛；一说去掉雄鸡两翼的末端。

人☒氣。

药方：鸡纔能卷者①，蜂②，邑枣之脂③。

用法：取一只刚能交配的雄鸡，活着拔去鸡毛，去掉雄鸡两翼的末端，然后用竹竿悬挂……鸡触碰一个大的蜂巢，让蜜蜂蜇它；蜇完之后，又换一个蜂巢，直到雄鸡被蜇死了。鸡死后，就剔除……鸡肉，研末，放在布上晒。晒好之后，与邑枣之脂混合，然后涂在布巾上。拿药巾摩擦足部……四五次之后换一条，最多使用二条药巾。……摩擦足部使人少气，用此药巾摩擦则令人多气。

主治：便近内。

8.2原文：☒巾，取楊思一升、赤蛾（蟻）一升、螯（斑）量（蝥）廿，以美□半斗并漬之，奄（掩）□□□□其汁，以☒細布一尺。已漬，楊（暘）之，乾，復漬，汁盡。即取穀〈穀〉、椅桐汁□□□□□餘（塗）所漬☒，乾之，即善臧（藏）之。節（即）用之，操以循（揗）玉筴（策）④，馬⑤因驚矣。楊思者，□□□□□狀如小□□☒犰（虼）人。

药方：杨思⑥一升，赤蚁⑦一升，斑蝥二十，美□⑧半斗，穀⑨，椅桐汁⑩。

用法：取杨思一升、赤蚁一升、斑蝥二十只，用半斗好……浸渍，并没过药物……取汁，用以浸泡细布一尺，浸泡好后曝晒，晒干后，反复浸

① 鸡纔能卷者：指刚刚发育成熟的雄鸡。

② 蜂：用蜂蜜蜇鸡，应取其蜂毒。

③ 邑枣之脂：应指一种枣膏。一说邑枣即软枣；一说为乡里之枣。

④ 玉筴（策）：阴茎。

⑤ 馬：一说为女阴；一说为阴茎。

⑥ 杨思：应为一种昆虫。一说疑为蚰蜒。原文本方末尾对"杨思"有描述，但破损严重，仅可以看出杨思体型不大，会咬人。

⑦ 赤蚁：蠪，一种大蚂蚁，身上有赤色斑驳。

⑧ 美□：简帛医方常用的主要有美酒或者美醋。

⑨ 穀：楮。

⑩ 椅桐汁：白桐树汁。

渍、晒干，直至药汁用尽。再用楮树汁、白桐树汁……涂在之前晒干的药巾上，待药巾干后，好好地收藏起来。用的时候，取药巾擦拭阴茎，行房事时，女子阴道亦会因药巾刺激阴茎而兴奋。

主治：便近内。

8.3原文：□□蛇牀（床）泰半参、蘦（菻）本二斗半、潘石三指最（撮）一①，桂尺者五廷（梃）□□□□□之菩半□□者一扸（葉），以三【月】茜瀸（截）□，孰（熟）煮，令潰（沸），而以布巾曼其□□□汁。且爲之，□□□□□□□□□□之，令膚急毋歆（垂），有（又）令男子足□

药方：蛇床_{泰半参}②，菻本③_{二斗半}，潘石④_{三指撮}，桂_{一尺}，三月茜截⑤。

用法：……蛇床子大半参、藁本二斗半、礬石三指撮，一尺长的桂五节……一小束，用三月茜截反复煎煮，使其沸腾，以布巾浸渍……药汁……可使阴茎皮肤绷紧，即能使阴茎挺直而不垂软，又可以使男子足部……

主治：便近内。

8.4原文：【取】萩荚二，冶之，以水一参沃之，善挑，即渍巾中，卒其時而抍⑥之，□□□甄，輒復漬。

药方：萩荚⑦_二。

用法：将萩荚二份研成粉末，再以一参水浸泡，仔细搅拌，然后将布巾浸泡其中，待一昼夜抽出布巾……干后，又重新放入药汁中浸泡。

---

① 一：疑"三指撮"为一单位。

② 蛇床_{泰半参}：蛇床即蛇床子。泰通"太"，太半义同"大半"。

③ 菻本：藁本。

④ 潘石：礬石。

⑤ 三月茜截：一说为用三月间采集的白茅虑去渣滓的淡酒；一说为三月采的皂角和醋。截即可以指酒，也可以指醋。

⑥ 抍：同"刌"，截断，此处应指"抽出"。

⑦ 萩荚：疑为皂荚。

主治：便近内。

8.5原文：▨乾牡鼠肾，冶，取邑鳥卵潰，并以涂（塗）新布巾。臥，以抿（揗）①男女。

药方：牡鼠肾②，邑鸟卵③。

用法：将牡鼠肾阴干并研末，再打破邑鸟卵，两者调和，一起涂抹到新的布巾上。行房事时，用药巾擦拭男女外阴。

主治：便近内。

8.6原文：取弟（蚍）選（蠃）一斗，二分之，以齝潰一分而暴（曝）之。冬日置竃上，令極潰（沸），即出弟（蚍）選（蠃），□□□□，餘如前，即以潰巾，盡其汁。已，臥而潰巾，以抿（揗）男，令牝④亦□▨

药方：蚍蠃⑤一斗，齝。

用法：取一斗蚍蠃，分成两份，一份以醋浸泡并晒干。冬天放在灶上煎煮，使其大沸后，就把蚍蠃取出来……其他如前，用来浸泡布巾，直到药汁用尽。药巾制好后，行房事时，拿来擦拭男性外阴，令女性也……

主治：便近内。

8.7原文：曰：蠃四斗，美洛（酪）四斗，天牡（社）四分升一，桃可大如棗，牡螻首二七，□□□□□□□□□半升，并潰洛（酪）中。已，取汁以□□□布□□潰，汁盡而已。□用之，▨□□操玉荚（策），則馬鷙矣。所圊（謂）天牡（社）者，□□□㿂桃李華（花）者殹（也）。【桃可】者，桃實小時毛殹（也）。旺螱者，頡

---

① 抿（揗）：读mǐn，擦拭。

② 牡鼠肾：疑为公鼠外肾，即鼠阴茎，又名鼠印。

③ 邑鸟卵：一说为杂鸟蛋；一说为家雀蛋。

④ 牝：本指雌性，此处指女性外阴。

⑤ 蚍蠃：勃蠃。

蠸①□□□□□□□□□□□□者殹（也）。□□罟，狀如贛（薡）②皮。

药方：蠃③四斗，美酪④四斗，天社⑤四分之一升，桃可⑥，牡螻首⑦十四。

用法：取蠃四斗、美酪四斗、天社四分之一升、像枣子一样大的桃可（聚集一起）、牡蝼首十四个……半升，浸泡到奶酪中。泡好后，取药汁……直到药汁用尽。行房事时……擦拭阴茎，而女子亦能感受到快感。

主治：便近内。

8.8原文：燔□桥，張巾其□□□□□□□□□□□甬□□□ □□，以巾玩牝，馬夋（纔）□

药方：□栁⑧。

主治：便近内。

9. 和血益精丸（《养生方》）

原文：用少：男子用少而清，□□□□□□□□□□□□□□□雄二之血和完（丸），大如酘棗，以爲後飯，洒一即□□

药方：雄二之血⑨。

用法：……用两种雄性动物的血与之调和成丸，大小像酸枣一样，在饭后服用……

主治：精液稀少。

---

① 頡蠸：疑是一种瓜虫。

② 贛（薡）：薏苡仁。

③ 蠃：勃蠃。

④ 美酪：优质的奶酪。

⑤ 天社：天社虫。原文对其有解释，以桃李的花为食物。

⑥ 桃可：桃毛。原文对其有解释，即桃子刚长出来的时候的毛，这个时候毛比较明显浓密。

⑦ 牡螻首：疑为蝼蛄首。

⑧ □栁：简帛医方中有"柳栁"一药，此处疑为柳栁，指柳絮。

⑨ 雄二之血：应指雄性动物的血。

10. 犬脯壮阳方（《养生方》）

原文：【治】：取蠃四斗，以涍（酢）渽（截）漬二日，去蠃，以其汁漬□肉[①]動（撞）者，□犬脯□□，復漬汁，□□。食脯一寸勝一人，十寸勝十人。

药方：蠃四斗，截，犬脯。

用法：取四斗蠃，用醋浸泡两天，然后过滤去掉蠃。用药汁来渍泡经过捣击的狗肉……制成狗肉脯……再用药汁浸泡……男性服用一寸药脯可以与一人交合，服用十寸则可以与十人交合。

主治：壮阳。

11. 壮阳益阴方（《杂疗方》）

原文：內加及約[②]：取空壘（藟）二斗，父（㕮）且（咀），段之，□□𢧵汁，若美醯二斗漬之。□□□□去其掌。取桃毛二升，入□中撓□。取善【布】二尺，漬□中，陰乾，□□□□□□□布。即用，用布抿（揩）揗中身[③]及前[④]，舉而去之。欲止之，取黍米泔若流水，以洒之。

药方：空藟[⑤]二斗，美醯二斗，桃毛二升。

用法：取空藟二斗，将其捣碎……成为汁液，或用二斗美醋浸渍……去其根。取桃毛二升，加入搅拌，又取二尺好布浸在药汁中，阴干……将要用时，拿药巾擦拭男子阴茎与女子前阴，待男子勃起后即可除去药巾。想要消除勃起，取淘米水或者流水冲洗阴部。

主治：壮阳益阴。

12. 壮阳方四则（《杂疗方》）

12.1原文：內加：取春鳥卵，卵入桑枝中，烝（蒸）之，□黍中食

---

① □肉：根据后文犬脯，此应当为犬肉。

② 內加及約：内加即指使阴茎增大，为壮阳；约指使阴道缩小，即益阴。

③ 中身：指阴茎。

④ 前：指女子前阴。

⑤ 空藟：疑为葛藟。

之。卵壹决（映），勿多食，多【食】☒

药方：春鸟卵，桑枝，黍。

用法：取春天的鸟蛋，与桑枝一起蒸煮……饭一起吃。只吃一个鸟蛋，不要多吃，多吃……

主治：壮阳。

12.2原文：内加：取桂、薑、椒、蕉（皂）莢等，皆冶，囲合。以穀汁丸之，以榆□搏之，大【如】□□□臧（藏）筒中，勿令歇。即囮入中勾空（孔）中，䵃，去之。

药方：桂，姜，蜀椒，皂莢，谷汁①，榆□②。

用法：将桂、姜、蜀椒、皂莢四药各等分，均研成粉末，混合，用谷汁、榆……调和成丸，如……大，藏在竹筒中，不要让气消散。用时，取药丸放入阴茎口中，待阴茎勃起后，取走药丸。

主治：壮阳。

12.3原文：内加：取穀汁一斗，漬善白布二尺，□□烝（蒸），盡汁，善臧（藏）夘（留）用。用布搵中身，【舉】，去之。

药方：谷汁一斗。

用法：取一斗谷汁，浸渍上好白布二尺……蒸煮，直至汁液被吸尽，妥善地藏起来备用。用时，拿药布擦拭阴茎，待阴茎勃起后，去除药布。

主治：壮阳。

12.4原文：内加：取犬肝，置入蠭（蜂）房旁，令蠭（蜂）□蜇之，閱十餘房。冶陵樿一升，漬美醯□参中，囸宿，去陵樿。因取禹熏、□□囵三指大最（撮）一，與肝并入醯中，再□□□□□囚善䵃□□□□□□盡醯，善臧（藏）筒中，勿令歇。用之以纏中身，舉，【去】囜。

———————

① 谷汁：疑为米汁，为煮米水。

② 榆□：疑为榆汁。

药方：犬肝^①，蜂^②，棱楮^③一升，美醯一参，禹熏^④三指大撮。

用法：取犬肝，放在蜂房旁，让蜜蜂蜇，经过十余个蜂房蜜蜂的蜇咬。将一升棱楮研成细末，放入一参好醋中浸泡，五夜后，去除棱楮。又取禹熏……各三指大撮，与犬肝一起放入泡过棱楮的药醋中，再……用好棉布……吸尽药醋液，妥善藏在竹筒中，不要让气消散。用时，拿来缠在阴茎上，待阴茎勃起后，去除药布。

主治：壮阳。

13. 益阴方五则（《杂疗方》）

13.1原文：約：取蕃（礬）石、蕉（皂）荚、禹熏三物等，□□□一物，皆冶，并合。【及】爲^⑤，爲小囊，入前中^⑥，如食间，去之。

药方：礬石，皂荚，禹熏。

用法：取礬石、皂荚、禹熏三种药各等份……一药，都研成粉末，并混合均匀。行房事时，将药末包裹成小包，放入阴道，待一顿饭的时间，去除药囊。

主治：益阴。

13.2原文：約：取桂、乾薑各一，蕃（礬）石二，蕉（皂）荚三，皆冶，合。以疏繒^⑦裹之，大如指，入前中，智（知）而出之。

药方：桂、干姜各一，礬石二，皂荚三。

用法：将上述四种药物按照各自比例都研成粉末，混合均匀。用疏帛包裹药粉，做成如手指大的药囊，放入阴道，待出现感觉后取出药囊。

---

① 犬肝：狗的肝脏。

② 蜂：应指蜂毒。

③ 棱楮：疑为陵菫，又名甘遂。

④ 禹熏：一说即伏龙肝；一说为"禹孙"，即泽泻。

⑤ 【及】爲：指行房事时。

⑥ 前中：指阴道。

⑦ 丝繒：丝帛。

主治：益阴。

13.3原文：約：取巴叔（菽）三，蛇牀（床）二，桂、薑各一，蕉（皂）荚四，皆冶，并合。以蠠（蜜）若枣膏和，丸之，大如薏，入前中。及爲，爲小囊裹，以㗊前，^①智（知）而出之。

药方：巴豆三，蛇床二，桂、姜各一，皂荚四，蜜或枣膏。

用法：将上述四种药物按照各自比例都研成粉末，并混合均匀。用蜂蜜或枣膏调和为丸，如薏苡仁一般大，放入阴道。行房事时，将药末包裹成小包，让阴道衔住药囊，待出现感觉后取出药囊。

主治：益阴。

13.4原文：【約】：取犬骨燔，與蕃（礬）石各二，桂、彊（薑）各一，蕉（皂）荚三，皆冶，并合。以枣膏【和丸，入】前，智（知）而出之。

药方：犬骨燔^②、礬石各二，桂、姜各一，皂荚三，枣膏。

用法：取燔烧过的狗骨头、礬石各二份，桂姜各一份，皂荚三份，都研成粉末，并混合均匀。用枣膏调和为丸，放入阴道，待出现感觉后取出药丸。

主治：益阴。

13.5原文：約：取蕃（礬）石、桃毛【各】一，巴叔（菽）二，三物皆冶，合。以枣膏和，丸【之，大】如薏，入【前中】□□如孰（熟）食頃，即□□□□□□□库^③中。

药方：礬石、桃毛各一，巴菽二，枣膏。

用法：将礬石、桃毛各一份，巴菽二份，三种药物都研成粉末，混合均匀。用枣膏调和为丸，如薏苡仁般大，放入阴道……待煮一顿饭的

---

① 此处或为第二种方法，前一种为丸剂，第二种制成药囊。

② 犬骨燔：燔烧过的狗骨头。

③ 库：一说为阴户，待考。

时间……

　　主治：益阴。

14. 壮阳酒方（《杂疗方》）

　　原文：□□□加醴①：取稻□□□孰（熟）汩小（少）多□□升煮□□下灶其上□□□□□□□□□□以爲五升。以五物與薛[荔]根裝甂中，取下赣（赣）汁汩②□□□□□□□□□□其味盡而已（已）。即煮其汁，壹湁（沸）而成醴。即稍歙（飲）之，以□身□米內（納）韗③中，多精汁④，便身□

　　药方：稻，薛荔根⑤。赣⑥。

　　用法：取稻……以为五升。将五物与薛荔根装于甂中，取赣汁……其味尽而已。然后将药汁进行煎煮，沸腾一次而成为醴。

　　主治：壮阳。

15. 安胎方（《胎产书》）

　　原文：懷子者，爲享（烹）白牡狗首，令獨食之，囝子美晳，有（又）易出。欲令子勁者，□時食母馬肉。

　　药方：白牡狗首⑦，母马肉⑧。

　　用法：为孕妇烹煮白牡狗首，让她独自吃完，可使胎儿皮肤又好又

---

① 加醴：壮阳酒。

② 汩□：疑为"渍"字，待考。

③ 韗：疑为"鞲"，待考。

④ 多精汁：指服用药酒后能使肾精充盈。

⑤ 薛荔根：疑为木莲根。

⑥ 赣：薏苡仁。赣汁，即薏苡根之汁或薏苡仁之粥汁。

⑦ 白牡狗首：白色公狗头。

⑧ 母马肉：此与后世记载相悖，如《千金要方》记载："妊娠食驴马肉，延月"，马肉为孕妇禁用。

白，还容易生产。想要让胎儿强健……时吃母马肉。

主治：安胎。

16. 产男方七则^①（《胎产书》）

16.1原文：懷子未出三月者^②，呻（吞）爵（雀）甕（甕）二，其子男殹（也）。

药方：雀瓮^③。

用法：怀孕未满三个月，吞服二个雀瓮。

主治：生男。

16.2原文：取爵（雀）甕（甕）中虫（蟲）青北（背）者三，產呬（吞）之，必產男，萬全。

药方：雀瓮。

用法：取背部为青色的雀瓮三只，生吞，一定生男孩，万无一失。

主治：生男。

16.3原文：以方苴（咀）時^④，取蒿、牡、卑（蜱）稍（蛸）三，冶，飲之，必產男。已試。

药方：蒿^⑤，牡^⑥，蜱蛸^⑦。

用法：怀孕三个月的时候，取蒿、牡、蜱蛸各三份，研成粉末，饮服药粉，一定生男孩。已经试过。

主治：生男。

---

① 原方应有九则，因两则破损严重，遂为七则。

② 懷子未出三月者：因为后面的方是第一方的又方，后又有"方咀时"的说法，所以推断此乃各方的先决条件，包括产女方。

③ 雀瓮：又名蛄蜥房，为昆虫类药物。

④ 方苴（咀）时：指怀孕三个月的时候。

⑤ 蒿：指蒿类植物，具体待考。

⑥ 牡：疑为杜衡。

⑦ 蜱蛸：桑螵蛸。

16.4原文：遗弱（溺）半升，□□坚而少汁。

药方：溺^①半升。

主治：生男。

16.5原文：取逢（蜂）房中子、狗陰，🅰而冶之，🅱飲🅲子，懷子產男。

药方：蜂房中子^②，狗阴^③。

用法：取蜂蛹、狗阴，待干后研成粉末，饮服可以怀孕，生男孩。

主治：怀孕、生男。

16.6原文：□鱄魚□□食之。

药方：鲜鱼。

主治：生男。

16.7原文：取烏□□□^④，【令】男子獨食肉潛（歠）汁，女子席鷪^⑤□

药方：乌雄鸡。

用法：取黑公鸡煮熟，让男子独自吃肉喝汤，女子坐在席子上……

主治：生男。

17. 产女方（《胎产书》）

原文：㲋產安，【取】烏雌鷄煮，令女子獨食肉潛（歠）汁，席□

药方：乌雌鸡。

用法：取黑母鸡煮熟，让女子独自吃肉喝汤……

---

① 溺：尿。

② 蜂房中子：蜂蛹。

③ 狗阴：狗鞭。

④ 烏□□□：据下文"产女方"，认为此处应为"乌雄鸡煮"。

⑤ 鷪：一说为莞草，可以变成席子；一说与羽毛有关，席鷪即坐在羽毛做成的席垫上。

主治：生女。

18. 求子方（《胎产书》）

原文：求子之□道□曰：求九宗之草，而夫妻共以爲酒，飲之。

药物：九宗之草①。

用法：用九宗之草来调酒，夫妻二人一起饮服。

主治：求子。

19. 治男子七疾方②（武威汉简"医方"）

原文：白水侯所奏治男子有七疾方：何謂七疾？一曰陰寒；二曰陰痿（痿）；三曰苦衰；四曰精失；五曰精少；六曰橐下養（癢）濕，【精汁<清>；七曰小便苦數，臨事】不卒，名曰七疾。令人陰【物】小，橐下養（癢）濕，𡔷之，黄汁出☒行小便時難，溺【下】赤黄泔白，□便赤膿，餘㿉☒苦㥯（痛），膝脛寒，手足熱，𤼱煩，臥不安床，涓目泣出，☒白下常㥯（痛），溫溫下溜（溜）旁（膀）急。時𤻯□□者□□陰□□所□□□□□□有病如此，名为（為）少鍚（傷）。何已（已）□【六壬】尚【房】，☒伏下□□□□□□□已（已）汧□孫□内傷，除□□□□其坐𠔃𧖧中□□□□，人不見□□□驚駭□酒大樂，久坐不起，□便不□□□□□。有病如此，終古毋（無）子。治之方：活（栝）樓根十分，天雄五分，牛膝四分，續斷四分，□□五分，昌（菖）蒲二分，凡六物，皆并治，合和，以方寸匕一，为（為）後飯，愈（愈）。久病者卅日平復，百日毋疾囷。建威耿將軍方。良。禁，千金不傳也。

　　药方：栝楼根十分，天雄五分，牛膝四分，续断四分，□□五分③，菖蒲二分。

　　用法：将上述六种药物都一起研成细末，混合调和，饭后服用一方寸

---

①　九宗之草：应为植物药，一说为湖北孝感市九宗山之草；一说疑为《尔雅·释草》之轨鬷。

②　原文对所致症状进行了论述，并指出会导致"无子"。男子七疾：指阴寒；阴痿；苦衰；精失；精少；橐下痒湿，精清；小便苦数，临事不卒。

③　□□五分：药名缺损。

匕，即可痊愈。久病之人三十天可以痊愈，百天不受疾病之苦。此为建威耿将军的处方。疗效很好。此为禁方，即使有人给千金也不可以传授！

主治：男子七疾。

20. 治男子七伤方① (武威汉简"医方")

原文：治東海白水侯（侯）所奏方：治男子有七疾及七傷。何謂七傷？一曰陰寒；二曰陰痿（痿）；三曰陰衰；四曰囊下濕而養（癢），黃汁出，辛悥（痛）；五曰小便有餘；六曰莖中悥（痛）如林（淋）狀；七曰精自出，空居獨怒，臨事不起，起，死玉門中，意常欲得婦人，甚者更而苔（答）輕，重時腹中悥（痛），下弱（溺）旁（膀）光（胱）。此病名曰囚傷。□桔梗十分，牛膝、續斷、方（防）風、遠志、杜仲、赤石脂、山朱（茱）臾（萸）、柏實各四分，肉從（蓯）容（蓉）、天雄、署與（蕷）、虵（蛇）☑，凡□五物，皆并冶，合☑

药方：□桔梗_{十分}，牛膝_{四分}，续断_{四分}，防风_{四分}，远志_{四分}，杜仲_{四分}，赤石脂_{四分}，山茱萸_{四分}，柏实_{四分}，肉苁蓉，天雄，署蕷，蛇。

用法：将上述药物都一起研成细末，混合……

主治：男子七伤。

---

① 原文对某些症状进行了具体说明，并指出病名亦可称为"内伤"。男子七伤：指阴寒、阴痿、阴衰、囊下湿而痒、小便有余、茎中痛、精自出。其中有些与"七疾"重合。

第五节

祝由①医方

1. 治外伤出血方（《五十二病方》）

原文：傷者血出，祝曰："男子竭，女子戴②。"五畫地③□之。

方法：祝祷："男子出血凝固，女子出血也停止。"然后在地上画纵横交错的符号。

主治：外伤出血。

2. 治婴儿瘈④方（《五十二病方》）

原文：嬰兒瘈（瘛）：嬰兒瘈（瘛）者，目繲（繫）眮（斜）然，脅痛，息瘿（嚶）瘿（嚶）然，戻（矢）不化而青。取屋榮蔡，薪燔之而□匕焉。圖湮汲三渾，盛以栖（杯）。因唾匕⑤，祝之曰："噴者虜（劇）噴，上如棠（彗）星，下如膪（虾）血，取若⑥門左，斬若門右，為若不已，磔薄（膊）若市。"因以匕周搯嬰兒瘈（瘛）所，而洒之栖（杯）水中，候之，有血如蠅羽者，而棄之於垣。更取囷，復唾匕灸（漿）以搯，如前。毋徵，數復之，徵盡而止。令。

---

① 祝由：祝说病由，指古代以祝祷的方法治病，常伴有药物使用以及一些行为动作，如禹步、吐唾等。《素问·移精变气论》曰："古之治病，惟其移精变气，可祝由而已。"古代官方医疗机构一般还设有"祝由科"。

② 戴：读zǎi，一说为"截"字误写，义为截断、阻断；一说戴为醋，为酸，主收敛，此处表示女子出血也逐渐收敛；一说为同音假借，原是"在"，表示终尽。

③ 五画地：午画地，指在地上画纵横交错的符号。

④ 婴儿瘈：小儿惊风，又称"惊厥"，俗名"抽风"。其症状原文曰："目睛上翻而斜视，胁肋部疼痛，呼吸时痰声辘辘，大便稀薄，完谷不化"。

⑤ 唾匕：是一种巫术，常与咒语连用，即朝着"匕"吐唾液。匕，是古代的一种取食器具，长柄浅斗，形状像汤勺。

⑥ 若：你，指病魔。

药物：屋檐上的杂草，地浆水。

方法：取屋檐上的杂草，用柴火烧……匕。取地浆水多次搅浊，盛在杯中。随后朝着匕吐唾液，祝祷说："喷者剧喷，上面像雪白的彗星，下面像赤黑的污血，在门的左边逮捕你，在门的右边斩杀你，如果你不停止作祟，就将砍碎你的肉于市场示众。"再用匕抚拭患儿周身，并用杯子里的水清洗匕，等候一段时间，待杯子中出现有如苍蝇翅状的血块，就将其倒到墙上。然后重新取水，再朝着匕吐唾液，用匕来抚拭患儿周身，步骤同前面一样。如果没有起效，则反复多次操作，直到见效为止。

主治：婴儿瘛。

3. 治狐臭方（《五十二病方》）

原文：巢（臊）者：侯（候）天旬（電）而两手相麤（摩），郷（嚮）旬（電）祝之，曰："東方之王，西历□□□主冥冥人星。"二七而□。

方法：等在闪电天象下，两手相互摩擦，向着闪电祝祷："东方之王，西方……，主冥冥人星"，反复十四次。

主治：狐臭。

4. 治蝎子蜇伤方二则（《五十二病方》）

4.1原文：湮（唾）之"賁（噴）①！兄父產大山，而居□谷下，□□□不而□□□□而鳳鳥□□□□□□尋尋，豕且貫而心。"

方法：吐唾并祝祷说："喷！兄父生于大山，而你居住谷下……凤鸟……寻寻，鸟嘴将啄你的心。"

主治：蝎子蜇伤。

4.2原文："父居蜀，母為鳳鳥蓐②，毋敢上下尋，鳳圓而心。"

---

① 賁（噴）：一说指咒骂；一说指吐气。

② 蓐：本义为草垫，此指何义待考。

方法：祝祷说："父亲居住在蜀地，母亲为凤鸟蓐，不敢上下熏，凤鸟啄你的心"。

主治：蝎子蜇伤

5. 治毒蛇咬伤方三则（《五十二病方》）

5.1原文："吙①諾（嗟）！年，螫②殺人，今茲有（又）復之。"

方法：祝祷说："吙嗟！年，咬死了人，今年又咬人了。"

主治：毒蛇咬伤。

5.2原文："賁（噴）吙！伏食③，父居北在④，母居南止⑤，同產三夫⑥，為人不德。已。不已，青（請）圉之⑦。"

方法：祝祷说："喷吙！伏食，父亲居住在北面，母亲居住在南面，同产三夫，为人不德。痊愈。如果不愈，请用把它束缚起来。

主治：毒蛇咬伤。

5.3原文：湮汲一音（杯）入奚蠡⑧中，左承之，北鄉（嚮），鄉（嚮）人禹步三，問其名，即曰："某某年口夃口。"飲围音（杯），曰："病口口已，徐去徐已。"即復（覆）奚蠡，去之。

---

① 吙，读huō，吐气、呼气，《说文解字·口部》："吙，呼气也"。此处疑为叹词，表示惊讶。

② 螫：本义为螫，同"蜇"，《说文解字·虫部》："螫，螫也。"此处应指毒蛇咬伤。

③ 伏食：一说即为服食，道家养生方法；一说蛇为伏地伤人，故称伏食。

④ 在：表地方。

⑤ 止：处所。

⑥ 三夫：在祝由词中托言三种毒虫。

⑦ 青（請）圉之：疑指用束缚的方法来威胁毒虫。

⑧ 奚蠡：读xī lí，指盛水用的大腹的瓢。《说文解字·大部》："奚，大腹也。"《玉篇·虫部》："蠡，瓢也。"《墨子·备城门》曰："盛水有奚蠡，奚蠡大容一斗。"

方法：取一杯地浆水倒入奚蠡中，左手拿着，面向北方，依照禹步法朝着患者走三遍，询问患者的姓名，然后就祝祷说："某某年……。"接着让患者喝半杯地浆水，又祝祷说："病……已，徐去徐已。"随即将奚蠡倒扣并离去。

主治：毒蛇咬伤。

6. 治疣方六则（《五十二病方》）

6.1原文：令尤（疣）者抱禾，令人嘑（呼）曰："若胡为是？"應曰："吾尤（疣）。"置去禾，勿顧。

方法：让长疣的人抱着稻草，并让别人喊问他："你为什么这样做？"回答说："我长了疣。"然后放下稻草离开，不要回头看。

主治：疣。

6.2原文：以月晦日之丘井有水者，以敝帚骚（掃）尤（疣）二七，祝曰："今日月晦，骚（掃）尤（疣）北。"入帚井田。

方法：在每月的最后一天，到废弃有水的井里，用旧扫帚清扫疣十四次，并祝祷说："今天是月末最后一天，把疣清扫到北方。"最后将扫帚扔到井中。

主治：疣。

6.3原文：以月晦日日下餔（晡）時①，取𡑭（塊）大如雞卵者，男子七，女子二七。先【以】𡑭（塊）置室後，令南北【列】。以晦往之𡑭（塊）所，禹步②三，道南方始，取𡑭（塊）言曰𡑭言③曰："今日晦，靡（磨）尤（疣）北。"𡑭（塊）一靡（磨）囗。已靡（磨），置𡑭（塊）其處，去勿顧。靡（磨）大者。

---

① 餔（晡）時：申时，下午3—5点。

② 禹步：禹步法，是一种巫术，是模仿大禹行走的一种步行方法。

③ 𡑭（塊）言曰𡑭言："曰𡑭言"重复两次，后三字疑为衍文。

方法：在每月最后一天的下午晡时，取大小如鸡蛋一样的土块，男子七块，女子十四块。先把土块放在屋后，并让他们朝南北方向排列。在夜晚走到放土块的地方，按"禹步法"走三遍，接着从南方开始，依次拿起土块并说道："今日是月末最后一天，磨掉疣子，赶去北方。"然后拿土块一一磨疣子。磨完之后，把土块放在原处，离开而不要回头看。此为磨去大疣的方法。

主治：疣。

6.4原文：以月晦日之内後，曰："今日晦，弱（搦）又（疣）内田。"靡（磨）又（疣）内辟（壁）二七。

方法：一方，在每月的最后一天，到寝室内的后面，念道："今日是月末最后一天，在室内磨掉疣子，赶去北方。"接着在室内墙壁上磨擦疣子十四次。

主治：疣。

6.5原文：以朔日，葵茎靡（磨）又（疣）二七，言曰："今日朔，靡（磨）又（疣）以葵戟。"有（又）以杀（椒）本若道旁蔺（蔺）根二七，圂泽若渊下。除日已望。

药物：葵（冬葵），椒（吴茱萸），蔺（地肤）。

方法：在每月的第一天，拿冬葵的茎干摩擦疣子十四下，并念道："今日是初一，用冬葵的茎干磨去疣子。"接着又用吴茱萸根或者道路旁的地肤根磨擦疣子十四下，然后将根扔到水泽或者水潭中。如果这一天是"除日"，则改到"十六日"进行。

主治：疣。

6.6原文：祝尤（疣），以月晦日之室北，靡（磨）宥（疣），男子七，女子二七，曰："今日月晦，靡（磨）宥（疣）室北。"不出一月宥（疣）已。

方法：祝祷疣病，在每月最后一天到屋内的北面墙上磨擦疣子，男子七次，女子十四次，并念道："今日是月末最后一天，在屋内磨掉疣子，赶去北方。"不用一个月的时间，疣病就会好了。

主治：疣。

7. 治癃病方三则（《五十二病方》）

7.1原文：【禹】步三，湮汲，取桮（杯）水歆（喷）鼓三，曰：上有□□□□□□□□鐵鋭某□□□□□飲之而復（覆）其桮（杯）。

药物：地浆水。

方法：先依照禹步法走三次，准备好地浆水，再取杯中的地浆水用口喷出，喷水一次，敲鼓一次，如此反复三次，然后祝念道：上有……铁锐某……饮服后把杯口朝下放置。

主治：癃病。

7.2原文：以己巳晨虒（嗁）①，東鄉（嚮）弱（溺）之。不巳（已），复之。

方法：在己巳日早晨鸡鸣的时候，让患者朝东方向小便。如果没有治愈，再重复做。

主治：癃病。

7.3原文：以衣中裠（裠<紝>）緇<繢>②約左手大指一，三日□③。

方法：用机织布帛的头尾将患者左手的大拇指捆扎一圈。

疗效预判：三日病愈。

主治：癃病。

---

① 虒（嗁）：同"嗁"。疑为鸡鸣。

② 緇<繢>：指机织布帛的头尾，亦称"机头"，用来系物或者饰物。

③ 三日□：残字疑为"已"。

8. 治肠癞①方十一则（《五十二病方》）

8.1原文：積（癞）：操柏杵，禹步三，曰："賁（噴）者一襄胡，濆（噴）者二襄胡，濆（噴）者三襄胡。柏☐臼穿一，毋（無）一，□□獨有三。賁（噴）者橦（撞）若以柏杵七，令某積（癞）毋（無）一。"必☒同族抱，令積（癞）者直（置）東鄉（嚮）窗（窗），通☒攺②橦（撞）之。

方法：手持用柏木做成的杵棒，按照禹步法走三次，祝祷道："祝者第一次高举柏杵，祝者第二次高举柏杵，祝者第三次高举柏杵。用柏杵臼穿一次，一个癞疝也没有……只有三。祝者用七个柏杵撞你，使你一个癞疝也没有。"让癞者的同族抱住他，让他面朝东方、面向窗户站立，祝者从外面攺撞癞者。

主治：肠癞。

8.2原文：令斬足者③清明④（明）東鄉（嚮），以箭⑤趣（趎）⑥之二七。

方法：让受过刖刑的人，于平旦黎明之时朝东方，用箭针刺癞疝十四下。

主治：肠癞。

8.3原文：㾺（痔），以月十六日始毀，禹步三，曰："月與日相當""日與月相當"，各三；"父乖母強，等與人產子，獨產積（癞）亢。乖巳（已），操段（鍛）石礊（擊）而母。"即以鐵椎攺段之二七。以日出為之，令積（癞）者東鄉（嚮）。

---

① 肠癞：狐疝，现称为腹股沟疝。

② 攺，读yǐ，指古代用来驱鬼避邪的佩物，用金属或玉制成。《说文解字·支部》："毅攺，大刚卯，以逐鬼魅也。"

③ 斬足者：指古代受过刖刑的人。

④ 清明：疑为平旦黎明之时。《诗·大雅·大明》："肆伐大商，会朝清明。"郑笺："朝旦为清明。"

⑤ 箭：读tǒng，一说疑指中空如筒的针；一说箭读为踊，是斩足者的假足。

⑥ 趣（趎）：一说为刺、扎；一说指趑步、半步。

方法：癃，在每月十六日月亮开始亏缺的时候，按照禹步法走三次，祝祷说："月与日相当""日与月相当"，各三遍；接着说："父亲乖戾、母亲强悍，与别人同时生子，唯独生了癃疝极其严重的孩子。乖戾停止后，拿锻石来敲击你的母亲。"然后拿铁敲、戗击癃疝十四次。等太阳出来再这么做，并让患者面向东方。

主治：肠癃。

8.4原文：以辛巳日，由曰："蕡（噴）辛巳日"，三；曰："天神下干疾，神女倚序①聽神吾（語），某狐父②非其處所。巳（已）。不巳（已），斧斬若。"即操布戔之二七。

方法：在辛巳日，祝由说："喷！辛巳日"，反复三次；接着说："天神降下不正的灾疾，神女站在东西墙下听天神之语，狐父病不是待在它所应该待的地方。赶快走吧。不走，就用斧头来砍你。"然后拿布在患处敲击十四下。

主治：肠癃。

8.5原文：以日出時，令積（癃）者屋雷下東鄉（嚮），令人操築③西鄉（嚮），祝曰："今日庚，某積（癃）亢，今日已。某積（癃）巳（已）。□而父與母皆產，柏築之，顛父而衝（衝）子，胡不巳（已）之有？"以築衝（衝）積（癃）二七。巳（已）備，即曰："某起。"靂（癃）【已】。

方法：在太阳刚出来的时候，让患者站在屋檐下，面朝东方，让人手持柏杵朝西方，祝念道："今天是庚日，某人癃疝极其严重，今天痊愈。某人癃疝治愈……你的父亲与母亲一起生癃，用柏杵击打癃疝，从父亲开始到冲击孩子，为何不停止作祟？"用柏杵敲击癃疝十四下。全部完成，

---

① 序：东西墙。《说文解字·广部》："序，东西墙也。"

② 狐父：古病名，疑为狐疝。

③ 築：木杵。在此应指柏杵，后文有"柏築"之说。《广雅·释器》："築，谓之杵。"

就说："某人可以起来了。" 癫疝治愈。

主治：肠癫。

8.6原文：以辛卯日，立堂下，東鄉（嚮），鄉（嚮）日，令人挾提癪（癫）者，曰："今日辛卯，更名曰禹。"

方法：在辛卯日，站在堂屋下，面朝东方，迎着太阳，让人将癫疝患处向上提起，并祝祷说："今天是辛卯日，改名为禹。"

主治：肠癫。

8.7原文：令癪（癫）者北首臥北鄉（嚮）廡①中，禹步三，步嘑（呼）曰："吁！狐廡"，三；若暂（智—知）某病狐父☐。

方法：让癫疝患者的头部朝北躺在朝北方向的庑中，走三遍禹步，边走边喊："吁！狐狸赶快走"，反复三遍；或者知道狐父病……

主治：肠癫。

8.8原文：以稈②爲弓，以甀衣③為緐（弦），以葛爲矢，以☐羽☐。旦而射，莫（暮）即☐小。

方法：用稻秆作弓，用盖瓺的布作弦，用葛作箭，用……早上射，晚上就……小。

主治：肠癫。

8.9原文：穿小瓠壺，令其空（孔）盡容癪（癫）者腎與寍（朘）④，即令癪（癫）者煩⑤夸（瓠），囷鄉（嚮）坐於東陳垣下，即内（納）腎

---

① 廡：指堂屋外的厢房、廊房。《说文解字·广部》："庑，堂下周屋。"
② 稈：稻草，《说文解字·禾部》："秆，禾茎也。"
③ 甀衣：疑为盖瓺的布。
④ 腎与寍（朘）：指睾丸与阴茎。肾，此处指外肾，即睾丸。朘，应即朘，指阴茎。
⑤ 煩：疑为握，捲。

窜（朡）於壺空（孔）中，而以采爲四寸杙二七①，即以采木椎窾（劀）之。一□□，囷窾（劀）之。已（已）窾（劀），輒椄杙垣下，以盡二七杙而已（已）。爲之恆（恒）囚入月旬囚日□□盡，日一鬤，□再爲之，爲之恆（恒）以星出時爲之，須積（癩）巳（已）而止。

方法：将小葫芦凿穿，使其孔能完全容纳下癩疝患者的睾丸与阴茎。让患者握着葫芦，朝东坐在东边的旧墙角下，将睾丸和阴茎放入葫芦孔中。用栎木制作十四枚四寸长的木椿，用它来叩击葫芦。一……，然后再叩击。木椿叩击葫芦之后，就把它们插在墙角下，把十四枚木椿全部插完就可以了。做这个事常以每月十六日……停止，每天一次……再做一次，常在星星出现时做这件事，等到癩疝痊愈后再停止。

主治：肠癩。

8.10原文：積（癩），以奎蠡②蓋其堅（腎），即取桃支（枝）東鄉（嚮）者，以爲弧；取□母苢□□□□□□□□□□上，晦，壹射以三囚，□□飮樂（藥）。其藥曰陰乾黄牛膽。𣂩即𨛓□□□□□□□，歐之。

方法：用大葫芦瓢盖住睾丸，再折取朝东的桃枝，制成弓；再取……上，晚上时，每次射三支箭……饮药。其药名为阴干黄牛胆。干燥后即……饮服。

主治：肠癩。

8.11原文：□某積（癩）巳（已），敬以豚塞，以爲不仁（信），以酉□□□□□□□□□□□□□□□縣（懸）茅比（祂）所，且塞壽（禱），以爲□□囗

方法：本方破损严重，据现存文字判断其为一种"塞祷"，即报答神福的祭祀。

---

① 而以采爲四寸杙二七：用栎木制作十四枚四寸长的木椿。采，即栎树。杙，读yì，小木椿。

② 奎蠡：奚蠡，指大葫芦瓢。

主治：肠癥。

9. 治烧伤方（《五十二病方》）

原文：熱者，由曰："胙胙訕訕，從竃（竈）出毋延，黄神①且與言。"即三湅（唾）之。

方法：被烧伤的人，祝由说："胙胙訕訕，赶快从灶里出来不要拖延，黄神将要对你发令。"随即对其吐唾多次。

主治：烧伤。

10. 治痈肿方二则（《五十二病方》）

10.1原文：痈：取□□羽□二，□二，禹步三，【湮】汲一音（杯）音（杯）入□▨

药物：地浆水—杯。

方法：取……羽……二，……二，按照禹步法走三次，地浆水一杯，杯入……

主治：痈肿。

10.2原文：身有癰者，曰："皋（皋），敢【告】大山陵：某【不】幸病癰，臤直（值）百疾之□，我以明（明）月炙（炙）若，圉且□若，以柞槍柱圉，以虎蚤（爪）抉取若，刀而割若，葦而刜若。今□若不去，苦湅（唾）□若。"即以朝日未圂，東鄉（嚮）湅（唾）之。

方法：身患痈肿的人，祝祷说："皋，敢告大山：某不幸患了痈肿，我遇到了各种疾病，我用明月来照耀你，寒……你，用柞树来捶打你，用虎爪来抓你，用刀来割你，用苇来砍你。现在你还不快离开，就很用力第吐唾你。"在早上没有进食的时候，朝东方吐唾。

主治：痈肿。

---

① 黄神：灶神，也是火神。

11. 治漆病方三则（《五十二病方》）

11.1原文：𩭾：唾曰："歕（喷）！桼（漆）"，三；即曰："天啻（帝）下若，以桼（漆）弓矢。今若为下民①疕，涂（塗）若囚豕矢。"以履下靡（磨）抵之。

方法：吐唾并祝祷说："喷！漆"，反复三遍；又说："天帝派你下来，用漆来涂弓箭。现在你却让百姓生漆疮，用猪屎来涂抹你。"然后用鞋底来磨挤漆疮。

主治：漆病。

11.2原文：祝曰："啻（帝）右（有）五兵，壐（爾）亡。不亡，深（探）刀为爽（創）。"即唾之，男子七，女子二七。

方法：祝祷说："上帝有五兵，你赶快逃吧。不逃，将拿刀来砍伤你。"然后吐唾，男子七次，女子十四次。

主治：漆病。

11.3原文："歕（喷）！桼（漆）王，若不能桼（漆）甲兵，令某伤，奚（雞）矢、鼠襄（壤）②涂（塗）桼（漆）王。"

方法：祝祷说："喷！漆王，你不能涂抹铠甲和兵器，却让某人受伤，就拿鸡屎、鼠壤涂抹你。"

主治：漆病。

12. 治身疕③方（《五十二病方》）

原文：其祝曰："浧浧（浸浸）煬煬虫，黄神在竈（竈）中。□□远，黄神興④□"

方法：祝祷说："浸浸煬煬虫，黄神在灶中……远，黄神兴……"

---

① 下民：百姓。

② 鼠襄（壤）：一说为鼠穴之土；一说指鼠作穴所出的土。

③ 身疕：身体的疮疡。

④ 興：《长沙马王堆汉墓简牍集成》指出也可能是"与"字。

主治：身疣。

13. 治魅^①方二则（《五十二病方》）

13.1原文：▨：禹步三，取桃東枳（枝），中別為□□□之倡，而笄門、戶^②上各一。

方法：按照禹步法走三次，取桃树东边方向上的树枝，从中劈开……在门、户上各挂一枝。

主治：魅病。

13.2原文：祝曰："瀆（噴）者魅父魅母，毋匿，符實□北，▨巫婦，求若固得。▨（懸）若四體（體），編若十指，投若▨水，人殹（也）人殹（也）而比鬼。晦行□□，以采（奚）蠹▨車，以敝箕為輿，乘人黑豬，行人室家，□□□□□□□□□若□□徹胠，魅□魅婦□□□所。"

方法：祝祷说："喷者魅父魅母，无处藏匿，符实……北，都是巫婆，一定找得到你。悬挂你的四肢，缠住你的十指，把你扔进水里，人人把你当鬼一样。晚上行走……用奚蠹当车，用旧箕当舆，骑着黑猪，走家串户……"

主治：魅病。

14. 增强脚力方三则（《养生方》）

14.1原文：行宿，自謼（呼）："大山之陽，天□□□，□□先□，城郭不完，□以金關。"即禹步三，曰以▨荆長二寸周畫<畫>中。

方法：在旅途中留宿时，自己高喊祝祷说："大山之阳，天……先……城郭不完……以金关。"然后按照禹步法走三次，并用长二寸的生荆条画一个圆圈。

主治：增强脚力。

---

① 魅：读jì，传说为小儿鬼。《说文解字·鬼部》："魅，鬼服也。一曰小儿鬼。"
② 门户：古代门与户有别，一扇曰户，两扇曰门；又在堂室曰户，在宅区域曰门。

14.2原文：東鄉（嚮）謼（呼）："敢告東君明星，日來敢到畫所者，席彼裂瓦，何人？"有（又）即周【畫】中。

方法：面朝东方高喊祝祷说："敢告东君明星，白天敢来到所画的圆圈内，就用破瓦片攻击它，什么人？"然后又画一个大圆圈。

主治：增强脚力。

14.3原文：走疾欲善先者，取女子未嘗男子者囷，縣（懸）枲，懷之，見旋風以投之。風止，即□□帶之。

方法：取处女月经布，用麻绳系住，揣在怀里，见到旋风，就扔出去。等风停止后，再……带上。

主治：增强脚力。

15. 疾行方二则（《养生方》）

15.1原文：疾行：取牛車枲暴（曓）①帶之，欲疾，疾約之。

方法：取牛车辕上缠束的麻绳佩带在身上，想要加快速度，就迅速用麻绳缠束自己。

主治：疾行。

15.2原文：行欲毋足痛者，南鄉（嚮）禹步三，曰："何水不越，何道不枯，氣（乞）我□□末。"即取突墨□□□□□内（納）履中。

药物：突墨②。

方法：疾行想不足痛，朝南方按禹步法走三次，祝祷说："没有河水跨不过去，没有路走不完，乞求我……肢体。"然后取灶突墨……放入鞋中。

主治：疾行。

---

① 暴（曓）：指牛车辕上缠束的麻绳。

② 突墨：灶突墨。是稻草、麦秸等燃烧后附于锅底或烟囱内的黑色烟灰。

16. 禹藏埋胞图法^①（《杂疗方》）

原文： 圉臧（藏）貍（埋）包（胞）圖瀌：貍（埋）包（胞），避小時、大時^②所在，以產（生）月，視數多者貍（埋）包（胞）□。

方法： 埋藏胞衣要避开太时、小时，根据生育时的月份，选取禹藏埋胞图中计数多的方位埋胞。

主治： 使小儿健康长寿。

禹藏埋胞图^③

17. 瓦甌埋胞法（《杂疗方》）

原文： 字^④者巳（已），即以流水及井水清者，孰（熟）洶（洗）輆

---

① 禹藏埋胞图法：是古代的一种迷信活动，在妇女生育后，将小儿的胞衣埋藏于一定的方位，认为可以使小儿健康长寿。

② 大时：太时。其所在方位与小时所在方位均被认为是凶方。《淮南子·天文》："太时者，咸池也；小时者，月建也。"

③ 此图原见于《胎产书》中，南方表示上方为南，禹藏应为图名，今据简文改为"禹藏埋胞图"。图来源于《长沙马王堆汉墓简牍集成》第六册《胎产书》附图二。

④ 字：产，指生育、分娩。

（澣）其包（胞），孰（熟）捉，令毋（無）汁，以故瓦鬳①毋（無）津者盛，善密蓋以瓦甌②，令虫（蟲）勿能入，貍（埋）清地陽處久見日所。使嬰兒良心智，好色，少病。

方法：产妇分娩后，就用流水和清澈的井水洗净胞衣，充分挤按，使其没有汁液，再用干燥的旧陶鬳盛放，仔细地用瓦瓯密封盖好，让虫子不能进入，埋在干净的向阳处，常年可以见到太阳的地方。可以使婴儿心智聪慧，皮肤色泽美好，少生疾病。

主治：使婴儿心智聪慧，皮肤色泽美好，少生疾病。

18. 使蛺不射伤人方四则（《杂疗方》）

18.1原文：【令】蛺毋射：即到水，撮米投之。

方法：来到水边的时候，用手抓取一把米投入水中。

主治：使蛺不射伤人。

18.2原文：服見③，若以緒（綴）衣。

方法：服用苋，或用来缀饰衣物。

主治：使蛺不射伤人。

18.3原文：衣赤繯（繲）④衣及黑涅⑤衣，屯（純）⑥以馬蘩（𣯛）⑦，若以□及□補夜（腋）。

用法：穿着染成红色的粗布衣或用礬石染成黑色的衣服，穿着用马毛

---

① 鬳：读yǎn，是古代一种炊器。下部是鬲，上部是透底的甑，上下部之间隔一层有孔的箅。

② 瓦瓯：陶制的小盆。

③ 服見：一说見为苋，指马齿苋或赤苋，服見是指服食苋；一说見为繲，即繭（茧），指蚕茧，服見是指佩戴蚕茧。

④ 繯（繲）：指经纬粗细不同的缯，即粗布。

⑤ 涅：礬石，可用来染布。

⑥ 屯（純）：此指装饰衣服。

⑦ 馬蘩蘩：蘩，读lí。马毛。

装饰的衣服，或用……

主治：使蛓不射伤人。

18.4原文：以田暘豖邋（鬛）①屯（純）衣，令蛓及虫（虺）蛇蛇②弗敢射。

方法：用围猎捕获的野猪身上的长毛装饰衣服，是蛓、虺蛇不敢射伤人。

主治：使蛓、虺蛇不射伤人。

19. 治蛓、虺蛇、蜂射伤方（《杂疗方》）

原文：即不幸為蛓虫（虺）蛇蠭（蜂）射者，祝，㖎（唾）之三，以其射者名名之，曰："某！女（汝）弟兄五人，某索智（知）其名，而處水者為鮁③，而處土者為蚑④，柎木者為蠭（蜂）、𧏙（蛅）斯（蟖）⑤，蜚（飛）而之荊南者為蛓。而晉□未□，壐（爾）奴為宗孫。某賊！壐（爾）不使某之病巳（已），且復□□□□□□□□□□□□□□。"

方法：祝祷，吐唾三次，用射伤人的名字称呼它，祝祷说："某！你们弟兄五人，某全部知道你们的名字，生活在水里的是鮁，生活在地上的是蚑，生活在树上的是蜂、蛅蟖，飞到荆南的是蛓……而晋……未……而奴为宗孙。某贼！如果你不让某的病痊愈，其又……"

主治：蛓、虺蛇、蜂射伤。

20. 埋胞法五则（《胎产书》）

20.1原文：必孰（熟）洒（洗）榦（澣）包（胞），有（又）以酒榦（澣）□□□□□□□□小㔸□□□□□□□□□□□□以瓦甌，毋令

---

① 田暘豖邋（鬛）：暘，读chàng。鬛，读liè。疑指围猎捕获的野猪身上的长毛。

② 虫（虺）蛇蛇：第二个蛇疑为衍文，虺蛇即蝮蛇，为毒蛇。

③ 鮁：疑为水蛭。

④ 蚑：疑为旱蚂蟥。

⑤ 𧏙（蛅）斯（蟖）：一种背部长毛，能蜇伤人的毛虫。

虫蛾（蟻）能入，而□□□□□□【久見】日厛，便嬰兒毋（無）疕騷（瘙），曼理，壽□①。

方法： 一定要反复清洗胞衣，又用酒进行清洗……小曆……用瓦瓯，不能让虫蚁进入，而……放在向阳的地方，可以使婴儿不患疮疡、瘙痒之类的疾病，肌肤细腻，寿长。

主治： 预防新生儿疾病，使肌肤细腻，寿长。

20.2原文： 貍（埋）包（胞）席下，不疕騷（瘙）。内中□□□以建日歙（飲）。

方法： 将胞衣埋在席下，就不会患疮疡、瘙痒之类的疾病。内中……在建日饮服。

主治： 预防新生儿疾病。

20.3原文： 字而多男毋（無）女者而欲女，後□□□□包（胞）貍（埋）陰垣下。

方法： 生男孩多而没有女孩，但想要生女孩，后……将胞衣埋在背日的墙垣下。

主治： 生女。

20.4原文： 多女毋（無）男，亦反<取>②【胞】貍（埋）陽垣下。

方法： 生女孩多而没有男孩，将胞衣埋在向日的墙垣下。

主治： 生男。

20.5原文： 以甑衣約包（胞），貍（埋）之。

方法： 用盖甑的布将胞衣包束起来，埋掉。

---

① 壽□：疑即寿长。

② 反<取>："反"字是否为"取"字的误字，待考。

21. 产后保健方二则（《胎产书》）

21.1原文： 字者且垂字①，先取市②土濡請（清）者，□之方三、四尺，高三、四寸。子既產，置土上，勿庸（用）举，令嬰兒枼③上，其身盡得土，乃浴之，為勁有力。

方法： 产妇就要临产，先取来湿润而洁净的市土……成三四尺见方，三四寸高的土堆。孩子出生后，放在土堆上，不要用举，让婴儿枼上，婴儿身上全沾上土，然后洗干净，可以使婴儿强劲有力。

主治： 产后保健。

21.2原文： 字者巳（已），即燔其蓐，置水中，□□嬰兒④，不疛騷（瘙）。及取嬰兒所巳（已）浴者水半桮（杯）歙（飲）母，母亦毋（無）餘病。

方法： 产妇生完孩子后，随即将其产蓐烧成灰，放入水中，让婴儿洗浴，可以使婴儿不患疮疡、瘙痒之类的疾病。再取半杯婴儿洗浴后的水给母亲喝，母亲也不会生其他病。

主治： 产后保健。

22. 多生子方（《胎产书》）

原文： 女子鮮子者產，令它人抱其□，以去谿谷濯其包（胞），以新布裹之，為三約以斂之，囚□中，令其母自操，入谿谷□□□之三，置去，歸勿顧；即令它人善薶（埋）之。

方法： 不易怀孕的女子在生产之后，让他人抱着……去溪谷清洗胞衣，并用新布包裹，包束三周从而使它裹紧，到……中，让产妇自己拿着，到谿谷……三次，放在某处后离开，不要回头看；再让他人将胞衣好好地埋藏起来。

---

① 垂字：临产。

② 市：一说为"市"。

③ 枼：待考。

④ □□嬰兒：据后文，可补为"以浴嬰兒"。

主治：多生子。

23. 杂禁诸方十则①（《杂禁方》）

23.1原文：又（有）犬善皋（嗥）於亶（壇）與門，埱（塗）井上方五尺。

方法：在井上涂抹五方尺泥土。

主治：狗爱在中庭与门前大声叫。

23.2原文：夫妻相恶，埱（塗）户□②方五尺。

方法：在门框上的横木涂抹五方尺泥土。

主治：夫妻不和。

23.3原文：欲微（媚）贵人，埱（塗）門左右方五尺。

方法：在大门的左右涂抹五方尺泥土。

主治：取悦贵人。

23.4原文：多恶蒉（夢），埱（塗）牀下方七尺。

方法：在床下涂抹七方尺泥土。

主治：恶梦。

23.5原文：姑婦善所（鬭），埱（塗）戶方五尺。

方法：在室内门的周围涂抹五方尺泥土。

主治：婆媳不和。

23.6原文：嬰兒善泣，埱（塗）牎（牖）上方五尺。

---

① 指使用一些特殊方法消除夫妻不和、婆媳相关等问题或一些疾患，应属祝由科之范畴。

② □：疑为"楣"字。

方法：在窗户周围涂抹五方尺泥土。

主治：婴儿喜哭。

23.7原文：與人訟，書其名直（置）履中。

方法：把对方的名字写下来，放在鞋中。

主治：和人打官司。

23.8原文：取兩雌佳①尾，燔冶，自歈（飲）之，微（媚）矣。

方法：取两只雌佳的尾翼，燔烧后研成细末，独自饮服。

主治：讨男子欢心。

23.9原文：取東西鄉（嚮）犬頭，燔冶，歈（飲），夫妻相去。

方法：从东方或西方取狗头，燔烧后研成细末，饮服。

主治：夫妻互相离弃。

23.10原文：取雄佳左蚤（爪）四，小女子左蚤（爪）四，以鎣熬，并冶，傅人，得矣。取其左麋（眉）直（置）酒中，歈（飲）之，必得之。

方法：取雄佳左爪四个，未出嫁女子左手指甲四个，用锅熬煮，一起研成粉末，涂抹他人身上，可以得人欢心。取左眉毛烧灰后，放入酒中，饮服，一定可以得人欢心。

主治：得人欢心。

24. 治龋齿方四则（周家台秦简《病方》）

24.1原文：已龋方：見東陳垣，禹步三步，曰："皋！敢告東陳垣君子，某病龋齒，笱（苟）令某龋已，請獻驪②牛子母。"前見地瓦，操；見垣有瓦，乃禹步，已，即取垣瓦貍（埋）東陳垣止（址）下。置垣瓦下，置

---

① 雌佳：一说短尾鸟的总称；一说即雌雏。

② 驪：黑色。

牛上，乃以所操瓦蓋之，堅貍（埋）之。所謂“牛”者，頭虫[①]也。

方法：见到东方的旧墙，用禹步法行走三步，祝祷说：“皋！敢告东边旧墙大人，某人患了蛀牙，如果让某人的蛀牙痊愈，愿意献上黑色母牛。”向前看见地瓦，拾起；看见墙上有瓦，行禹步，停下来之后，就将墙瓦埋在东边旧墙基下。把墙瓦放在下面，把黑色母牛放在上面，再用所拿的地瓦将其盖住，并埋坚实。

主治：齲齿。

24.2原文：已齲方：以叔（菽）七，稅（脫）去黑者。操兩瓦，之東西垣日出所燭，先貍（埋）一瓦垣止（址）下，復環禹步三步，祝曰：“嘑（呼）！垣止（址），笱（苟）令某齲已，予若叔（菽）子而徼之齲已。”即以所操瓦而蓋□。

药物：黑豆七。

方法：用黑豆七颗，去掉黑皮。手持两片瓦，到东西墙边的日出所照之处，先将一片瓦埋在墙基下，再围绕它按照禹步法行走三步，祝祷说：“呼！墙基，如果让某人的蛀牙痊愈，给你豆子来换取蛀牙痊愈。”接着再用所拿的瓦片盖住……。

主治：齲齿。

24.3原文：以米亦可。男子囚米七，女子以米二七。

药物：米男子七、女子十四。

方法：此方即在上一方的基础上，将黑豆改成米即可，但是男女用米数量不同，男子用七粒米，女子用十四粒米。

主治：齲齿。

24.4原文：已齲方：見車，禹步三步，曰：“輔[②]車車輔，某病齒

---

① 頭虫：疑为头上的虱子。

② 輔：指绑在车轮旁边用来夹住车轂的两条直木。

龋，笱（苟）能令某龋已，令若毋見風雨。"即取車輨（輂）①，毋令人見之，及毋與人言。操歸，匿屋中，令毋見，見復發。

方法：看见车，按照禹步法走三步，祝祷说："辅车车辅，某人患蛀牙，如果能让某人的蛀牙痊愈，就让你不受风吹雨淋。"随即取下车轴两端的插栓，不能让别人看见，也不要和别人说话。拿着插栓回家，藏到屋里，不要让别人看见，被人看见就会复发蛀牙。

主治：龋齿。

25. 治心病方（周家台秦简《病方》）

原文：病心者，禹步三，曰："皋！敢告泰山，泰山高也，人居之，□□之孟也。人席之，不智（知）歲實。赤隗獨指，搚某叚（瘕）心疾。"即兩手搚病者腹；"而心疾不智（知）而咸戟②。"即令病心者南首臥，而左足踐之二七。

方法：按照禹步法走三遍，祝祷说："皋！敢告泰山，泰山高也，人住在上面……排行最大。人依仗着它，不知多少年岁。红色的高峰直耸云霄，敲击某人腹中结块等心疾。"接着再用两手敲击患者的腹部，说："你的心疾没有痊愈而全部变大"。然后让患者头朝南方并躺下，用左脚踩踏他的腹部十四下。

主治：心病。

26. 治癃疮方（周家台秦简《病方》）

原文：操杯米之池，東鄉（嚮），禹【步三】步，投米，祝曰："皋！敢告曲池，某癃某波（破）。禹步攢房（芳）棥（襹），令某癃戳（數）③去。"

方法：拿一杯米到池塘边，朝东方向，按禹步法走三步，把米投入池

---

① 車輨（輂）：车辖。指车轴两端扣住害的插栓。

② 戟：大。

③ 戳（數）：迅速。《尔雅·释诂下》："数，疾也。"

塘，祝祷说："皋！敢告曲池，某人痈疮已经溃破。现在行着禹步投撒芳香的饭食，让痈疮迅速去除。"

主治：痈疮。

27. 治子女病方（周家台秦简《病方》）

原文：禹步三，汲井，以左手袤①繘②，令可下免（挽）甂（甕），即下免（挽）繘甂（甕），左操杯，鯖甂（甕）水；以一杯盛米，毋下一升。前置杯水女子前，即操杯米，禹步【三步】，祝曰："皋！敢告鬻（粥）。"□步③，投米地，祝投米曰："某有子三旬，疾生。"即以左手撟杯水歈（饮）女子，而投杯地，杯□□

方法：按照禹步法走三遍，从井中打水，用左手悬吊打水用的绳索，让手可以从下方挽着陶瓮，接着从下面挽住汲水绳和陶瓮，左手拿起一个杯子，从陶瓮中取一杯水；用另一个杯子盛米，不用装一升。把一杯水放在女子面前，随即拿起另一杯米，按照禹步法走三步，祝祷说："皋！敢告粥。"又行禹步，把米投到地上，对着地上的米祝祷说："某有子女三十岁，患有疾病。"接着就用左手端起水杯让女子喝下去，喝完后把水杯摔到地上，杯……

主治：子女患病。

28. 治疟方（周家台秦简《病方》）

原文：北乡（嚮），禹步三步，曰："嘑（呼）！我智（知）令某瘲④，令某瘲者某也。若筍（苟）令某瘲已，□□□□□言若□"

方法：向着北方，按照禹步法走三步，祝祷说："呼！我知道使某人患疟，使某人患疟的是某。如果能让某人的疟痊愈……"

主治：疟。

---

① 袤：悬吊。

② 繘，读jú，井上汲水的绳索。

③ □步：应为禹步。

④ 瘲：《秦汉简牍医方集注》释为"瘲"，指疼痛。

五官科医方

1. 治目疾方①（清华大学藏战国简《病方》）

原文：忌目潗（煮）以澡（澡）目疾，虔（且）以窦（缓）之。

药方：忌目②。

用法：将药物煎煮，用药水洗眼睛的患处，可以舒缓目疾。

主治：目疾。

2. 治声音嘶哑方③（武威汉简"医方"）

原文：治鴈聲□□□言方：朮、方（防）風、細辛、薑、桂、付（附）子、蜀椒、桔梗，凡八物，各二兩，并冶，合和，以方寸匕先餔飯米麻（糜）飲藥耳。

药方：术、防风、细辛、姜、桂、附子、蜀椒、桔梗各二两。

药物炮制：将上述八味药物研成细末，再混合均匀，调和成散剂。

服用方法：饭前用粥糜送服一方寸匕药粉。

主治：声音嘶哑。

3. 曾青戎盐敷眼方（武威汉简"医方"）

原文：治目恵（痛）方：以春三月上旬治藥，曾青四兩，戎（戎）鹽三兩，皆冶，合，以乳汁和，盛以銅器，以傅目。良。

药方：曾青四兩，（戎）盐三兩。

---

① 本方篇首已残，根据文义为内服治疗肩背疾方，虽然肩背疾亦可能为外伤，但一般兼有外治，此处仅记载内服，遂归于内科医方。

② 忌目：释读组一说为析目，即析蓂；一说为决目，即决明。两药入药部位均为果实，均有明目的功效。

③ 张延昌认为此方主治"感受风寒后出现的声音嘶哑久治不愈者"，列为内科范畴。

药物炮制：在春天三月上旬制作药物，将上述两种药物研成粉末，混合均匀，再以乳汁调和，用铜器盛放药物。

用法：敷在眼部。

主治：目痛。

4. 治鼻病方①（武威汉简"医方"）

原文：六日脛中當惠（痛），惠（痛）至足下，傷膿出，逐<遂>服之。卅日知億（愈），六十日須（鬚）麋（眉）生，音聲雖撕（嘶）敗能復精。鼻柱鼻中當曾（腐）血出。若膿出，去死肉，藥用代廬如（茹）、巴豆各一分，并合和，以絮裹藥塞鼻，諸息肉皆出。不出，更飲調中藥，藥用亭磨<厤（歷）>二分，甘逐<遂>二分，大黄一分，冶，合和，以米汁飲一刀圭，日三、四飲，微出乃止。即鼻不利，藥用利（藜）廬（蘆）一本，亭磨<厤（歷）>二分，付（附）子一分，早（皂）荚（荚）一分，皆并父（吹）且（咀），合和，以醇溢（醯）漬，卒（晬）時，去宰（滓），以汁灌其鼻中。

4.1 治鼻息肉

药物：代庐茹②、巴豆各一分。

用法：将两药混合调和③，用棉花裹药塞进鼻腔。

4.2 治鼻息肉④

药物：葶苈二分，甘遂二分，大黄一分。

药物炮制：将上述三味药研成粉末，混合均匀，调和成散剂。

---

① 本方由四支简构成，即68～71号简，张延昌将其分为三方，塞鼻方、调中药方、灌鼻方。今根据文意认为其应有一基础方，在基础方治疗下，又出现三种鼻病，遂有三方，所以认为它们相互联系，遂合在一起分析。一说从"六日脛中當惠（痛）"至"敗能復精。鼻柱"为第68号简，疑为治"大风方"的残简。

② 代庐茹：代地的庐茹，或即茜根。

③ 应是将两药研成粉末后混合调和。

④ 应是在上方不效的基础上，再使用的第二个方子。

服药方法：用米汁送服或调服一刀圭药粉，每天服药三四次，直至痊愈。

4.3治鼻不利

药物：藜芦一本，葶苈二分，附子一分，皂荚一分。

药物炮制：将上述四味药一起捣碎，混合调和均匀，用醇醋浸泡一昼夜。

用法：将药汁过滤除去渣滓，然后把过滤后的药汁灌进鼻腔中。

第七节

皮肤科医方

1. 治狐臭方①（《五十二病方》）

原文：取牛胆、乌豙（喙）、桂，冶等，穀□，薰以□病。

药方：牛胆②，乌喙，桂枝。

用法：三味药等量研末，将其混合均匀，外熏进行治疗。

主治：狐臭。

2. 治夕下③方（《五十二病方》）

原文：【夕】下：以黄枔（芩），黄枔（芩）长三寸，合盧大如□□豆卅，囷皮而并囵。□□□□大把，搗（捣）而煮之，囵沸，而潘去其宰（滓），即以【汁】□□凄夕下，已，乃以脂□□□，因以所治药傅之。節（即）复欲傅之，凄囸之如前。已，夕下囷。

---

① 此为《五十二病方》"巢（臊）者"即狐臭病的第二个治疗方，第一方为"祝由方"。

② 牛胆：牛肉。也有认为当为"牛膝"者。

③ 夕下：古病名，应为腋下皮肤病。

药方：黄芩_{三寸}，合芦^①_{三十颗}。

用法：因原文有残损，大致认为应有另一种药物进行捣烂，然后煎煮，沸腾后过滤去滓，把药汁涂抹在腋下患处。接着涂抹油脂，再将黄芩与合芦去皮并研磨成的粉末涂抹外敷。

主治：夕下。

3. 治疣^②方（《五十二病方》）

原文：尤（疣），取敝蒲席，若籍（蓆）之弱（蒻），繩之，即燔其末，以久（灸）尤（疣）末，熱，即拔尤（疣）去之。

用法：取旧蒲席，或蒲席上的蒲草，将其搓成绳子，点燃绳子末端，用以灸"疣"的末端，待"疣"灸热之后，即将其拔去。

主治：疣。

4. 治白处^③方三则（《五十二病方》）

4.1原文：白圙方：取灌青，其一名灌曾，取如□□鹽廿分斗一，竈黄土十分升一，圐圙，圙□□指，而先食飲之。不已，有（又）復之而□灌青，再飲而已。令。

药方：灌青，盐_{二十分之一斗}，灶黄土_{十分之一升}。

药物炮制：将上述三味药一起研成粉末，此处有缺损，但从后文来看，应是煎煮成汤剂。

主治：白处。

4.2原文：□□圙□□□□□與其真□□，治之以鳳卵勿毀半斗，□甘鹽□□□□□□□□□□□□圚□□□□□圙中，卵次之，以□□□□□冥（幂）甕以圙四□□□□□□□□□□□□□□□

---

① 合芦：一说为"庵蕳"；一说为"对芦"。

② 疣：皮肤赘生物。本方后还附有六首"祝由方"。

③ 白处：古病名，应为白癜风之类的疾病。

三□□□□□□蔡。已涂（塗）之，即縣（懸）陰燥□□□□□□□□□□□□□□□□□□□□□□□厚蔽肉，扁（遍）施所而止，□□□□□之於□□□□熱弗能支而止，而止厔□□雖俞（愈）而毋去其藥。藥□□面自□殹（也）。□□□已□。炙之之時，養（癢）甚□禁【毋】搔（搔），及毋手傅之。以旦未食傅藥。已傅藥，即飲善酒，極厭（饜）而止，即炙□。已炙□之而起，欲食即食，出入飲食自次（恣）。且服藥，先毋食葷二三日。服藥時毋食魚，病已如故。治病毋時。以三月十五日到十七日取鳥卵，已□即用之。□□鳥殹（也），其卵雖有人（仁）①，猶可用殹（也）。此藥已成，居雖十【餘】歲到□歲，俞（逾）良。□而乾，不可以涂（塗）身，少取藥，足以涂（塗）施者，以美醯□之於瓦徧（甌）②中，漬之□可河（和），稍如恒。煮膠，即置其徧（甌）於秣③火上，令藥已成而發之。發之□□□□涂（塗），冥（冪）以布，蓋以徧（甌），縣（懸）之陰燥所。十歲以前藥乃乾。

药方：鸟卵④ 半斗，甘盐⑤。

用法：在清晨吃早饭之前，将制作好的药物厚厚地涂抹在患处，但不能用手直接敷药，然后要喝些好酒，再对其患处进行加热烘烤，即使很痒也不能用手抓，烘烤时如果想吃东西，可以进食，待烘烤到人不能忍受时停止。

用药禁忌：用药前两三天内不要吃荤菜，用药期间不要吃鱼，待病愈后可以恢复正常饮食。

主治：白处。

4.3原文：白瘯⑥：白瘯者，白毋奏（腠），取丹沙（砂）與鱣鱼血，

---

① 人（仁）：指蛋中的胚胎。
② 瓦徧（甌）：一种阔口小陶盆。
③ 秣：禾皮、谷壳。
④ 鸟卵：原文指出所用的鸟蛋需在三月十五日到十七日采集，其中有胚胎亦可以使用。
⑤ 甘盐：精制的、优质的盐。
⑥ 白瘯：疑为白处之异名。

若以雞血，皆可。雞湮居二□□之□，以畚（爪）挈（契）虐令赤，以□之。二日，洒，以斸布埶（熟）暨（概）之，復傅。如此數，卅【日】而止。☒。

药方：丹砂①，鱣鱼血②或鸡血。

用法：先用鸡爪在患处搔扒，使患处充血变红，然后敷药。等两日后洗去，用新布仔细擦拭，再重新敷药。按此方法反复敷药，三十天就可以停止。

主治：白处。

5. 治痂③方二十四则（《五十二病方》）

5.1原文：加（痂）：以少（小）嬰兒弱（溺）漬殺羊矢，卒其時④，以傅之。

药方：小婴儿溺⑤，殺羊矢⑥。

用法：用婴儿的尿液浸泡公羊粪一昼夜，拿来外敷患处。

主治：痂。

5.2原文：冶雄黄，以彘膏脩（滫），少殽以醯，令其□溫適，以傅之。傅之毋濯。以埶（熟）洒加（痂）以湯，乃傅。

药方：雄黄，猪油，醋。

用法：将雄黄研成粉末，用猪油进行淘洗，然后再用醋稍加调和，使药物温度适宜，再拿来敷在患处。

用药禁忌：外敷之后不要用水清洗。要先用热水将患处洗干净，然后才能敷药。

---

① 丹砂：朱砂。

② 鱣鱼血：鳝鱼血。一说为鳇鱼。

③ 痂：一说为疥癣类皮肤病；一说为干痂，即溃疮面上结留的干痂。

④ 卒其时：淬时，指一昼夜。

⑤ 小婴儿溺：婴儿尿。

⑥ 殺羊矢：公羊粪。

主治：痂。

5.3原文：冶僕纍（藟），以攻（釭）脂鱓而傅。傅，炙之。三、四圈。

药方：仆垒①，釭脂②。

用法：将仆垒研成粉末，再以釭脂调和，敷于患处，并放在火上烘烤，要敷三四次。

主治：痂。

5.4原文：刑赤蝎，以血涂（塗）之。

药方：赤蝎血。

用法：杀死红色蜥蝎，用它的血涂抹患处。

主治：痂。

5.5原文：冶亭（葶）磿（藶）、莃夷（荑），熬叔（菽）□□皆等，以牡□膏、鱓血饍。【先】以酒洒，燔朴炙之，乃圈。

药方：葶苈，莃荑③，菽④，牡□膏⑤，鱓血⑥。

用法：将葶苈、莃荑研成粉末，煮大豆……各等分，再用公猪油、鱓血调和。先用酒把患处清洗干净，然后再烧朴木进行烘烤，最后把药物敷上。

主治：痂。

5.6原文：冶牛䣛（膝），燔髻灰等，并□□，孰（熟）洒加（痂）而傅之。炙牛肉，以久脂涂（塗）其上。虽已，复圈勿擇（释）。

---

① 仆垒：一说麦门冬；一说蜗牛；一说田螺。
② 釭脂：指车轴中的润滑油。
③ 莃荑：疑为芜荑。
④ 菽：即大豆。
⑤ 牡□膏：疑为公猪油。
⑥ 鱓血：应即鳝鱼血。

药方：牛膝，髻灰①。

用法：将牛膝研成细末，焚烧头发为灰炭，二者等分并……清洗患处后敷上药物。再烤牛肉，用陈年牛脂涂抹患处。即使已经痊愈，还需反复敷药，不要立即停药。

主治：痂。

5.7原文：以□脂若豹膏□而炙之，□□□而不痛，婁（屢）復【之】。先飲美【酒】令團溫，乃☒

药方：豹膏②。

用法：取□脂或者豹膏，用火烤炙……用药前先喝美酒，使身体变温热，才……

主治：痂。

5.8原文：善洒，靡（磨）之血，以水銀傅，囿（又）以金鑱（鉛）冶囷皆等，以圂膏鷠【而】囀【之】。

药方：水银，金铅③，彘膏④。

用法：将患处清洗干净，并摩擦出血，先用水银外敷，然后再取等量的铜绿粉末与猪油掺和后继续外敷。

主治：痂。

5.9原文：壽（擣）慶（蛻）良（螂），饍以醯，封而炙之，蟲環出。

药方：蜣螂，醋。

用法：将蜣螂捣碎，用醋搅拌，然后贴到患处，并用火进行烘烤。

主治：痂。

---

① 髻灰：应为血余炭。

② 豹膏：豹油脂。

③ 金铅：铜绿，又称铜青。

④ 彘膏：猪油。

5.10原文：取廮（蜣）良（蜋）一斗，去其甲足，以乌豪（喙）五果（颗），礜大如李，并以戠□斗煮之，汔^①，以傅之。

药方：蜣蜋_{一斗}，乌喙_{五颗}，礜石，戠^②。

用法：取蜣蜋一斗，并去其甲足，又取乌喙五颗，像李子大的礜石一块，一起放在醋里煎煮，待煎干后，将药物敷于患处。

主治：痂。

5.11原文：大皮桐，以盖而约之，善。

药方：大皮桐^③。

用法：将大皮桐盖在患处，并捆扎好。

主治：痂。

5.12原文：燔牡鼠矢，冶，以善戠鳝而封之。

药方：牡鼠矢，善戠。

炮制：先烤雄鼠屎，然后研成细末，用优质的醋掺和，贴到患处。

主治：痂。

5.13原文：燔礜，冶乌豪（喙）、黎（藜）卢（芦）、蜀叔（菽）、庶、蜀椒、桂各一合，并和，以头脂□□□布炙以尉（熨），卷（倦）而休。

药方：礜石，乌喙、藜芦、蜀菽^④、庶^⑤、蜀椒^⑥、桂_{各一合}，头脂^⑦。

用法：用火燔烧礜石，把各一合的乌喙、藜芦、蜀菽、庶 、蜀椒、桂

---

① 汔：水干涸。

② 戠：醋的古称。

③ 大皮桐：海桐皮。

④ 蜀菽：巴豆，又称巴菽。

⑤ 庶：疑为甘蔗。

⑥ 蜀椒：巴椒，又称花椒。

⑦ 头脂：头垢。

研成粉末，将上述药物一起调和，用头脂……拿布包药物，进行烘烤，然后拿来熨贴患处，直到患者感到疲倦才停止。

主治：痂。

5.14原文：以小童弱（溺）渍陵（菱）枝（芰），以瓦器盛，以布盖，置突上①五、六日，□匵之。

药方：童溺，菱芰②。

用法：用童便浸泡菱芰，拿陶器来盛放，并用布盖好，放在炉灶的烟道上五六天，将药物外敷于患处。

主治：痂。

5.15原文：冶莁夷（黄）、苦瓠瓣，并以彘膏弁，傅之，以布匱【而】約之。

药方：莁黄，苦瓠瓣③，彘膏。

用法：将莁黄、苦瓠瓣研成粉末，并用猪油掺和调匀，外敷于患处，再用布包裹捆扎好。

主治：痂。

5.16原文：冶乌豪（喙）四果（颗）、陵（菱）枝（芰）一升半，以圂（男）潼（童）弱（溺）一斗半囲□，圂孰（熟），□米一升入中，撽，以傅之。

药方：乌喙四颗，菱芰一升半，男童便一斗半，米一升。

用法：将四颗乌喙、一升半菱芰研成细末，用一斗半男童便调和，煎煮……将药物搅拌调和后敷于患处。

主治：痂。

---

① 突上：炉灶的烟道上。

② 菱芰：菱角。

③ 苦瓠瓣：苦瓠籽。

5.17原文： 冶乌豙（喙），炙羖脂弁，热傅之。

药方： 乌喙，羖脂。

用法： 将乌喙研末，用火烤公羊油脂，再把两药混合搅匀，趁热敷于患处。

主治： 痂。

5.18原文： 取陈葵茎，燔冶之，以彘職（膱）膏殽弁，以匰痏①。

药方： 陈葵茎，彘膏。

用法： 取陈年冬葵的根茎，燔烧后并研成粉末，拿猪油进行混合并搅拌均匀，用以外敷患处。

主治： 痂。

5.19原文： 濡加（痂）②：冶𠕋（葌）夷（黄）半参，以肥满剡③豨膏□夷上膏□□□□□善以水洒加（痂），乾而傅之，以布约之。□□死人胻骨，燔而冶之，以職（膱）膏□而□□□巳（已）▨

药方： 葌黄半参，豨膏④。

用法： 取葌黄半参研成粉末，将肥满的热猪油……好好地用水清洗患痂处，等干后敷药，并以布捆扎好。

主治： 痂。

5.20原文： 產痂⑤：先善以水洒，而炙蛇膏令消，傅。三傅而巳（已）。令。

药方： 蛇膏。

用法： 先好好地用水清洗患处，再用烤过的熔化了的蛇油外敷。三敷

---

① 痏：读wěi，有疮、瘢痕之义。

② 濡加（痂）：一说指有脓液分泌的湿痂；一说指浸淫疮。

③ 剡：灼热。

④ 豨膏：猪油。

⑤ 產痂：或指刚形成的痂。

即可痊愈。

主治：痂。

5.21原文：痂方：取三歲織（臘）豬膏，傅之。燔胕（腐）荆箕，取
囝灰瘙□三而已。⊠。

药方：猪膏，腐荆箕灰。

用法：取陈放三年的猪油敷于患处。燔烧腐旧的荆条畚箕，取其灰
末……

主治：痂。

5.22原文：乾加（痂）^①：冶蛇牀實，以牡螼膏饍，先括（刮）加
（痂）潰，即傅而炙，□乾，去□□□傅⊘

药方：蛇床实^②，牡螼膏。

用法：将蛇床子研成粉末，再以公猪油掺和。先刮去痂处的溃面，然
后马上敷上药物并进行烘烤……

主治：痂。

5.23原文：以水銀、穀汁和而傅之。先以渍（酢）瀞□□□傅。

药方：水银，榖汁，酢瀞^③。

用法：用水银、榖汁调和药汁敷于患处。先用变酸的淘米汁……

主治：痂。

5.24原文：加（痂）方：財冶犁（藜）盧（蘆），以蠭（蜂）駘弁和
之，即孰（熟）□□□□加（痂）□而已。嘗試。毋禁。

药方：藜芦，蜂骀^④。

---

① 干痂：应与上文"濡痂"相对。

② 蛇床实：蛇床子。

③ 酢瀞：变酸的淘米汁

④ 蜂骀：蜂蜜。

用法：取足量的藜芦研成粉末，再以蜂蜜掺和调匀……

主治：痂。

6. 治漆病方^①（《五十二病方》）

原文：□□以木薪炊五斗米，孰（熟），□之，即□□□□□□□□□□□□□□□□□□時取狼牙根。

药方：米_{五斗}，狼牙根^②。

主治：漆病。

7. 治干瘙^③方八则（《五十二病方》）

7.1原文：𤵺騒（瘙）方：以雄黄二两，水银两少半，頭脂一升，□【雄】黄，靡（磨）水銀手□□□□□□□雄黄，孰（熟）撓之。先孰（熟）洒騒（瘙）以湯，潰其灌，撫以布，令毌卅而傅之，一夜一□

药方：雄黄_{二两}，水银_{两少半}，头脂_{一升}。

用法：将雄黄研末……先用热水仔细清洗瘙处，等表皮破溃后再冲洗，再用布轻轻地抚摩患处，使患处无脓液后，将药物敷上……

主治：干瘙。

7.2原文：熬^④陵（菱）䓡（芰）一参，令黄，以𤅬酒半斗煮之，三沸止，蚩^⑤其卅，夕毋食，飲。

药方：菱芰_{一参}，淳酒_{半斗}。

药物炮制：将一参菱角熬成焦黄色，再以半斗淳酒煎煮，煮沸三次后即可，最后过滤药汁。

---

① 本方原有七则，三则为祝由方，三则为残方。漆，即指因接触漆而引起的皮肤过敏。

② 狼牙根：狼牙。

③ 干瘙：古病名。疑为干癣。

④ 熬：《说文解字》："熬，干煎也。"

⑤ 蚩：一说除去；一说澄清；一说过滤。

服药方法：晚上不要进食，直接饮服。

主治：干瘙。

7.3原文：以般①服（茯）零（苓），最（撮）取大者一囷，壽（擣）。壽（擣）之以萅（春），脂弁之，以爲囷丸，操。

药方：茯苓一枚，脂。

用法：取一枚较大的茯苓，放入石臼中捣碎，再与油脂掺和，做成大药丸，用手操持药丸滚抹患处。

主治：干瘙。

7.4原文：取茹盧（蘆）本，鑿之，以酒漬之，囷日一夜，而以囷（塗）之，已。

药方：茹芦根②，酒。

用法：取茹芦根切碎，放入酒中浸泡一天一夜，然后拿来涂抹患处。

主治：干瘙。

7.5原文：取犁（藜）盧（蘆）二齊，烏豙（喙）一齊，礜一齊，屈居□囷，芫華（花）一齊，并和以車故脂，如之以□裹。善洒，乾，節（即）炙裹樂（藥），以麇（磨）其騷（瘙），日以麇（磨），脂盡，益脂，騷（瘙）即已。

药方：藜芦二齐，乌喙一齐，礜石一齐，屈居③□齐,芫花一齐，车故脂④。

用法：将上述药物以车故脂调和，并一起包好。好好地清洗患处，待患处干后，马上烘烤所包的药物，拿它来摩擦患处，需要每天摩擦用药。若车故脂用尽，则继续增加，一直用到瘙病痊愈。

主治：干瘙。

---

① 般：疑为服之错写，未涂去。

② 茹芦根：应即茜根。

③ 屈居：应即芦茹。《尔雅·释草》："屈居，芦茹也。"

④ 车故脂：车毂脂，又称车脂。

7.6原文：取闌（蘭）根、白付，小刊①一升，春之，以戴、沐囲囝泊之，毚（纔）□□，置溫所三日，而入豬膏□□者一合其中，因炊囯沸，以傅疥而炙之。乾而復傅者□。居二日乃浴，疥已。令。

药方：兰根，白付②，戴，沐③，豬膏。

用法：将兰根、白付切成一升的小段，然后放入石臼捣烂，用醋、淘米汁各半浸泡……在温暖的地方放三天，再放入猪油……放到火上煮沸三次，拿来敷于患处，并进行烘烤，烤干后，又重新敷药……过了两天后才洗干净，癥疥痊愈。

主治：干癥。

7.7原文：煮桃葉，三汋，以爲湯。之溫內，飲熱酒，已，即入湯中，有（又）歐熱酒其中，雖久騷（癥）【已】。

药方：桃叶，热酒。

用法：煎煮桃叶多次，成为热汤。然后到温暖的屋内，饮用热酒，喝完后进入桃叶煮成的热汤中洗浴，又在洗浴中饮用热酒。即使患病很久也能痊愈。

主治：干癥。

7.8原文：乾騷（癥）：煮弱（溺）二斗，令二升，豕膏一升，冶黎（藜）盧（蘆）二升，同傅之。

药方：溺₂₃，豕膏₁升，藜芦₂升。

用法：将两斗尿煮成两升，再加入一升猪油，取两升藜芦研成细末，混合后一起敷在患处。

主治：干癥。

---

① 小刊：细细切碎。《说文解字》："刊，切也。"

② 白付：即白符，白石脂。

③ 沐：此处指淘米汁。《说文解字》："沐，渐米汁也。"

8. 治马疣^①方二则（《五十二病方》）

8.1原文： 去人馬疣方：取鑒（鍛）鐵者灰三□□汩□□□□□□□

□□□□□□□□□□□以鍑^②煮，安炊之，勿令疾沸，□不盡可一升，

□□□以金□□□□□□□□□□去，復再三傅其處而巳（已）。嘗試。

毋（無）禁。令。

药方： 锻铁者灰^③。

用法： 取铁落三……用鍑煮，慢慢烧火，不要迅速煮沸……不完全蒸

发，而大约一升……以金……去，再多次敷于患处，就能痊愈。此方已经

试用过，并确有疗效。没有禁忌。灵验。

主治： 马疣。

8.2原文： 去人馬疣：疣其末大本小□□者，取桑□、白柎□，繩

之，以堅絜□□本結之□□□疣去矣。毋（無）禁，毋（無）禁^④。嘗

【試】。令。

药方： 桑，白柎^⑤。

用法： 取桑……白柎……，用小绳系住，以坚洁……本结之……去除

疣。没有禁忌。此方已经试用过，并确有疗效。灵验。

主治： 马疣。

9. 去毛方三则^⑥（《养生方》）

9.1原文： 【去毛】：欲去毛，新乳始沐，即先沐下，乃沐，其㵎毛^⑦

---

① 马疣：古病名，据《黄帝蝦蟆经·蝦兔图随月生毀日月蚀避灸刺法第一》之"月
毀十八日"条中有此病名，曰："使人病胀、痔、溏、瘕、泄痢不止，其即生马尤
（疣）、疽、瘘。"疣，即皮肤赘生物。马，有"大"义。马疣疑为一种疣病。

② 鍑：一种像釜一样的大口炊器。《说文解字·金部》："鍑，釜大口者。"

③ 锻铁者灰：即铁落。

④ 毋（無）禁：重复，系衍文。

⑤ 白柎：一说为白符；一说为白附子。

⑥ 本方为女子去除体毛的方法。

⑦ 㵎毛：体毛。

去矣。

用法：妇女刚生完小孩后，就开始沐浴，先从下身洗起，洗完后，身上体毛就除去了。

主治：去毛。

9.2 **原文**：煎白曼（嬰）丘（蚯）引（蚓），殽智（蜘）蛛罔（網）及苦瓠，而醉（淬）截（鐵），即以汁傅之。

药方：白颈蚯蚓①，蜘蛛网，苦瓠。

用法：先煎煮白颈蚯蚓，再与蜘蛛网、苦瓠混合搅拌，然后用烧红的铁迅速投入药汁中，最后用药汁外敷在需要除毛的部位。

主治：去毛。

9.3**原文**：以五月拔，而以稀醴傅之。

药方：醴。

用法：在五月拔除体毛，再用美酒外敷。

主治：去毛。

10. 生发方（周家台秦简《病方》）

原文：取新乳狗子，盡鬻（煮）之。即沐，取一匕以殽沐，長髮。

药方：新乳狗子②。

用法：将刚出生的小狗，全部都煮了，要洗头发的时候，取一匕汤液混合洗头，可以生发。

主治：生发。

---

① 白嬰蚯蚓：白颈蚯蚓。
② 新乳狗子：刚出生的小狗。

11. 去黑子①方二则（周家台秦简《病方》）

11.1原文：去黑子方：取槀（藁）本小弱者，齊約大如小指。取東＜棗＞灰一升，漬之。沃（和）槀（藁）本東＜棗＞灰中，以靡（摩）之，令血欲出。因多食葱，令汗出。桓（恒）多取檽桑木，燔以爲炭火，而取牛肉剡（劀）②之，小大如黑子，而炙之炭火，令溫勿令焦，即以傅黑子，寒輒更之。

药方：藁本，棗灰③一升，葱，檽桑木④，牛肉。

用法：将准备好的藁本和棗灰混合，用以摩擦黑痣，使其充血至快要流出的程度。然后多吃葱，使自身出汗。再取大量檽桑木，烧成炭火，切取大小如黑痣一样的牛肉放在炭火上烤，使牛肉温热但不能变焦，最后将其敷在黑痣上，冷了再换另一块。

主治：黑痣。

11.2原文：乾者⑤，令人孰（熟）以靡（摩）之，令欲出血，即以并傅，彼（被）其上以□枲絮。善布清席，東首臥到晦，朔復到南臥。晦起，即以酒賁（噴），以羽漬，稍去之，以粉傅之。

药物：枲絮⑥，酒。

用法：……让人反复摩擦黑痣，至血快要流出的状态，立即敷上药物……麻絮覆盖在上面。接着仔细铺好干净的席子，人的头朝东睡到晚上，清晨时再将头朝南睡。晚上起来后，立即用酒喷黑痣，再用羽毛将酒液涂抹均匀，然后慢慢地擦去酒液，并用药粉外敷。

主治：黑痣。

---

① 黑子：黑痣。

② 剡（劀）：切割。

③ 棗灰：栏灰。

④ 檽桑木：柔桑枝。

⑤ 本方上文有阙，从内容判断为去黑子方。

⑥ 枲絮：麻絮。

第八节

妇科①、儿科②类医方集成

1. 治妇人膏药方二则（武威汉简"医方"）

1.1 原文： 治郊（婦）人膏藥方：▨三升，付（附）子卅枚，弓（芎）穷（藭）十分，当归十分，甘草七分，菜（藁）草二束，白茝（芷）四分，凡七物，以盼膊③高（膏），舍之。

药方： 楼④三升，附子三十枚，芎藭十分，当归十分，甘草七分，藁草二束，白芷四分。

用法： 将上述七味药，用盼膊混合搅拌，制成膏剂。

主治： 妇人病。

1.2 原文： 治郊（婦）人高（膏）藥方：▨三升，付（附）子卅枚，弓（芎）穷（藭）十枚，当归十分，甘草七分，菜（藁）草二束，白茝（芷）四分，凡七物，以盼膊高（膏），【舍】⑤之。之之胹，凡六物合後曰⑥

药方： 同上⑦。

用法： 同上。

主治： 妇人病。

---

① 目前已公布的医方中仅武威汉简"医方"中的两则妇科膏方保存较为完整，且内容几乎一致。此外，周家台秦简《病方》《杂疗方》中或亦有妇科方，但因破损严重，故未收录。

② 除此二则儿科方外，尚有几则治疗小儿疾病的祝由方。

③ 盼膊：疑为动物脂肪。

④ 楼：一说为栝楼；一说为离楼草。

⑤ 舍，据上方补。

⑥ 之之胹，凡六物合後曰：疑为习字者习字随意书写，不属医方内容。

⑦ 仅芎藭的单位不同，前一方为分，此方为枚。

2. 治婴儿索痉①方（《五十二病方》）

原文：嬰兒索痙：索痙者，如產時居濕地久，其脊（脊）直而口釦（拘），筋孿（攣）難以信（伸）。取闈殖（埴）土冶之，□□二，鹽一，合撓而炁（蒸），以扁（遍）尉（熨）直脊（脊）孿筋所。道頭始，稍□手足而已。尉（熨）寒□□復炁（蒸），尉（熨）乾更爲。令。

药方：封埴土②二，盐一。

用法：将封埴土研成细末……二份，盐一份，混合搅拌均匀后进行蒸煮，然后用药对患处进行温熨。从头开始，慢慢地熨至手、足部停止。温熨时药物变凉……要继续蒸热，温熨药物变干要更换药物。

主治：婴儿索痉。

3. 治婴儿病痫方（《五十二病方》）

原文：嬰兒病閒（癇）方：取雷尾<屎（矢）>三果（顆），冶，以豬煎膏和之。小嬰兒以水【半】斗，大者以一斗，三分和，圑一分置水中，撓，以浴之。浴之道頭上始，下盡身，四支（肢）毋濡。三日一浴，三日已。已浴，輒棄圉水圎中。閒（癇）者，身熱而數驚，頸脊強而復（腹）大。□閒（癇）多眾，以此藥皆已。

药方：雷矢③三粒，猪油。

用法：将雷丸研末，并与煎猪油掺和，制成药膏。治疗小婴儿准备半斗水，大婴儿则一斗水。取三分之一药膏放入水中，搅拌均匀，用来洗浴。先从头上开始洗，然后向下洗尽全身，但四肢不要洗。用此法每天洗浴一次，三天即可痊愈。每次洗完的水，就倒入厕所中去。

主治：婴儿病痫。

---

① 婴儿索痉：古病名，相当于现代"新生儿破伤风"，医方开篇即对病因、症状进行了较为详细的论述。

② 封埴土：一说为蚁穴丘土，是一种质地细腻的黄色黏土；一说为东壁土。

③ 雷矢：雷丸。

第九节

其他类医方集成①

1. 治慹②方（清华大学藏战国简《病方》）

原文： 菩渍（煮）之以酉（酒），畬（飲）之，以瘲（瘲）慹。

药方： 菩③。

主治： 慹疾。

2. 治乌喙毒方七则④（《五十二病方》）

2.1原文： 毒乌豪（喙）者：炙□，飲小童弱（溺），若產齊（薺）、赤豆，以水飲【之】。

药方： 小童溺，产荠⑤，赤豆⑥。

用法： ……喝童子尿，或者生荠、生红豆用水煎煮饮服。

主治： 乌喙毒。

2.2原文： 屑勺（芍）藥，以□半桮（杯），以三指大捽（撮），飲之。

药方： 芍药。

---

① 将不能完全对应内、外、妇、儿、五官、皮肤、房中、祝由等的医方归于此类，如心理、传染病、治疗百病、解药物毒、解蛊毒、制酒、针灸、导引等。

② 慹（zhé哲）：多忧惧。《说文解字》："慹，悑也。"悑即"怖"，有害怕之意。《庄子·齐物论》："喜怒哀乐，虑叹变慹，姚佚启态。乐出虚，蒸成菌。"

③ 菩：释读组认为此为植物类药名，可能为"荆名"。

④ 帛书整理小组认为本方治疗的是"被毒箭射伤"病症，因乌喙汁，古名"射罔"，常用作箭毒原料。但是从本方现存文字中，可以看出主要是解毒的治疗，而没有涉及外伤，遂将医方归于其他类。

⑤ 产荠：生荠。

⑥ 赤豆：应指产赤豆，即生红豆。

用法：将芍药研成碎末，取三指大撮，用半杯……饮服。

主治：乌喙毒。

2.3原文：取杞本長尺，大如指，削，毇（舂）木臼中，煮以酒□□□飲☑

药方：杞本①——尺，酒。

用法：取一尺长的枸杞根，像手指一样大，削成碎片，放入木臼中捣烂，然后用酒……饮服……

主治：乌喙毒。

2.4原文：以霍（藿）汁粲（餐）叔（菽）若苦，已。

药方：藿②汁，菽③，苦④。

用法：用藿汁吞服豆或豆豉，毒解。

主治：乌喙毒。

2.5原文：煮鐵，飲之。

药方：铁。

用法：用水煎煮铁块，饮服。

主治：乌喙毒。

2.6原文：禺（遇）人毒者，取麋（蘪）蕪本若□薔一□□□，冶产□□□宰（滓）傅宥（痏）。

---

① 杞本：枸杞根，即地骨皮。

② 藿：疑即豆叶。

③ 菽：豆。

④ 苦：疑指大苦，即豆豉。《楚辞·招魂》："大苦咸酸，辛甘行些。"王逸注："大苦，豉也。"

药方：蘼芜本①，□荞②。

用法：取蘼芜本或……荞一……研末……去滓，敷于患处。

主治：乌喙毒。

2.7原文：穿地□尺，而煮水一甕□□□□□□为五□□□□一音（杯）。

药方：地浆水③。

用法：挖地……尺，取水煮成一瓮……为五……一杯。

主治：乌喙毒。

3. 治大带④方二则（《五十二病方》）

3.1原文：大帶者：燔埊⑤，與久膏而靡（磨），即傅之。

药方：埊，久膏⑥。

用法：燔烤埊，与久膏混合，先用来摩擦患处，然后敷上去。

主治：大带。

3.2原文：以清煮膠，以涂（塗）之。

药方：清⑦，胶⑧。

用法：取去滓的醴酒煮胶，用来涂抹患处。

主治：大带。

① 蘼芜本：疑即芎藭。
② □荞：疑为苦菜，即败酱草。
③ 挖地取水，疑即地浆水。
④ 大带：古病名，推测为缠带风一类疾病，待考。
⑤ 埊：应为药物名，待考。
⑥ 久膏：陈放的油脂。
⑦ 清：疑即去滓的醴酒。
⑧ 胶：有白胶、阿胶两种。白胶即鹿角胶，有外用治疗汤火疮的记载。

4. 治马痫方（《五十二病方》）

原文：【人】病馬不閒（癎）者①：□□□□□□。治：以酸棗根三□□□□□□□□以浴病者。病者女子□男子□□□□□□男子令女子浴之，即以□□□□□□即以女子初有布燔□□□□□□□宜（最—撮）者一棓（杯）酒中，歙（飲）病者☒

药方：酸枣根三，女子初有布，酒一杯。

用法：取酸枣根三……用来给患者洗浴。女病人……男子……男子让女子洗浴，即以……即燔烧少女初潮所用之布……撮放入一杯酒中，使患者饮服……

主治：马痫。

5. 治蛊②方五则（《五十二病方》）

5.1原文：□蠱者：燔扁（蝙）輻（蝠）以荆薪，即以食邪者。

药方：蝙蝠。

用法：用荆柴燔烤蝙蝠，让患者食用。

主治：蛊。

5.2原文：燔女子布，以飲。

药方：女子布③。

用法：燔烧女子布成灰，以水送服。

主治：蛊。

5.3原文：人蠱而病者：燔北鄉（嚮）并符，而炁（蒸）羊尼（眉），以下湯敦（淳）符灰，即□□病者，沐浴爲蠱者。

---

① 【人】病馬不閒（癎）者：指不使马痫发作。马痫，应是指疾病发作时患者发出类似马叫的声音或者出现一些形似马的形态，如严用和《济生方》："马痫，作马嘶鸣。"《千金药方》记载有六畜痫，即马痫、牛痫、羊痫、猪痫、犬痫、鸡痫。

② 蛊：古病名。《说文解字·蛊部》："蛊，腹中虫也。"

③ 女子布：指女子月经时所用的布。

药方：符①，羊眉②。

用法：焚烧悬挂在北方的两只并列的桃符，并蒸煮一只羊大腿，用其汤汁调和桃符灰，……病者，同时让患者洗澡。

主治：蛊。

5.4原文：病蠱者：以烏雄鶏一、蛇一，并直（置）瓦赤鋪（䰖）③中，即蓋以□，爲東鄉（嚮）竈炊之，令鶏、蛇盡燋，即出而冶之。令病者每旦以三指三最（撮）藥入一栖（杯）酒若鸞（粥）中而飲之，日壹飲，盡藥，已。

药方：乌雄鸡_，蛇_，酒或粥。

用法：取一只黑公鸡、一条蛇，放入红土烧制的瓦锅中，并用……盖好，放在朝东的灶上烘烤，让鸡、蛇变得枯黄或成炭样后取出来并研成粉末。让患者每天早上取三份三指撮的药末，放入一杯酒或者粥中饮服，每日一次，直到药末全部服完，即可痊愈。

主治：蛊。

5.5原文：蠱，漬女子未嘗丈夫者布□□音（杯），冶桂入中，令毋臭，而以□飲之。

药方：女子未尝丈夫者布④，桂。

用法：将女子未尝丈夫者布浸渍在……杯，取桂研末并放入杯中，使其没有臭味，用……饮服。

主治：蛊。

---

① 符：桃符。

② 羊眉（qì）：羊臀。《说文解字·尸部》："眉，尻也。"

③ 鋪（䰖）：读fǔ，锅。

④ 女子未尝丈夫者布：指处女月经布。

6. 制酒方三则①（《养生方》）

6.1原文：【爲】醴②：爲醴，取黍米、稻米□□□□□□□□□□□□□□□□□□□□□□□□□□稻醴孰（熟），即誨（每）朝厭歌（歓）□□□□□□更☐

药方：黍米，稻米。

制法：用黍米、稻米……米酒熟，每天早上饱饮……

6.2原文：爲醪勺（酌）③：以善酒三斗漬麥□□□□□□□□□□□□□□成醪飲之。男□□□以稱醴煮蘁（蘰）☐

药方：麦，酒。

制法：用三斗美酒浸渍麦……制成醪而饮用。男子……用好酒煮蘁……

6.3原文：☐：爲醴，用石膏一斤少半，槀（藁）本、牛厀（膝）【各】一把置鬵④□□□□□□□□□□□□□置蘗米⑤二斗上，□其汁淳，反覆簮□□中泰□□□□□□□□□□☐

药方：藁本、牛膝，蘗米。

制法：用石膏三分之一斤，藁本、牛膝各一把放入锅中……在上面放二斗蘗米……

---

① 目前发现的制酒方主要见于《养生方》中，且养生医方中不少都会用到酒，是常用的辅料。或古人认为酒具有养生之效。

② 醴：一种甜酒。

③ 爲醪（láo）勺（酌）：制作药酒。醪，指汁滓混合的酒，即浊酒，《说文解字·酉部》中"醪，汁滓酒也"，又指醇酒。

④ 鬵（xín）：指鼎一类的炊具，即形似甑而上大下小。后亦泛指锅子。古同"甑"（zèng）。

⑤ 蘗（niè）米：应指酿酒的曲米。

7. 饮食导引方（《养生方》）

原文： 食引①：【利】益氣，食飲恒移音（陰）撞（動）之，臥有（又）引之，故曰：飲【食】之，有（又）教謀（誨）之。右引而曲左足。

方法： 饮食时经常移动阴部，睡觉时又牵引它，所以说：饮而食之，又教而诲之。向右导引而弯曲左足。

主治： 增强气力。

8. 治惲病②方（周家台秦简《病方》）

原文： 以正月取桃橐（蠹）矢少半升，置淳酒中，溫，歓（飲）之，令人不單（憚）病。

药方： 桃蠹矢③少半升④。

用法： 正月的时候取桃树蛀虫屎三分之一升加入淳酒中，加温后饮服，可以让人不害怕会生病。

主治： 惲病。

9. 赤雄鸡冠丸（里耶秦简"医方"）

原文： 苐（第）一，人病少氣者，惡聞人聲，不能視，而□☒。臨食而惡臭，以赤雄雞冠，完（丸）。

药方： 赤雄鸡冠。

用法： 进食的时候讨厌闻到气味，用红公鸡冠制成药丸以治疗。

主治： 人病少气且讨厌听到人声、不能视物。

10. 治百病膏药方⑤（武威汉简"医方"）

原文： 治百病膏藥方：蜀椒一升，付（附）子廿果（顆），皆父

---

① 食引：指配合饮食进行导引。

② 惲病：害怕生病。

③ 桃蠹矢：桃树蛀虫屎。

④ 少半升：三分之一升。

⑤ 治百病膏药方：指可以治疗多种疾病的医方。百，应为概数。

（咬）【且（咀）】。豬肪三斤，煎之，五沸，浚去宰（滓）。有病者取大如羊矢，溫酒飲之，日三、四。與<其>宰（滓）搗之，丸大如赤豆，心寒氣脅下恚（痛），吞五丸，日三吞。

药方：蜀椒_{一升}，附子_{二十颗}，猪肪_{三斤}。

用法：取蜀椒一升、附子二十颗，都捣碎。用三斤猪油煎药，五次沸腾后，过滤去除药渣。患者取像羊粪一样大的药丸，用温酒饮服，每天服三四次。将其药渣捣碎，制成像红豆一样大的药丸，患心寒气胁下痛的人，吞服五丸，每天吞服三次。

主治：百病。

11. 治寒气针灸方（武威汉简"医方"）

原文：瘱億（愈），出蔵（鍼）。寒氣在胃莞（脘），腹瘱、腸▨畱（留）匶（鍼）病者，呼四五十，乃出蔵（鍼）；次剌（刺）膝下五寸分閒（間），榮①深三分，畱（留）蔵（鍼）如炊一升米頃，出蔵（鍼），名曰三里；次剌（刺）項，從上下十一椎俠（俠）椎②兩【傍】剌（刺），榮深四分，畱（留）蔵（鍼）百廿息③，乃出蔵（鍼），名曰肺輸（俞）。剌（刺）後三日，病億（愈）平復。

处方：三里④，肺俞⑤。

用法：寒气在胃脘，腹部闷满，肠……留针在患者身上，待呼气四五十次后，乃把针拔出；接着刺膝下五寸分间，刺进肌肉三分深，留针时长如同煮熟一升米所需的时间，然后出针，这个穴位名叫三里；接着刺项，从上下十一椎夹脊两旁刺入，刺进肌肉四分深，留针时长为呼吸

---

① 榮：指肌肉。
② 俠（俠）椎：即夹脊。《针灸甲乙经》："背自第一椎两旁俠椎各一寸五分。"俠，古同"夹"。
③ 息：一呼一吸。
④ 三里：足三里穴，应为外犊鼻穴（膝眼）下三寸，而前文有"膝下五寸分间"之说，似有矛盾，待考。
⑤ 肺俞：根据取穴位置应为脾俞。

一百二十次所需的时间，才出针，这个穴位名叫肺（脾）俞。针刺三天后，疾病治愈，恢复正常。

主治：胃脘寒气。

12. 治百病千金膏药方①（武威汉简"医方"）

原文：治千金膏藥方：蜀椒四升，弓（芎）窮（藭）一升，白茝一升，付（附）子卅果（顆），凡四物，皆治，父（咬）且（咀），置銅器中，用淳溢（醯）三升漬之，卒（晬）時，取賁豬肪三斤，先前（煎）之。先取雞子中黃者置梧<栖（杯）>中，撓之三百，取藥成（盛）以五分匕一置雞子中，復撓之二百，薄以塗其雍（癰）者。上空者，遺之中央大如錢，藥乾，復塗之如前法。三塗，去其故藥，其毋（無）農（膿）者行愈（愈）②，已有農（膿）者潰。毋得力作，禁食圅采（菜）□置□上，良甚。創惡（痛）、痙皆中之，良。勿傳也。逆氣，吞；喉痹，吞之，摩；心腹惡（痛），吞之；嗌③惡（痛），吞之；血府惡（痛），吞之，摩之；咽圅，摩之；齒惡（痛），塗之；昏衄，塗之；鼻中生惡傷（瘡），塗之，亦可吞之。皆大如酸棗，稍咽之，腸中有益為度。摩之皆三乾而止。此方禁。又中奴（婦）人乳餘，医吞之。氣龍（聾），裹藥以縠④，塞之耳，日壹易之。金創，塗之；頭惡（痛）風，塗之，以三指摩；□□□□疝（疝），吞之；身生惡氣，塗之。此膏藥大良，勿得傳。

药方：蜀椒四升，芎䓖一升，白茝⑤一升，附子三十顆，淳醯⑥三升，賁猪

---

① 原文为"治千金膏药方"。文中指出本方能治疗多种疾病，且武威汉简"医方"中亦有"治百病方"之说，另本方前五味药物与剂量与第14方"治百病膏药方"完全一样，因此重新命名为"治百病千金膏药方"。

② 行愈（愈）：指很快就痊愈了。

③ 嗌：食管的上口。

④ 縠（hú）：指有皱纹的纱。

⑤ 白茝：白芷。

⑥ 淳醯：浓醋。

肪①三斤，鸡子中黄②，鸡子③。

用法： 取蜀椒四升、芎䓖一升、白芷一升、附子三十颗，总共四味药，都研末、捣碎，放入铜器中，用三升淳醯浸渍一天一夜。取贲猪肪三斤，将其煎煮成药膏。先取鸡蛋黄放入杯中，搅拌三百次，再盛五分之一匕药膏放入鸡蛋中，又搅拌二百次，然后薄涂在痈疮上。若疮内脓消而空，只剩中间如铜钱大的位置，等药膏干后，再按前面的方法涂抹。涂抹三次，去除原来的药膏，如果没有脓了，很快就可以痊愈；如果还有脓，则会破溃。不要过度劳作，禁吃辛辣的腌菜……置……上，效果非常好。疮痛、痉病都可治愈，效果非常好。不要外传。逆气，吞服；喉痹，内吞服，外涂抹；心腹痛，吞服；嗌痛，吞服；血府痛，内吞服，外涂抹；咽干，涂抹；齿痛，涂抹；昏衄，涂抹；鼻内生恶疮，涂抹，也可以吞服。吞服的话，每次取如酸枣般大的药膏，逐渐吞下去，并以吃饱作为标准；涂抹的话，都以药干三次为止。此方为禁方。又治妇人乳余，需快速吞服。气聋，用纱布包裹药膏，塞进耳朵里，每天更换一次。金疮，涂抹；头风痛，涂抹，用三指涂抹……疝，吞服；身体生出恶气，涂抹。此膏药效果非常好，不得外传！

主治： 百病。

13. 治恶病大风④方（武威汉简"医方"）

原文： ☐恶病大风方：雄黄、丹沙（砂）、礜石、☐☐☐☐兹（磁）石、玄石、消（硝）石、☐长☐一两，人参☐圙之各异斯，☐☐三重盛药☐☐三石☐☐【下】三日☐热☐☐上☐☐十☐☐☐【徐】饭药以☐☐䐗肉、魚辛⑤。卅日知，六十日愈（愈）☐皆蘦（落），随皆復生，☐

---

① 贲猪肪：指被阉割了的公猪的油脂。
② 鸡子中黄：鸡蛋黄。
③ 鸡子：鸡蛋。
④ 大风：麻风病。《素问·长刺节论》："病大风，骨节重，须眉堕，名曰大风。"
⑤ 䐗肉、魚辛：当为禁忌。

□雖折能復起，不仁皆仁。

药方：雄黄，丹砂，礜石，磁石，玄石，硝石，人参。

用法：取雄黄、丹砂、礜石……磁石、玄石、硝石……长……一两，人参……分别将它们捣碎……三重盛药……三石……下三日……热……上……十……徐饭药以……猪肉、鱼辛之物。三十天见效，六十天痊愈……脱落，随后都重新长出新的……即使断折也能重新长起来，肢体麻木也能恢复正常。

主治：恶病大风。

14. 治百病膏药方（武威汉简"医方"）

原文：百病膏藥方：蜀椒四升，弓（芎）窮（藭）一升，白茝一升，付（附）子卅果（顆），凡四物，父（咬）且（咀），漬以淳醯三升，漬□□□三斤，先□□□□叔煎藥□□□□□□浚去宰（滓）。

药方：蜀椒_{四升}，芎藭_{一升}，白茝_{一升}，附子_{三十颗}，淳醯_{三升}。

用法：取蜀椒四升、芎藭一升、白茝一升、附子三十颗，总共四味药，捣碎，用三升淳醯浸渍，渍……三斤，先……枚煎药……过滤去滓。

主治：百病。

15. 治赤殼（穀）方[①]（张家界古人堤汉代木牍"医方"）

原文：治赤穀方：烏頭三分、尤三分、乾薑三分、朱（茱）臾（萸）五分、白沙參三分、付（附）子三分、細辛三分、黃芩三分、桔梗三分、方（防）己三分、茯令（苓）三分、人參三分、桂三桂、麻黃七分、貨

---

① 此方由于"穀"字模糊，因此学术界长期以来对此方颇有争议。今原文乃据《简牍学研究》第六辑（2016）《湖南张家界市古人堤漢简释文補正》录入，并参照了原图版。关于此方大致有以下几种说法：一、赤穀为赤盎，乃病名；二、"赤穀"应该是一种古病名，是一种具有恶寒身热、头项强痛、骨节不利、咳逆气喘等症，或有脘腹冷痛、下利泄泻等兼症的伤寒病证；三、赤穀为红色楮树果实，该方治疗由于过量服用楮实造成的软骨之类的疾病；四、本方应作"治赤散方"，为"华佗赤散方"之祖方；五、"治赤穀方"即西域乌孙大昆弥王城赤穀的医方。

（代）堵（赭）七分，凡十六物①·六物②当熬之，令变色。

药方：乌头_{三分}，尤_{三分}，干姜_{三分}，茱萸_{五分}，白沙参_{三分}，附子_{三分}，细辛_{三分}，黄芩_{三分}，桔梗_{三分}，防己_{三分}，茯苓_{三分}，人参_{三分}，桂_{三桂}③，麻黄_{七分}，代赭_{七分}。

用法：将药物放入水里熬煮，使其改变颜色。

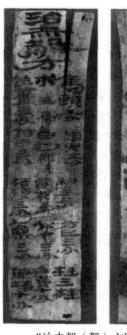

"治赤觳（穀）方"原图版

16. 治百病通明丸④（尚德街古井东汉简牍"医方"）

原文：治百病通明（明）丸方：用甘草八分，弓（芎）穷（䓖）四分，当归三分，方（防）风□【分】，干地黄三分，黄芩三分，桂二分，前胡三分，五未（味）二分，干姜四分，玄参三分，伏（茯）令（苓）二分。凡十一<二>物，皆冶，合和，丸以白蜜。

药方：甘草_{八分}，芎䓖_{四分}，当归_{三分}，防风_{□分}，干地黄_{三分}，黄芩_{三分}，桂_{二分}，前胡_{三分}，五味_{二分}，干姜_{四分}，玄参_{三分}，茯苓_{二分}。

用法：将上述药物都研成粉末，混合调和，用白蜜调和成药丸。

主治：百病。

---

① 十六物：应为十五物。

② ·六物：据原图版补，《湖南张家界市古人堤汉简释文补正》亦未录，或为衍文，待考。

③ 桂：一说疑为"分"讹写，学术界基本持此种观点；一说或为第十六种药物，待考。

④ 本方抄写于东汉后期灵帝时代。百病指可以治疗多种疾病；"通明"在此应表示该方疗效好，可以使人身体强健而通于神明。另有认为"治百病通明丸"可能是《千金翼方》"肾沥散"的原始方。

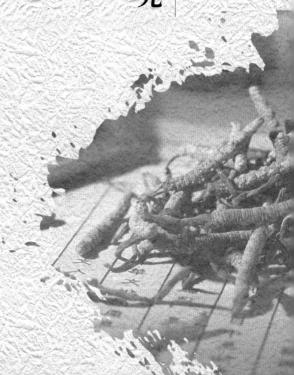

第三章

先秦两汉简帛内科医方研究

《周礼·天官》中有"食医""疾医""疡医""兽医"及其具体职责的记录，其中"疾医"掌管治疗疾病，认为其应为最早的内科医师的明确记载。中医内科疾病以病因为依据，总体上可以分为外感病和内伤病两个大类，其中外感疾病包括伤寒六经病证和温病卫气营血病证、三焦病证，内伤疾病主要可分脏腑经络病证和气血津液病证。现代中医内科学主要在病因分类的基础上，立足于脏腑分类，将伤寒、温病之外的外感病证和内伤疾病分成了八个大类，即肺系病证、心系病证、脑系病证、脾胃系病证、肝胆系病证、肾系病证、气血津液病证（如血证、痰饮、消渴等）、肢体经络病证（如痹证、痿证等）。

第一节

内科疾病种类

从先秦两汉简帛医方中的疾病命名可知，当时对于疾病的认识显然不如《伤寒杂病论》《诸病源候论》《千金方》等后世医学，而且存在一些古病名仍有待考证。依据第二章中的"内科医方集成"，收录医方56则，治疗疾病具体有：肩背疾、癫疾、宛病（疑眩晕）、癃病、溺沦、膏溺、肠澼（痢疾）、温病不汗、下气、哮喘、痕病、痿病、心胸剧痛伴有灼热、心腹痛、烦心、久咳上气伴喉中白虫鸣状、伤寒、血瘀、心腹大积、伏梁（腹内痈肿）、中寒、久咳逆气、痹证伴手足臃肿、久泄肠澼、诸内病（久咳、胸痹、痿痹、泄下、心腹久积、伤寒）、热病、寒气等。总体上还是可以依照现代中医内科学的八大类进行归纳，如有特殊情况，则特殊处理，如"诸内病"则以其主治第一种疾病归类，伤寒、温病、热病、寒气则归属肺系病证，而中寒根据其功效具有"温经散寒、消胀止痛"且能"令病后不复发闭塞"则归属于脾胃系病证，遂以下从八种分类进行归纳。

1. 肺系病证

简帛内科医方中可归于肺系病证的医方：周家台秦简《病方》中的"治温病不汗方""橐莫礜石治哮喘方"，武威汉简"医方"中的"治久咳上气方""治伤寒逐风方""麻黄大黄治伤寒方""治久咳逆气方""治诸内病方"，居延汉简"医方"中的"伤寒四物方""治热病方"，肩水金关汉简医方中的"治寒气方"。以上涉及温病、哮喘、咳嗽、伤寒、热病、寒气等病证，医方十则。

（1）治温病不汗方①：以淳酒渍布，饮之。

（2）橐莫礜石治哮喘方：人所恒吹者，上橐莫以丸礜，大如蝙蝠屎而干之。即发，以□四分升一饮之。男子饮二七，女子饮七。

（3）治久咳上气方：治久咳上气喉中如百虫鸣状卅岁以上方，柴胡、桔梗、蜀椒各二分，桂、乌喙、姜各一分，凡六物，冶，合和，丸以白蜜，大如樱桃，昼夜含三丸，消咽其汁，甚良。

（4）治伤寒逐风方：附子三分，蜀椒三分，泽泻五分，乌喙三分，细辛五分，术五分，凡六物，皆冶，合，方寸匕酒饮，日三饮。

（5）麻黄大黄治伤寒方：治鲁氏青行解解腹方，麻黄卅分，大黄十五分，厚朴、石膏、苦参各六分，乌喙、附子各二分，凡七物，皆并冶，合和，以方寸匕一饮之，良甚，皆愈。伤寒逐风。

（6）治久咳逆气方：治久咳逆上气汤方，紫菀七束，门冬一升，款冬一升，橐吾一升，石膏半升，白□一束，桂一尺，蜜半升，枣卅枚，半夏十枚，凡十物，皆㕮咀，半夏毋㕮咀，洎水斗六升，炊令六沸，浚去滓。温饮一小杯，日三饮。即药宿，当更沸之。不过三四日愈。

（7）治诸内病方：……治久咳逆、胸痹、痿痹、止泄、心腹久积，伤寒方，人参、紫菀、菖蒲、细辛、姜、桂、蜀椒各一分，乌喙十分，皆合和，以……

（8）伤寒四物方：乌喙十分，术十分，细辛六分，桂四分，以温汤

---

① 本节所录医方，在第二章的基础上仅保留正字，不再用（）<>【】等符号表示，残损过多则用……表示，且改为简体字。第四章、第七章的疾病分类中的医方整理同此。

饮一刀圭，日三，夜再，行解，不出汗。

（9）治热病方：贝母一分，桔梗三分……

（10）治寒气方：蜀椒四分，干姜二分……

2. 心系病证

简帛内科医方中可归于心系病证的医方有里耶秦简"医方"中的"治心胸剧痛方""治心腹痛方""治烦心方"，涉及心痛、心烦等病证，医方三则。

（1）治心胸剧痛方：病暴心痛灼灼者，治之，析蕢实冶二，枯姜、菌桂冶各一，凡三物，并和，取三指撮到节二，温醇酒……

（2）治心腹痛方：……治心腹痛，心腹痛者如盈状戮然而出不化：为麦恒鬻一，鲁冶麦鞠三……

（3）治烦心方：穿地深二尺，方尺半，煮水三、四斗，沸，注□□水地中，视其可饮一参。

3. 脑系病证

简帛内科医方中可归于脑系病证的医方有《五十二病方》中的"治癫疾方二则""治疢病方二则"，涉及癫狂、眩晕等病证，医方四则。

（1）治癫疾方1：先俈白鸡、犬矢。发，即以刀劙其头，从颠到项，即以犬矢湿之，而中劙鸡□，冒其所以犬矢湿者，三日而已。已，即熟所冒鸡而食之，□已。

（2）治癫疾方2：癫疾者，取犬尾及禾在圈垣上者，段冶，渑汲以饮之。

（3）治疢病方1：取兰实……

（4）治疢病方2：炙樽……疢。

4. 脾胃系病证

简帛内科医方中可归于脾胃系病证的医方有周家台秦简《病方》中的"黑豆牛胆治肠澼粥方""车前子下气方"，以及武威汉简"医方"中的"白羊矢治中寒病方""治久泄肠澼方""公孙君方",涉及痢疾、下气、中寒、泄泻等病证,医方五则。

（1）黑豆牛胆治肠澼粥方:取肥牛胆盛黑菽中,盛之而系,悬阴所,干。用之,取十余菽置粥中而饮之,已肠澼。不已,复益饮之。粥足以入之肠。

（2）车前子下气方:取车前草实,以三指撮,入酒若粥中,饮之,下气。

（3）白羊矢治中寒病方:去中,令病后不复发闭塞方,穿地长与人等,深七尺,横五尺,用白羊矢干之十余石,置其坑中,纵火其上,羊矢烬,索横木坑上,取其卧,人卧其坑上,热气尽乃止。其病者慎,勿得出见。

（4）治久泄肠澼方:治久泄肠澼卧血□□裹□□□□医不能治皆谢去方,黄连四分,黄芩、石脂、龙骨、人参、姜、桂各一分,凡七物,皆并冶,合,丸以蜜,大如弹丸。先　食以食,大汤饮一丸。不知□□□□,肠中痛,加甘草二分;多血,加桂二分;多脓,加石脂二分;□一□□□□□;多□,加黄芩一分。禁鲜鱼、猪肉。方禁。良。

（5）公孙君方:矾石二分半,牡曲三分,禹余粮四分,黄芩七分,蘪米三分,厚朴三分,凡六物,皆冶,合和,丸以白蜜,丸大如梧实。旦吞七丸,　吞九丸,暮吞十一丸。服药十日,知;小便数多,廿日愈。

5. 肝胆系病证

简帛内科医方中可归于肝胆系病证的医方有周家台秦简《病方》中的"治瘕病方",以及武威汉简"医方"中的"治心腹大积方""治伏梁方",主要与积聚相关,医方三则。

（1）治瘕病方:瘕者,燔剑若有方之端,淬之醇酒中。女子二七,男子七,以饮之,已。

（2）治心腹大积方:治心腹大积上下行如虫状大痛方,斑蝥十枚,地胆一枚,桂一寸,凡三物,皆并冶,合和,使病者宿毋食,旦饮药一刀圭,以臆美闭塞十日一饮药,如有征,当出。从……

（3）治伏梁方：治伏梁裹脓在胃肠之外方，大黄、黄芩、芍药各一两，消石二两，桂一尺，桑螵蛸十四枚，䗪虫三枚，凡七物，皆哎咀，渍以淳酒五升，晬时，煮之三。

6. 肾系病证

简帛内科医方中可归于肾系病证的医方有《五十二病方》中的"治癃病方二十四则""治溺沦方""治膏溺方"，以及武威汉简"医方"中的"治诸癃方"，主要与淋证、癃闭等病证相关，涉及医方二十七则。

（1）治癃病方1：□□□□□□干葱……盐胜炙尻。

（2）治癃病方2：遺华，以封胜及少腹……

（3）治癃病方3：冶筴蓂少半升、陈葵种一□，而……

（4）治癃病方4：湮汲水三斗，以龙须一束并煮……

（5）治癃病方5：灸左足中指。

（6）治癃病方6：□□及瘕不出者方：以醇酒入□，煮胶，广□□□□□□□，燔煅□□□□火而焠酒中，沸尽而去之，以酒饮病者，□□□□□□□□饮之，令□□□起自恣也。不已，又复□，如此数。□令。

（7）治癃病方7：癃，痛于胻及衷，痛甚，溺□痛益甚，□□□□。治之，黑菽三升，以美醯三□煮，疾炊，沸，止火，沸下，复炊。三沸，止。浚取汁。牡蛎一，毒堇冶三，凡二物□□。取三指撮到节一，醯寒温适，入中□饮。饮先食后食恣。一饮病愈，日一饮，三日，病已。病已，类石如泔从前出。毋禁，毋时。冶蛎，毒堇不曝。以夏日至到□□毒堇，阴干，取叶、实并冶，裹以韦藏，用，取之。岁更取毒堇。毒堇□□□堇叶异小，赤茎，叶纵缕者，□叶、实味苦，前日至可六、七日秀，□□□□泽旁。令。

（8）治癃病方8：以水一斗煮葵种一斗，浚取其汁，以其汁煮胶一梃半，为汁一参，而……

（9）治癃病方9：䃼戎盐若美盐，盈胜，又以涂胜□下及其上，而曝若……

（10）治癃病方10：烹葵而饮其汁；冬□□本，沃以□□。

（11）治癃病方11：烹葵，热歓其汁，即□□隶，以多为故，而□□尻髋。

（12）治癃病方12：以酒一杯，渍襦颈及头垢中，令沸而饮之。

（13）治癃病方13：癃，溺不利，脬盈者方：取枣种粗屑二升，葵种一升，合挠，三分之，以水一斗半煮一分，熟，去滓，又煮一分，如此以尽三分。浚取其汁，以蜜和，令才甘，寒温适，□饮之。药尽更为，病已而止。令。

（14）治癃病方14：癃，取景天长尺、大围束一，分以为三，以淳酒半斗，三汋煮之，熟，浚取其汁，歓之。不已，复之，不过三饮而已。先暮毋食，旦饮药。令。

（15）治癃病方15：癃，坎方尺又半，深至肘，即烧陈稿其中，令其灰不盈半尺，薄洒之以美酒，□皂荚一、枣十四、蓺之茱萸、椒，合而一区，燔之坎中，以隧下。已，沃。

（16）治癃病方16：癃，燔陈刍若陈薪，令病者背火灸之，两人为磨其尻，癃已。

（17）治癃病方17：以水一斗煮胶一参、米一升，熟而啜之，夕毋食。

（18）治癃病方18：取蠃牛二七，薤一叶，并以酒煮而饮之。

（19）治癃病方19：血癃，煮荆，三温之而饮之。

（20）治癃病方20：石癃，三温煮石韦，若酒而饮之。

（21）治癃病方21：膏癃，澡石大若李核，已食饮之。不已，复之。

（22）治癃病方22：女子癃，取三岁陈靃，蒸而取其汁，□而饮之。

（23）治癃病方23：女子癃，煮隐夫木，饮之。居一日，茜阳□，羹之。

（24）治癃病方24：以醯、酒三汋煮黍秆而饮其汁，皆□□。

（25）治溺沦方：取□□□□□□其□□□□。先取鹊棠下蒿。

（26）治膏溺方：是谓内复。以水与溺煮陈葵种而饮之，又茜阳□而羹之。

（27）治诸癃方：石癃出石，血癃出血，膏癃出膏，泔癃出泔，此五癃皆同药治之：术、姜、瞿麦各六分，菟丝实、滑石各七分，桂半分，凡六物，皆冶，合，以方寸匕酒饮，日六、七，病立愈，石即出。

7. 气血津液病证

简帛内科医方中可归于气血津液病证的医方有武威汉简"医方"中的"治瘀方"，与"血证"有关，涉及医方一则。

治瘀方：干当归二分，芎䓖二分，牡丹二分，漏芦二分，桂二分，蜀椒一分，䗪一分，凡□□，皆冶，合，以淳酒和，饮一方寸匕，日三饮。倚痛者卧药内当出血，久瘀……

8. 肢体经络病证

简帛内科医方中可归于肢体经络病证的医方有清华简中的"治肩背疾方"、周家台秦简《病方》中的"羊矢乌头治瘘方"、武威汉简"医方"中的"秦艽附子治痹方"，与疼痛、瘘证、痹证等病证相关，涉及医方三则。

（1）治肩背疾方：☐瓠煮以酒，饮，以瘥肩背疾。

（2）羊矢乌头治瘘方：以羊矢三斗，乌头二七，牛脂大如手，而三温煮之，洗其□，已瘘病亟甚。

（3）秦艽附子治痹方：治痹手足臃肿方，秦艽五分，附子一分，凡二物，冶，合和，半方寸匕一，先　饭酒饮，日三，以愈为度。

第二节

药物使用分析

简帛内科医方涉及临床各科病证，其所用药物涉及植物、动物、矿物及各类辅料，其中还有些药物有待考证。医方中还涉及药物的炮制，以及服药的时间、宜忌等方面的内容。此外，还有少数药物的描述。由于缺损，获得的信息较少，如关于"毒堇"的描述，曰："毒堇□□□堇叶异小，赤茎，叶纵繿者，□叶、实味苦，前日至可六、七日秀，□□□□泽旁。"以下将从药物分类、药物炮制、服药宜忌三个方面对简帛内科医方的药物使用展开分析。

1. 药物分类

简帛内科医方中的药物大致可分为四类，即植物类、动物类、矿物类、辅料，具体如下。

（1）植物类：𦯓瓠①、犬尾（狗尾草）、禾在圈垣上者（长在牲畜圈墙上的谷子）、兰实②、橭、干葱、逸华③、策薁、陈葵种、龙须、黑菽、毒堇、冬葵子、枣子粗屑、景天、皂荚、大枣、蘽之茱萸、蜀椒、米、薤白、荆（牡荆）、石韦、陈霍、隐夫木④、黍秆，鹊棠下蒿、车前草实、橐莫（疑橐吾）、乌头、析蓂实、干姜、菌桂、粥、麦鞠（麦曲）、柴胡、桔梗、桂、乌喙、姜、附子、泽泻、细辛、白术、瞿麦、菟丝实、干当归、芎蒡、牡丹、漏芦、麻黄、大黄、厚朴、苦参、地胆、黄芩、芍药、紫菀、门冬、款冬、橐吾、半夏、秦艽、黄连、人参、牡曲、糵米（谷芽）、菖蒲、贝母。

（2）动物类：白鸡、犬矢、阿胶、牡蛎、头垢、溺（人尿）、牛胆、羊矢、牛脂、白羊粪、蠃牛（蜗牛）、蛗（螶）、斑蝥、桑螵蛸、䗪虫。

（3）矿物类：盐、戎盐、美盐、澡石⑤、礜、滑石、石膏、消石（硝石）、石脂、龙骨、矾石、禹余粮。

（4）辅料：湮汲水、淳酒、美醯、酒、蜜（蜂蜜）、醯。

2. 药物炮制

简帛内科医方中关于药物的炮制，大致可分为单味药物的炮制和组

---

① 𦯓瓠：应为植物药，具体待考。

② 兰实：应为植物药，具体待考。

③ 逸华：有植物药与矿物药的不同说法，具体待考。

④ 隐夫木：应为植物药，具体待考。

⑤ 澡石：应为矿物药，具体待考。

方药物的混合炮制，主要是制成散剂或者丸剂。单味药物的炮制，如在《五十二病方》"治瘪病方7"中记述了毒堇的炮制，曰"毒堇不曝。以夏日至到□□毒堇，阴干，取叶、实并冶，裹以韦藏，用，取之。岁更取毒堇"，即不能放在阳光下晒。在夏至日到……期间采收毒堇，阴干，取其叶片和种子进行研末，然后用柔软的皮革裹藏粉末，待用药时再取出来。毒堇放置超过一年，则须重新采集并按上述方法重新配置。又如在周家台秦简《病方》的"黑豆牛胆治肠澼粥方"中将黑豆用牛胆盛放悬挂起来阴干。

组方药物的混合炮制，丸剂如周家台秦简《病方》中的"橐莫礜石治哮喘方"，将橐莫与礜石合和成如同蝙蝠屎大小的糊丸，晾干备用。又如武威汉简"医方"中的"公孙君方"，将药物研成粉末，混合均匀，并用白蜜调和成如梧桐子大小的药丸。散剂如武威汉简"医方"中的"治心腹大积方"，将药物一起研成粉末，混合调和均匀，制成散剂。汤剂如武威汉简"医方"中的"治伏梁方"，将药物捣碎，放入五升淳酒中浸泡一昼夜，然后煎煮三次。

3. 服药宜忌

服药宜忌主要是指医方的服用时间、如何服用及是否有所禁忌。关于服用时间，如《五十二病方》"治瘪病方7"就明确指出"饮先食后食恣"，就是说饭前、饭后饮服均可；又如《五十二病方》"治瘪病方21"则明确说要"已食饮之"，即要饭后服用；又如武威汉简"医方"中的"治久泄肠澼方"中提出"先 食以食，大汤饮一丸"，即晚饭前服用，用大汤送服。这些都表明在先秦两汉时期医家已经对服药时间进行了考察，并提出相应的时间，一般以饮食作为参照。

关于如何服用，也有一些医方中有较为详细的描述。如武威汉简"医方"中的"治伤寒逐风方"指出"方寸匕酒饮，日三饮"，即用酒送服或调服一方寸匕药粉，每日服用三次；又如武威汉简"医方"中的"治久咳逆气方"曰："温饮一小杯，日三饮。即药宿，当更沸之。不过三四日愈。"即温服一小杯，一日饮服三次。若药过夜再服的话，应当再次煮沸后服用，并对本医方的疗效进行了预判，服药三四天就可以痊愈。又如武威汉简"医方"中的"公孙君方"曰："旦吞七丸，　吞九丸，暮吞十一丸。服药十日，知；小便数多，廿日愈。"既有服药方法的说明也有疗效预判，即早上吞服七丸，晚饭时吞服九丸，黄昏吞服十一丸。服药十天即可见效。若小便频多，则二十天痊愈。

关于服药禁忌，如《五十二病方》"治癃病方14"提出"先暮毋食，旦饮药"，即服药前一天晚上不要进食，第二天早上服药，此外还对本方的疗效进行了预判，曰："不过三饮而已。"即服药三次之内即可痊愈。又如武威汉简"医方"中的"治心腹大积方"曰："使病者宿毋食，旦饮药一刀圭。"即让患者前一夜不要进食，待到早上饮服一刀圭药散。当然也有医方明确提出该方没有禁忌，如"治癃病方7"曰："毋禁，毋时。"说明本方没有任何禁忌，也不拘任何时节。

第三节

治疗方法运用

按给药途径，疾病的治疗一般可分为内治和外治。内治即内服，通过口服药物而治病；外治则是通过体外给药或按摩、刮痧、针灸、熏烤等其他疗法而治病。内科疾病则一般以内服为主，在简帛内科医方中常用的有汤剂、散剂、丸剂，此外还有敷、灸、熏、洗等外治疗法。

1. 汤剂治疗

传说汤剂为夏末商初时期的伊尹所创，其著有《汤液经法》一书，使人们从直接咀嚼、吞服药物，发展为煎煮药物再饮服，并促进了中药由单方走向了复方。至战国末期《五十二病方》已有大量的复方和汤剂，均说明中药汤剂已经走向了成熟，这从出土文物中也能得到证实。如图所示，

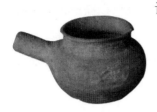

战国陶药锅

该药锅为陶制，带把，便于煎药使用。锅高10.6厘米，锅腹14厘米，锅口10厘米。陶器自古以来就被用于煎药使用，这是因为陶器的稳定性能非常好，用它煎药不容易与药物发生反应，从而不会损害药性与药味。所以，中医煎药至今依然广泛使用陶质器皿，此外常见的还有瓷质或铜质器皿。此药锅为战国时期所制，无论材质还是设计，都适合煎药使用，展现了在战国时期，人们的煎药技术已经十分成熟，此药锅现藏于北京中医药大学中医药博物馆。

简帛内科医方内服汤剂数量最多，包括：治肩背疾方，治癫疾方2，治癃病方4、6、7、8、10、11、12、13、14、17、18、19、20、21、22、23、24，治膏溺方，黑豆牛胆治肠澼粥方，治温病不汗方，车前子下气方，治瘕病方，治心腹痛方，治烦心方，治伏梁方，治久咳逆气方。除一般加入清水煎煮外，还有一些医方使用辅料酒、醋、蜜调和，如治癃病方14中"取景天长尺、大围束一，分以为三，以淳酒半斗，三沸煮之，熟，浚取其汁，歠之"，即用半斗醇酒进行多次蒸煮。又如治癃病方24："以醯、酒三沸煮黍秆而饮其汁，皆□□。"用醋、酒多次煮黍茎，然后取汁饮服。治癃病方13："浚取其汁，以蜜和，令才甘，寒温适，□饮之。"过滤取汁，并用蜂蜜调和，使药汁稍有甜味，待寒温适宜，就可以服用了。此外，还有制成粥或羹汤的医方，如"黑豆牛胆治肠澼粥方"即用牛胆炮制好的黑豆放入粥中饮服；"治膏溺方"先用水与小便煮陈年的冬葵子，然后饮服，再将阳□……剁碎并煮成药羹服用。由此可见，汤剂也会使用辅料进行煎煮，也有将药物制成粥、羹进行服用的。

2. 散剂治疗

散剂即是将药物研成粉末，然后按照一定的比例混合，调和成药散，再以温水或者酒送服、调服。简帛医方中常用"冶"表示研末，用"合"表示混合，用"和"表示调和，常用"方寸匕""刀圭"表示剂量。在现已发现的简帛医方中，散剂最常见于武威汉简"医方"中。在简帛内科医方中散剂有治心胸剧痛方、治伤寒逐风方、治诸癃方、治瘀方、麻黄大黄治伤寒方、治心腹大积方、秦艽附子治痹方、伤寒四物方。其中除麻黄大黄治伤寒方、治心腹大积方、伤寒四物方三方外，均提出要用酒送服或调服，如治伤寒逐风方："方寸匕酒饮，日三饮。"即用酒送服或调服一方寸匕药粉，每日服用三次。又如治诸癃方："以方寸匕酒饮，日六七，病立愈，石即出。"即用酒送服或调服一方寸匕药粉，每日服用六七次，病很快治愈，石很快排出。

3. 丸剂治疗

丸剂是指用蜜或者脂等辅料将药物制成药丸，以便服用，亦是中药常见的剂型，具有便于携带、易于服用的特点。简帛内科医方中的丸剂有橐莫礜石治哮喘方、治久咳上气方、治久泄肠澼方、公孙君方。除橐莫礜石治哮喘方外，其余三方均是用蜂蜜调和成丸，如治久咳上气方："丸以白蜜，大如樱桃，昼夜含三丸，消咽其汁，甚良。"即用白蜜调和成丸，每丸大小如樱桃一样，日夜含服三丸，慢慢咽下药汁，效果很好。治久泄肠澼方："丸以蜜，大如弹丸。先　食以食，大汤饮一丸。"即加蜜做成大小如弹丸一样的药丸，晚饭前服用，用大汤送服。公孙君方："丸以白蜜，丸大如梧实。旦吞七丸，　吞九丸，暮吞十一丸。"用白蜜调和成如梧桐子大小的药丸。早上吞服七丸，晚饭时吞服九丸，黄昏吞服十一丸。

4. 外治疗法

外治疗法常见于外科治疗中，这与疾病的病因相关，但在简帛内科医方中也有外治法的运用，包括敷法、温熨、灸法、熏法、按摩及洗浴。敷法，见于治癫疾方1及治癃病方2、9中，如治癃病方2："逘华，以封脽及少腹……"即取逘华捣碎后敷贴在臀部和小腹部。温熨，见于治癃病方1："□□□□□□干葱……盐脽灸尻。"即用药物在臀部周围温熨。灸法见于治癃病方5："灸左足中指。"即灸患者的左脚中趾。熏法见于治癃病方15、白羊屎治中寒病方。治癃病方15："合而一区，燔之坎中，以隧下。"即将药物合在一起为一小盆，将它们放到坑中焚烧，用来熏烤下身。白羊屎治中寒病方："羊矢烬，索横木坑上，取其卧，人卧其坑上，热气尽乃止。"即待羊粪烧成灰烬，在坑上架一条能躺人的横木，人躺在横木上，直到热气散尽为止。按摩，见于治瘑病方16："燔陈刍若陈薪，令病者背火炙之，两人为磨其尻，瘑已。"即先焚烧干草料或者干柴，然后让患者背对着火进行烤炙，并让两人按摩患者的臀部。洗浴，见于羊矢乌头治瘑方："以羊矢三斗，乌头二七，牛脂大如手，而三温煮之，洗其□，已瘑病亟甚。"将上述药物多次加热煮沸，用于清洗患处，可以治愈严重的瘑病。

第四节

简帛医书痹证与痿证专论

痹与痿是中医学理论中十分重要的两个概念，他们之间既有联系又有区别。现代中医理论认为，二者均为肢体筋脉的病证，且痹证日久常可转变为痿证，痿证挟实邪又常出现痹证的证候，故在实际临床上很难将二者明确区分。随着近年来医学出土文献的不断增多，对先秦两汉早期医家的医学理论研究也在不断加深。通过对这些出土文献资料的整理与研究，探讨先秦两汉医家对痹与痿的理论认识与治疗方法，进一步了解痹证与痿证的源流与发展过程，以期对当代的中医理论及临床治疗起到一定的促进作用。

1. 痹证与痿证概述

由于已出土文献种类较多，又因其年代久远，故存在较多残缺和丢失，有些内容也存在较大争议，遂仅对已正式出版的先秦两汉时期涉医简帛（包括简帛医方、医经等）进行检索，分析与整理其中与"痹""痿"相关的文献。

（1）痹证。

简帛医书中所涉及的痹证种类繁多，如马王堆汉墓医书的《足臂十一脉灸经》对足厥阴脉的论述中就有这样的记载："其病：病胻瘦，多溺，嗜饮，足趺肿，疾界（痹）。"此处以"足趺肿"为"痹"的表现。在《阴阳十一脉灸经（甲本）》中，对巨阳脉所产生的疾病的描述则是"其所产病：头痛……腨痛，足小指趾痹，为十二病"，此处直接提出了"足小趾痹"这一概念。在论述"少阳脉"所产病中则有"足中指痹"的记载。在《阴阳十一脉灸经（乙本）》中论述"阳明脉"时，其所产病为"颜痛……肠痛，膝足痿渊（痹）"等十种疾病，其中包含一种表现为"膝足痿痹"的疾患。而在该篇"肩脉"为患所产生的四种疾病中就包括"其所产病：颔痛，喉渊（痹），臂痛，肘痛，为四病"，其中出现了"喉痹"这一名词。

张家山汉简《脉书》在论述疾病的产生时，记载了病在喉和病在身的表现。如"在喉中，痛，喉踝<踝（痹）>也""在身，颓颓然，□之不智知人，为踝<踝（痹）>"，这里又出现了"病在喉"则产生"喉痹"这一说法；其后对"病在身"的论述，曰"颓颓然"，"颓"在《说文解字》中的解释为"痴，不聪明也"，"颓颓然"在这里指的应该是身体患处感觉迟钝、麻木不仁，这种症状表现在当时也被称之为"痹"。而在《引书》中则出现了三处与"痹"有关的文献条目，如"病瘳（？）瘅……足不痿痹，首不肿齘，毋事恒服之""苦两手少气，举之不钩，指端浸浸善界（痹）……旬而已""引喉痹，抚乳……极而已"。由文献我们可以看出，这三处对"痹"的描述，第一处为"足痿痹"，第二处为"指端痹"，最后一处为"喉痹"，这里的"痹"仍然指身体疼痛的感觉。

在《武威汉代医简》第二类简中有一首"治千金膏药方"记载了对"喉痹"的治疗，木牍中也直接记载了一首"治痹手足臃肿方"。在《敦煌汉简》医药简中，也出现了治疗"胸痹""痿痹"的一首医方。

（2）痿证。

简帛中对痿证的记载相对于痹证来说较为简单，除去以上在痹证中痿痹同时出现的情况之外，单独提到"痿"的有以下情况，例如，周家台秦简《病方》中专门有一首治瘘病方："治瘘病：以羊矢三斗，乌头二七，牛脂大如手，而三温煮之，洗其□，已瘘病亟甚。"马王堆汉墓医书《五十二病方》残片中有"瘘入中"的记载。阜阳汉简《万物》中有"可以已瘘也"的记载。《武威汉代医简》中的白水侯所奏男子七疾方曰："何谓七疾？一曰阴寒，二曰阴痿，三曰苦衰，四曰精失，五曰精少，六曰橐下痒湿，精清；七曰小便若数，临事不卒，名曰七疾。"则有"阴痿"的记述。

2. 痹与痿的治疗方法

简帛医书中对于痹证和痿证的治疗主要包含灸法、导引和药物三个方面。如《足臂十一脉灸经》中对足厥阴脉"足跗肿"为"痹"的治疗就是"诸病此物者，灸厥阴脉"。治疗"喉痹"，就要用"抚乳，上举颐，令下齿包上齿，力仰"，即向上抬举下颌，使下牙齿包住上牙齿，身体尽力后仰的导引方法。药物的治疗，《武威汉代医简》中"治痹手足臃肿方：秦瘳芄五分，附子一分，凡二物，冶，合和，半方寸匕一，先　饭酒饮，日三，以愈为度"，以及《敦煌汉简》医药简中"□治久咳逆、胸痹、痿痹、止泄、心腹久积、伤寒方：人参、紫菀、菖蒲、细辛、姜、桂、蜀椒各一分，乌喙十分，皆合和，以"，均给出了相应的治疗方药。

3. 痹与痿的医学内涵

从先秦两汉简帛医书中涉及痹与痿的文献资料来看，有以下四个方面值得进行深入研究与探讨。

（1）痹的字形字义演变。

痹字小篆为𤵷，形符为"疒"，为患者靠躺在床上的样子；《说文解字》中解释为"痹，湿病也"。《素问·痹论篇》曰："风、寒、湿三气杂至，合而为痹也。其风气胜者为行痹，寒气胜者为痛痹，湿气胜者为着痹也。"可见《素问》与《说文解字》对痹的解释较为统一。在相应的医学出土文献中，从字形上来看，痹字主要为"畀""湆"等，然《说文解字》中对"畀"的解释为"畀，相付与之。约在阁上也"，其中并没有包含疾病方面的意思。由此我们可以看出，痹的字形在春秋战国时期已经出现，但是其字义有一定的演变，其本字"畀"在东汉许慎《说文解字》中已经不包含其疾病的本义，这一意思转而被痹字取代，同时其内涵也更加明确，主要为因湿致病，这与出土文献中泛泛指代疼痛、麻木等有所不同。

（2）痹之病名与早期经络理论之间的联系。

在先秦两汉简帛医书中，痹证这一病名主要指两种表现，一是指疼痛，二是指肿胀，如"足跗肿"及"治痹手足臃肿方"等。同时，并非所有的疼痛都称之为痹，如"膝外廉痛""骨外廉痛""缺盆痛"等仅仅称之为痛，只有喉与足趾、手指端等的疼痛称之为痹。

肺开窍于鼻，人体呼吸自然之气需要从鼻而入，经过喉与气道进入肺脏，之后输布到周身；同时后天的饮食，即所谓的水谷之气，也需要通过"口—咽喉—食管—胃"这一途径进入人体。所以，喉为人体内与外界进行物质交换的通路，是沟通人与自然界的桥梁。

四川天回汉墓出土的《脉书·上经》中言："扁鹊曰：人有九窍、五藏十二节，皆朝于气。"其核心理论即是"气之通天"。这一思想正是中国传统天人合一理念贯彻于扁鹊经脉医学中所形成的对生命本质的独特创见[1]。《灵枢·九针十二原》曰："五脏有六腑，六腑有十二原。十二原出于四关，四关主治五脏，五脏有疾，当取之十二原。十二原者，五脏之所以禀三百六十五节气味也……所言节者，神气之所游行出入也，非皮肉筋骨也。"其中说五脏六腑均联系十二原穴，这十二个原穴又出于四关，四关即四肢。十二原穴可以治疗五脏的疾病，因其是五脏神气游行出入的地方，即认为四末是人体内五脏六腑神气出入之所在。这一点从五输穴中也可以看出，"五脏五腧，五五二十五腧；六腑六腧，六六三十六腧。经脉十二，经络十五，凡二十七气以上下。所出为井，所溜为荥，所注为腧，所行为经，所入为合。二十七气所行，皆在五腧也"（《灵枢·九

---

[1] 顾漫、柳长华：《天回汉墓医简中"通天"的涵义》，《中医杂志》2018年第59卷第13期，第1086～1091页。

针十二原》）。五脏六腑的精气之"出溜注行入"均为五腧穴所主，而五腧穴的位置也均在四肢肘膝关节以下，故在《黄帝内经》时期的经脉理论中，亦认为人体四肢是天人相应思想中天气与人体沟通的主要部位。

外界邪气侵袭人体时，首先侵犯的便是喉与四末，这或许正是古人对痹的相关疾病的命名原因之一。喉为人体呼吸自然之气与饮食水谷之气的门户，四末为沟通体内五脏六腑之气与体外环境之气的部位，是人体与自然界接触的第一道关卡，所以此二者之疾病被称之为痹，而其他部位的疼痛却不这样命名，这体现了早期医家已经认识到经络是沟通人体与外界的桥梁，而气在其中起到主导作用。

（3）从"痿痹一体"探讨痹与痿之间的区别与联系。

从简帛医书的文献整理来看，痿和痹一起出现的频率有三次，如《引书》中的"足痿痹"，以及敦煌汉简中出现的针对痿痹治疗的方药。痿痹同称在后世医书中亦较为常见，在简帛医书中，痹与痿之间并没有严格意义上的区分，肢体疼痛与肢体痿软均可使上下文意相通。如在《说文解字》中释痿为"痿，痹疾也"，《汉书·哀帝纪》载"即位痿痹，末年寝剧"，颜师古云"痿，亦痹病也"。可见当时痹与痿尚处于概念混淆阶段。然而在《黄帝内经》中却将此二者明确区分，从篇名上就分为痹论、痿论两篇，从病因病机上也做了详细的区分。通过对比可以发现，在古代文献中，当痹痿同论时，主要指的是其症状有共同表现，即疼痛、麻木、痿软不用等。而当其分论时，则是要强调他们之间病因病机的差异：痹多实证，主要为外邪侵袭；痿多虚证，主要为内伤气亏。故厘清其病名产生的源头及发展历程，了解其在不同时期、不同典籍中所代表的医学内涵，对学习中医理论有一定的帮助。

现代研究表明[1]，痹病和痿病，病位多见于肢体，尤以下肢为常见。痿证的病位主要在皮、脉、筋、骨、肉五处，但以下肢痿最为多见。从出土文献中可以看出，当痿与痹同时出现时，主要指足部疾患，这与现代临

---

① 李艳、李梢、李有伟、李济仁：《论痹与痿》，《中医杂志》1995年第36卷第4期，第205～207页。.

床结果相符。故当时医家已经认识到了痹与痿之间的联系,即"痿痹一体"的雏形,但在痹与痿的区别上还不甚明确,这为后世医家对痹证、痿证的理论研究提供了思路与方向。

(4)治疗经验。

在对首届国医大师治疗痹证的用药经验的发掘研究中发现[1],国医大师治痹主要集中于具有通络、养血、活血、补气、祛湿、养阴、祛风、温阳散寒等功效的中药,如黄芪、当归、桂枝是众多国医大师辨治痹证常用核心药物。先秦两汉时期医家对痹证与痿证的药物治疗多用附子、人参、细辛、姜、桂等,这与现代对痹证治疗用药极为相似,即主要以补气散寒通络为主。

《吕氏春秋·古乐》曰:"昔陶唐氏之始,阴多滞伏而湛积,水道壅塞,不行其原,民气郁阏而滞着,筋骨瑟缩不达,故作为舞以宣导之。"导引是出土文献中所记述的非常重要的一种治疗方法,它的主要作用就是通过形体的动作来引导体内气机的运行,从而达到相应的治疗效果。尤其是对于痹与痿的治疗,由于二者的病因主要为经络不通,而且发病部位主要在四肢关节,这更适合于运用导引的方法来解决问题,如张家山汉简的《引书》与马王堆汉墓的《导引图》,均是当时导引疗法盛行的证据。

总的来看,在先秦两汉时期对痹证与痿证的治疗手段已经相当全面,在当时的生产技术水平下,外治的灸法、导引及药物治疗几乎已经囊括了所有的治疗手段,这对现代治疗此类疾病有一定的启示作用。我们在治疗一些疑难杂症的过程中,也应该多种疗法并用,内外同治,以期达到满意的临床效果。

综上所述,通过对先秦两汉简帛医书中涉及痹与痿的医学材料进行整理与分析,可以发现,古人对痹与痿的概念已经有了初步的认识,不仅认识到其包含了疼痛、肿胀、麻木等不同的症状表现,而且意识到了痹为不通而多实,痿为不荣而多虚,二者之间既有区别又有联系,可相兼致病,

---

[1] 李雨彦、刘良:《首届国医大师治疗痹证学术思想与临床经验撷要》,《世界中西医结合杂志》2015年第10卷第10期,第1451~1455页。

痹证日久也可以转化为痿。同时认为，产生痹的原因与其他疼痛类疾病有所不同，这体现了古代医家对人体的认识，认为喉与四末均为人体和外界进行能量交换的通路。这是天人合一思想与经络理论的具体体现，是古代中医对人体生命形式与自然宇宙关系的根本认识。最后，在治疗经验与方法上，当时的技术已经涵盖了药物、导引、施灸等多种疗法，尤其是导引的运用，这对现代临床治疗有着十分重要的意义，可以提供治疗相关疾病的不同思路与方法。

第四章
先秦两汉简帛外科医方研究

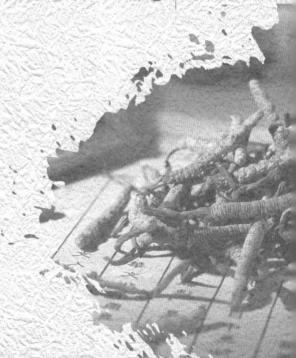

内科在《周礼》中为"疾医"，那么外科应该就是其中提到的"疡医"，负责"肿疡、溃疡、金疡、折疡之祝药①劀杀②之齐③"。疡，《说文解字》曰"头创也"，《说文解字注》说"头创也，按：头字盖剩，上文疕下曰头疡，则见疡不专在头矣。郑注周礼云：'身伤曰疡'，以别于头疡曰疕"，可见身伤为疡。疡不只是头创，只要身体受到创伤即都为疡，即外科也。按照这一原则，简帛医方中外科类疾病医方最多，大大高于其他各科疾病，这或与当时的社会环境相关，如战争创伤、虫兽袭击、生活环境等。

第一节

外科疾病种类

现代中医外科学一般将外科疾病分为疮疡、乳房疾病、瘿、瘤、岩、皮肤及性传播疾病、肛门直肠疾病、泌尿男性生殖系疾病、周围血管和淋巴管疾病及外科其他疾病，而将古代隶属于中医外科学的金刃刀伤、跌打损伤归于中医骨伤科学，耳鼻喉眼口腔归于中医五官科学。综合简帛医方特点及现代外科学的疾病分类，本书在整理简帛外科医方时，仍将金刃刀伤等外伤归于外科，耳鼻喉眼口腔疾病归于五官科，皮肤疾病归于皮肤科。经整理，共收录医方一百六十七则，可将其分为五大类：疮疡类病证（四十方）、体外创伤类疾病（三十三方）、虫兽咬伤类病证（四十一方）、肛肠生殖器类病证（三十二方）、烧伤类病证（二十一方）。

---

① 祝药：祝，通"注"，祝药即外敷用药。

② 劀杀：劀，同"刮"，刮去脓血；杀，蚀去恶肉。

③ 齐：读jì，通"剂"，即药剂。

1. 疮疡类病证

简帛外科医方中的疮疡类病证包括痈疽、痈肿、身疕、瘌、鼠瘘、溃烂、脓、痂疮、灸疮、马宵等，其中身疕、瘌与马宵仍有待进一步考证。疕原指头疮，但其与身连用，再从医方的叙述认为应是指身体的疮疡。治身疕方8、12中出现病名"瘃"，即冻疮，或为身疕的一种。瘌则为一种古病名，其在《说文解字》中有三层含义：一为目疾；二为恶气着身；三为蚀疮，即败疮。但从治瘌方1、2、3来看，疑指痤疽一类疾病。马宵亦为一种古病名，出现在武威汉简"医方"和敦煌汉简"医方"中，关于其为何病，有说为人体外伤，亦有说为人体所生的大面积疮疡，还有其他说法，有待相关文献的发现与考证。

在治痈疽方中，还出现了各种不同类型的痈疽名称，如骨疽、肉疽、肤疽、嗌疽、烂疽、血疽、气疽等。而且有根据痈疽病情的进展而使用相应的医方，如治痈疽3、8、9都明确提出是治疗痈疽初发，说明当时的医者对于痈疽亦有较为深入的认识。治痈肿方中则有根据不同部位命名的病名，如痈首、体痈、颐痈；又有根据发病时期来命名的卒痈。

（1）治痈疽方1：冶白薟、黄耆、芍药、桂、姜、椒、茱萸，凡七物。骨疽倍白薟，肉疽倍黄耆，肤疽倍芍药，其余各一。并以三指大撮一入杯酒中，日五、六饮之。须已……

（2）治痈疽方2：三汋煮蓬虆，取汁四斗，以洒疽痈。

（3）治痈疽方3：疽始起，取商牢渍醯中，以熨其肿处。

（4）治痈疽方4：疽，以白薟、黄耆、芍药、甘草四物□煮，桂、姜、蜀椒、茱萸四物而当一物，其一骨□疟□三□□以酒一杯□□□□筋者傻傻翟翟□□之其□□□□□。日四饮。一欲溃之……

（5）治痈疽方5：疽未□□□□□ 噱十四颗，□□□□□□□□□食□□□糪泔二参，入药中□□□令如□□□□□□炙，手以磨□□□□□□□□出之，以余药封而裹之，□□□不痛已□□。令。

（6）治痈疽方6：嗌疽者，白薟三，罢合一，并冶，□□□□汩□饮之。

（7）治痈疽方7：烂疽者，疝□起而□痛□□□骨□冶，以巂膏未煎者炙销以和□傅之。日三傅药，傅药前洗以温水。服药卅日，疽已。尝试。令。

（8）治痈疽方8：诸疽物初发者，取大菽一斗，熬熟，即急抒置甑□□□□□□□□置其□醇酒一斗淳之至上下，即取其汁尽饮之。一饮病未已，□□□□□□□□饮之可。不过数饮，病已。无禁。尝试。令。

（9）治痈疽方9：血疽始发，憭憭以热，痛无适，□□□□□□疽□□□□□□□□戴穇、黄芩、白蔹，皆居三日，旦□□□□□为□□虽□□□□□□□□之，令汗出到足，已。

（10）治痈疽方10：气疽始发，员员以痒，如□状，扪摩□而□□疽，姜、桂、椒□，居四苫□□□□□□二颗，令諯菽□熬可□，以酒沃，即浚□□淳酒半斗，煮，令成三升，□□□□□□出而止。

（11）治痈疽方11：□疽发，出体，如人猝之□，人携之甚□□□三葉，细切，淳酒一斗□□□□□□□半斗，煮成三升，饮之，温衣卧□□即浚而□之，温衣……

（12）治痈疽方12：煮麦，麦熟，以汁洗之，□□□膏伯……

（13）治痈疽方13：炙梓叶，温之。

（14）治痈肿方1：痈自发者，取桐本一节所，以糵泔煮□□泔……

（15）治痈肿方2：取乌喙、藜芦，冶之钧，以彘膏□之，以布裹，□□䐿之，以熨肿所。又可□□手。令痈肿者皆已。

（16）治痈肿方3：痈首，取芷半斗，细劅，而以善截六斗□□□沐之，如此□。□肖医以此教惠……

（17）治痈肿方4：白茞、白衡、菌桂、枯姜、新雉，凡五物等。已冶五物□□□取牛脂□一升，细刌药□□，并以金铫煏桑炭，才沸，发歆，又复煏沸，如此□，即以布□，取汁，即取水银磨掌中，以和药，傅。旦以濡浆洗，复傅之，如此□□□傅药。毋食□彘肉、鱼，及女子。已，面类瘳状者。

（18）治痈肿方5：身有体痈肿者方：取牡□一，夸就，皆勿□□□□□炊之，候其洦不尽一斗，抒藏之，稍取以涂身体肿者而炙之，□□□□□□痈肿尽去，已。尝试。令。

（19）治痈肿方6：颐痈者，冶半夏一，牛煎脂二，醴六，并以鼎□□□如□鬻，以傅。勿尽傅，圜一寸，干，复傅之，而以汤洒去药，已矣。

（20）治卒痈方：冶赤石脂，以寒水和，涂痈上，以愈为故，良。

（21）治身疕方1：疕无名而痒，用菱芰熬，冶之，以犬胆和，以傅之。傅之久者，辄复之，□疕已。尝试。令。

（22）治身疕方2：釐葵，渍以水，夏日勿渍，以傅之，百疕尽已。

（23）治身疕方3：以藜芦二，礜一，豕膏和，而膝以熨疕。

（24）治身疕方4：久疕不已，干夸灶，润以傅之，已。

（25）治身疕方5：行山中而疕出其身，如牛目，是谓日□□□□掌中三日三。

（26）治身疕方6：露疕，燔饭焦，冶，以久膏和，傅。

（27）治身疕方7：以槐东向本、枝、叶，三沥煮，以汁……

（28）治身疕方8：瘃，先以黍潘熟洗瘃，即燔数年陈藁，□其灰，冶辄□□傅瘃。已傅灰，灰尽渍□□□弹以理去之。已理，辄复傅灰，理如前。虽久瘃，汁尽，即可瘳矣。傅药时禁□□□□。尝试。令。

（29）治身疕方9：蒸冻土，以熨之。

（30）治身疕方10：以兔产脑涂之。

（31）治身疕方11：咀薤，以封之。

（32）治身疕方12：践而瘃者，燔地穿而入足，如食顷而已，即□葱封之，若蒸葱熨之。

（33）治瘘方1：瘘者，痈痛而溃。瘘居右，□马右颊骨；左，□马左颊骨，□燔，冶之。煮菽取汁洗□，以彘膏已煎者膏之，而以冶马颊骨□□□傅布□，膏傅□，辄更裹，再膏傅，而洗以菽汁。廿日，瘘已。尝试。令。

（34）治瘘方2：瘘者有牝牡，牡高肤，牝有孔。治以丹□□□□□□□□□□□为一合，挠之，以猪膱膏和，傅之。有去者，辄补之，勿洗。□□□□□□□□□面皰赤已。

（35）治瘕方3：瘕者，痈而溃，用蜀菽、雷矢各□□□□□□□□而捣之，以傅痈孔中。傅药必先洗之。日一洗，傅药。傅药六十日，瘕……

（36）治鼠瘘方：取大白礜，大如拇指，置晋斧中，涂而燔之，毋下九日，冶之，以……

（37）治溃烂方：治□□□□□溃医不能治禁方，其不愈者，半夏、白敛、芍药、细辛、乌喙、赤石脂、代赭、赤豆初生未卧者、蚕矢，凡九物，皆并冶，合，其分各等，合和……

（38）治脓方：……分，人发一分，燔之，令焦，一□，□二分，□一分。凡八物，冶，合和，□以温酒饮方寸匕一，日三饮之。吕功君方：有脓者，自为□□□□□□□□出，有血不得为脓。

（39）治痂、灸创及马膏方：取陈骆苏一升，附子廿枚，蜀椒一升，干当归二两，皆㕮咀之；以骆苏煎之，三沸。药取以傅之，良甚。

（40）马膏方：石南草五分□

2. 体外创伤类病证

简帛外科医方中的体外创伤类疾病一般是指金刃、箭镞、跌摔等导致的外伤，一般会造成出血、疼痛、生痈等表现，重者导致伤痉、肠出、内痉、瘀血等。伤痉一般认为是受金创后引发的痉病，如治伤痉方1中所说"身伸而不能屈"，可能即现代所说的破伤风。这一类疾病或许与当时社会较为动乱有关，战争容易导致金刃、箭镞、坠马等外伤性疾病。

（1）治诸伤方1：□□膏、甘草各二，桂、姜、□椒、茱萸□□□□□□□□□□□□□□□□□毁一丸杯酒中，饮之，日一饮，以□□其……

（2）治诸伤方2：□□□胸，令大如苔，即以赤苔一斗并冶，复治□□□□□□□□熟而□□饮其汁，汁滓皆索，食之自恣也……

（3）治诸伤方3：冶齐石□，以淳酒渍而饼之，燔瓦鬻炭□□□□□□□□□□复冶，渍饼，燔之如前，即冶，入三指撮半杯温酒□□□□□□□□□□□痛斩多者百冶，大深者八十，小者卅，冶精。

（4）治诸伤方4：燔白鸡毛及人发，冶各等。百草末八亦冶而□□□□□□毁一丸，温酒一杯中而饮之。

（5）治诸伤方5：已刃伤，燔羊矢，傅之。

（6）治诸伤方6：止血出者，燔发，以按其痏。

（7）治诸伤方7：令伤者无痛，无血出，取故蒲席厌□□□燔□□□□痏。

（8）治诸伤方8：令伤无瘢，取彘膏、□衍并冶，傅之。

（9）治诸伤方9：以男子泪傅之，皆不瘢。

（10）治诸伤方10：金伤者，以肪膏、乌喙□□，皆相□煎，施之。

（11）治诸伤方11：伤者，以续断根一把，独□长枝者二梃，黄芩二梃，甘草□梃，秋乌喙二□□□□叶者二瓯，即并煎□熟，以布捉取，出其汁，以陈缊□□傅之。

（12）治诸伤方12：□者，冶黄芩与□□□煎彘膏以□之，即以布捉取，□□□□□□□渥之。

（13）治诸伤方13：久伤者，痏杏核中仁，以臧膏弁，封痏，虫即出。尝试。

（14）治诸伤方14：消石置温汤中，以洒痈。

（15）治诸伤方15：令金伤无痛方：取鼢鼠，干而冶；取鳸鱼，燔而冶；长石、辛夷、甘草各与鼢鼠等，皆合挠，取三指撮一，入温酒一杯中而饮之。不可，财益药，至不痛而止。令。

（16）治诸伤方16：令金伤无痛，取荠熟干实，熬令焦黑，冶一；术根去皮，冶二，凡二物，并和，取三指撮到节一，醇酒盈一中杯，入药中，挠饮。不者，酒半杯。已饮，有顷不痛。复痛，饮药如数。不痛，毋饮药。药先食后食恣。治病时，毋食鱼、彘肉、马肉、飞虫、荤、麻洙菜，毋近内，病已如故。治病无时。一治药，足治病。药已治，裹以缯藏。治术，曝若有所燥，冶。令。

（17）治伤痉方1：痉者，伤，风入伤，身伸而不能屈。治之，熬盐令黄，取一斗，裹以布，淬醇酒中，入即出，蔽以袯，以熨头。热则举，适下。为□裹更熨，熨寒，更熬盐以熨，熨勿绝。一熨寒汗出，汗出多，能屈伸，止。熨时及已熨四日内，□□衣，毋见风，过四日自适。熨先食后食恣。无禁，无时。令。

（18）治伤痉方2：伤而痉者，以水财煮李实，疾沸而抒，浚取其汁，寒和，以饮病者，饮以□为故。即其病甚，弗能饮者，强启其口，多灌之。即毋李实时□□□□□煮炊，饮其汁，如其实数。无禁。尝试。令。

（19）治伤痉方3：诸伤，风入伤，伤痛痛，治以枭絮为鞴□□痛伤，渍以□□□□虉膏煎汁，置□□沃，数□注，下膏勿绝，以禽寒气，□□□□礜□□□□□，以傅伤孔，蔽上，休复为□□□□□□□□□□□□□□□痛□□□□□。傅药先食后食□恣。无禁，无时。□礜不暴□□尽入。

（20）治伤痉方4：伤而痉者，小剸一犬，溉与蘖半斗，毋去其足，以□并盛，渍井断□□□出之，阴干百日。即有痉者，冶，以三指一撮，和以温酒一杯，饮之。

（21）治伤痉方5：伤痉者，择薤一把，以淳酒半斗煮沸，饮之，即温衣夹坐四旁，汗出到足，乃已。

（22）治伤痉方6：冶黄芩、甘草相半，即以虉膏财足以煎之。煎之沸，即以布捉之，抒其汁，□傅□。

（23）治小腿伤方1：取久溺中泥，善择去其蔡、沙石。置泥器中，旦以苦唾□端。以器中泥傅伤，□□之，伤已。已用。

（24）治小腿伤方2：胅久伤者痛，痛溃，汁如糜。治之：煮水二斗，郁一参，术一参，□□一参，凡三物。郁、术皆冶，□汤中，即炊汤。汤温适，可入足，即置小木汤中，即□殿。汤居□□，入足汤中，践木，汤没□。汤寒则炊之，热即止火，自适也。朝已食而入汤中，到铺已而出休，病即愈矣。病不□者一入汤中即廖，其甚者五、六入汤中而瘳。其瘳也不痛，不痛而新肉产。肉产，即毋入汤中矣，即自合而瘳矣。服药时无禁，及治病无时。□令。

（25）治金伤毋痛方：取鼢鼠，干而……长石、辛夷、甘草各与鼢……

（26）治金创止痛方：治金创止痛令创中温方，曾青一分，长石二分，凡二物，皆冶，合和，温酒饮一刀圭，日三，创立不痛。

（27）治金创肠出方1：冶龙骨三指撮，和以豉汁饮之，肠自入。禁，□□□□。

（28）治金创肠出方2：冶龙骨三指撮，以豉汁饮之，日再，三饮，肠自为入。大良。勿传也。

（29）治金创瘀血方：治金创内漏血不出方，药用大黄丹二分，曾青二分，消石二分，䗪虫三分，虻头二分，凡五物，皆冶，合和，以方寸匕一酒饮。不过再饮，血立出，否，即从大便出。

（30）治金创止痛方：石膏一分，姜二分，甘草一分，桂一分，凡四物，皆冶，合和，以方寸匕，酢浆饮之，日再，夜一。良甚。勿传也。

（31）治金创内痉方：治金创内痉创痒不痛腹方，黄芩……

（32）治摔伤方：股寒，曾载车马惊堕，血在胸中，恩与惠君方。服之廿日，□徵下。卅日，腹中毋积，胸中不复，手足不满，通利。臣安国。

（33）出矢镞方：……一分，栝楼、菝葜四分，麦、丈句、厚朴各三分，皆合和，以方寸匕取药一，置杯酒中饮之，出矢镞。

3. 虫兽咬伤类病证

简帛外科医方中出现的动物咬伤主要有犬和蛇，其中：狗又分狂犬、犬，犬应为普通的狗；蛇一般为毒蛇，如原文中有"虺蛇"，即蝮蛇，是一种较为常见的毒蛇。虫类咬伤，如蝎子、蛭、螟、蛾、蜂等，其中螟一般认为是谷物的食心虫，蜮相传是一种会害人的水中毒虫，形状似鳖，能射伤人，仍有待进一步考证。其中还有一类医方，从现存文字上看无法明确具体有哪些虫类的咬伤，其中有两方出现"蟥"，即蟥虫，故以"治虫类咬伤方"命名，有认为即是后世医书中的匰病。另据《长沙马王堆汉墓简帛集成》提出"治虫类咬伤方1"中的"虫蚀"除第一个字似乎还有一点墨痕外，完全残损，是根据原释文补，且本篇目录中的本病方名也完全残损，但"治虫类咬伤方4"有"虫蚀"之说，"治虫类咬伤方5、9"有"蟥蚀"之说，故而有待进步一研究。

（1）治狂犬咬伤方1：取恒石两，以相磨殴，取其磨如糜者，以傅犬所啮者，已矣。

（2）治狂犬咬伤方2：熟澡溰汲，注杯中，少多如再食浆，取灶末灰三指撮□□水中，以饮病者。已饮，令熟奋两手如□闲毛□道手□□□□□□□□狂犬啮者□□□莫傅。

（3）治狂犬咬伤方3：冶礜与橐莫，醯半杯，饮之。女子用药，如靡……

（4）治犬咬伤方1：取蚯蚓矢二升，以井上瓮断处土与等，并熬之，而以美醯□□□□之，稍丸，以熨其伤，犬毛尽，傅伤而已。

（5）治犬咬伤方2：煮堇，以汁洒之。冬日煮其本。

（6）治犬咬伤方3：犬所啮，令无痛及易瘳方，令啮者卧，而令人以酒财沃其伤。已沃而□越之。尝试。无禁。

（7）治狗咬伤方：治狗啮人创痛方，燔狼毒，冶，以傅之。创干者，和以膏傅之。

（8）治蝎子蜇伤方1：□□□□□以财斓蓝□□□□□□渍……

（9）治蝎子蜇伤方2：濡，以盐傅之，令牛舐之。

（10）治蝎子蜇伤方3：以蒺藜、白蒿封之。

（11）治蛭咬伤方1：蛭蚀人胻股，即产其中者，并黍、菽、术而炊之，蒸以熏，瘳病。

（12）治蛭咬伤方2：痏蜕，傅之。

（13）治毒蛇咬伤方1：畜兰，以酒沃，饮其汁，以滓封其痏，数更之。

（14）治毒蛇咬伤方2：以芥印其中颠。

（15）治毒蛇咬伤方3：以产豚喙磨之。

（16）治毒蛇咬伤方4：以堇一炀筑封之，即燔鹿角，以溺饮之。

（17）治毒蛇咬伤方5：以青粱米为粥，水十五而米一，成粥五斗，出，扬去气，盛以新瓦瓮，幂口以布三□，即封涂厚二寸，燔，令泥尽火而歇之，痏已。

（18）治毒蛇咬伤方6：烹三宿雄鸡二，泊水三斗，熟而出，及汁更洎，以金盉逆甗下。炊五穀、兔□隹肉陀甗中，稍沃以汁，令下盉中，熟，饮汁。

（19）治毒蛇咬伤方7：煮鹿肉若野彘肉，食之，歠汁。精。

（20）治毒蛇咬伤方8：燔狸皮，冶灰，入酒中，饮之。多可殹，不伤人。煮羊肉，以汁□之。

（21）治毒蛇咬伤方9：取井中泥，以环封其伤，已。

（22）治蛇类咬伤方：以桑汁涂之。

（23）治蛇咬伤方：□噬：□□取莓茎，曝干之，□□□□□□□。已解褥，毋□□。已饮此，得卧。卧觉，更复□□□□□□干莓用之。

（24）治蝎病方：蝎者，虫所啮穿者□，其所发无恒处，或在鼻，或在口旁，或齿龈，或在手指□□，使人鼻缺指断。治之以鲜产鱼，捣而以盐财和之，以傅虫所啮者。□□□辄补之。病已，止。尝试，无禁。令。

（25）治虫类咬伤方1：虫蚀：□□在于喉，若在它所，其病所在曰□□□□□□□□□核，毁而取□□而□之，以唾溲之，令仆仆然，即以傅。傅以□□□□□□□汤，以羽磨□□，垢□尽，即傅药。傅药薄厚盈孔而止。□□□□□□□□明日又洗以汤，傅药如前。日一洗伤，一傅药，三□□□□□□□数，肉产，伤□□肉而止。止，即洗去药。已去药，即以彘□□□□□□□□□□，疕瘳而止。□三日而肉产，可八九日而伤平，伤平□□□□□，可十余日而瘳如故。伤□欲裹之则裹之，□欲则勿裹，□□□□□□布矣。傅药先旦，未傅□傅药，欲食即食。服药时□□□□□□。

（26）治虫类咬伤方2：燔漏芦，冶之，以牡猪膏和……

（27）治虫类咬伤方3：取雄鸡矢，燔，以熏其痔。□□□□ □□□置□□□鼠，令自死，煮以水，□布其汁中，傅之。毋以手搔痔□□□。令。

（28）治虫类咬伤方4：虫蚀，取禹灶□□寒伤痔，□兔皮裹其□□□。令。

（29）治虫类咬伤方5：蝱蚀口鼻，冶堇葵□□肥□者□□，以桑薪燔其端，令汁出，以羽取其□。

（30）治虫类咬伤方6：豪斩乘车髤杍□□□熨之，即取柏蠹矢出……

（31）治虫类咬伤方7：□□□猪肉肥者□□傅之。

（32）治虫类咬伤方8：治陈葵，以……

（33）治虫类咬伤方9：蟹蚀齿，以榆皮、白□、美桂，而并□□□□傅孔，薄……

（34）使蛆不射伤人方1：……曰……□□来到蛆□□□□□閒□□□名曰女罗，委□旗旗从□□□□床之柧柜□□□□□□□中饮□床柧，羿使子毋敢中□□□□□徒，令蛆毋射。

（35）使蛆不射伤人方2：每朝啜蒜二、三颗及服食之。

（36）使蛆不射伤人方3：每朝啜兰实三及啜菱芰。

（37）治蛆、虺蛇、蜂射伤方1：取□□□□□□□□□□鮈鱼，夕毋食，旦而食之，以厌为故，毋歠汁。

（38）治蛆、虺蛇、蜂射伤方2：刑鳖，饮其血，蒸其肉而食之。

（39）治蛆、虺蛇、蜂射伤方3：取灶黄土，渍以醯，蒸，以熨之。

（40）治蛆、虺蛇、蜂射伤方4：取兰叶，生捣，蒸，熨之。

（41）治蛆、虺蛇、蜂射伤方5：取蚯蚓之矢，蒸，以熨之。

4. 肛肠生殖器类病证

简帛外科医方中的肛门疾病主要包括痔疮和肛门瘙痒，其中痔疮又分为脉痔、牡痔（外痔）和牝痔（内痔），已经出现了痔疮的分型，并有痔疮的手术治疗记录，如治内痔方7中"巢塞脏者，杀狗，取其脬，以冒钥，入脏中，吹之，引出，徐以刀剥去其巢。冶黄芩而屡傅之"，同时还列举有兼症的治疗，可见对于痔疮的治疗已经具备较高水平。简帛医方中的肠癥一般认为即是癥疝，是指睾丸、阴囊重大一类的病证，类似现代医学的"腹股沟疝"，即小肠坠入阴囊，遂将其归于此类。此外还有两方是治疗阴囊、阴茎肿大。

（1）治脉痔方：取野兽肉食者五物之毛等，燔冶，合挠，□。每旦，先食取三指大撮三，以温酒一杯和，饮之。到暮，又先食饮如前数。恒服药廿日，虽久病必已。服药时，禁毋食彘肉、鲜鱼。尝试。

（2）治外痔方1：有赢肉出，或如鼠乳状，末大本小，有孔其中。

为之：疾灸热，把其本小者而鰲绝之，取内户旁祠空中桼朒、燔死人头皆冶，以臓膏濡，而入之其孔中。

（3）治外痔方2：多孔者，烹肥羭，取其汁渍美黍米三斗，炊之，又以潎之，熟，分以为二，以稀□布各裹一分，即取铅末、菽酱之滓半，并捣，以傅痔孔，厚如韭叶，即以居□，裹□□□更温，二日而已。

（4）治外痔方3：牡痔居窍旁，大者如枣，小者如枣核者方，以小角角之，如熟二斗米顷，而张角，絜以小绳，剖以刀。其中有如兔实，若有坚血如指末而出者，即已。□令。

（5）治外痔方4：牡痔之居窍廉，大如枣核，时痒时痛者方，先剥之；弗能剥，□龟脑与地胆虫相半，和，以傅之。燔小椭石，淬醯中，以熨。不已，又复之，如此数。令。

（6）治内痔方1：牝痔之入窍中寸，状类牛虮三□□然，后而溃出血，不后上向者方，取溺五斗，以煮青蒿大把二、鲋鱼如手者七，冶桂六寸，干姜二颗，十沸，抒置瓮中，埋席下，为窍，以熏痔，药寒而休。日三熏。咽敝，饮药浆，毋饮它。为药浆方：取菌茎干冶二升，取藷蔗汁二斗以渍之，以为浆，饮之，病已而已。青蒿者，荆名曰萩。菌者，荆名曰卢茹，其叶可烹而酸，其茎有刺。令。

（7）治内痔方2：牝痔有孔而脓血出者方，取女子布，燔，置器中，以熏痔，三日而止。令。

（8）治内痔方3：牝痔之有数窍，蛲白徒道出者方，先导以滑夏铤，令血出。穿地深尺半，袤尺，广三寸，燔□炭其中，煅骆阮少半斗，布炭上，以布周盖，坐以熏下窍。烟灭，取肥□肉置火中，时自启窍，□烟入。即火灭□以□。日一熏，下□□而□。五、六日清□□□□。骆阮一名曰白苦、苦浸。

（9）治内痔方4：痔者，以酱灌黄雌鸡，令自死，以菅裹，涂上，炮之。涂干，食鸡，以羽熏纂。

（10）治内痔方5：冶蘪芜本、防风、乌喙、桂皆等，渍以淳酒而丸之，大如黑菽，而吞之。始食一，不知益一，□为极。又可为领伤。恒先食食之。

（11）治内痔方6：未有巢者，煮一斗枣、一斗膏，以为四斗汁，置盘中而踞之，其虫出。

（12）治内痔方7：巢塞腄者，杀狗，取其脬，以冒钥，入腄中，吹之，引出，徐以刀剥去其巢。冶黄芩而屡傅之。人州出不可入者，以膏膏出者，而倒悬其人，以寒水溅其心腹，入矣。

（13）治内痔方8：血痔，以溺熟煮一牡鼠，以气熨。

（14）治肛门瘙痒方1：胸痒，痔，痔者其腄旁有小孔，孔兑兑然，出时从其孔出，有白虫时从其孔出，其腄痛，煏然类辛状。治之：以柳蕈一捼、艾二，凡二物。为穿地，令广深大如盅。燔所穿地，令之干，而置艾其中，置柳蕈艾上，而燔其艾、蕈；而取盅，穿其断，令其大圜寸，以覆之。以土壅盅会，毋令烟能泄，即被盅以衣，而毋盖其盅孔。即令痔者踞盅，令腄值盅孔，令烟熏腄。熏腄热，则举之；寒，则下之；倦而休。

（15）治肛门瘙痒方2：取石大如拳二七，熟燔之，善伐米大半升，水八米，取石置中，石□□熟，即歠之而已。

（16）治肠癫方1：渍女子布，以汁烹肉，食之，歠其汁。

（17）治肠癫方2：破卵杯醯中，饮之。

（18）治肠癫方3：炙蚕卵，令数数黄，冶之，三指撮至节，入半杯酒中饮之，三、四日。

（19）治肠癫方4：取枲垢，以艾裹，以灸癫者中颠，令烂而已。

（20）治肠癫方5：癫及瘿，取死者餟蒸之，而新布裹，以霾□□丧行前行叹……

（21）治肠癫方6：阴干之房蜂卵，以布裹□□。

（22）治肠癫方7：癫者及股痈、鼠腹者，灸中指爪二壮，必瘳。

（23）治肠癫方8：以原蚕种方尺，食衣白鱼一七，长足二七。熬蚕种令黄，磨取蚕种，冶，亦磨白鱼、长足。节三，并以醯二升和，以先食饮之。婴以一升。

（24）治肠癫方9：癫，先上卵，引下其皮，以砭穿其雍旁；□□汁及膏□，挠以醇□。又灸其疛，勿令风及，易瘳；而灸其太阴、太阳□□。令。

（25）治肠癫方10：治癫初发，伛挛而未大者方，取全虫蜕一，□犬□一，皆燔□□□□□□酒饮财足以醉。男女皆可。令。

（26）治肠癫方11：治菌桂尺、独□一升，并治，而盛竹筒中，盈筒□□□□□□□□□□□□□□即幂以布，而傅之脽下，为二处，即道其一□□□□□□□□□□□□之。炊者必顺其身，须其身安定……

（27）治肠癫方12：□取女子月事布，渍，炙之令温，以傅……

（28）治肠癫方13：□□□四荣蔡，燔量簧，冶桂五寸□□□□□□□□□□□□□□□□□□□□上……

（29）治肠癫方14：癫□灸左脏……

（30）治肠癫方15：夕毋食，旦取丰卵一溃，美醯一杯以饮之。

（31）治阴囊肿大方：肿囊者，黑实囊，不去。治之，取马矢粗者三斗。熟析，汱以水，水清，止；浚去汁，洎以酸浆□斗，取芥衷荚。一用，知；四五用，肿去。无禁，无时。令。

（32）治阴茎肿大方：冶柳树，与臧膏相澤和，以傅肿者。已，即裹以布。

5. 烧伤类病证

烧伤是指由于热力导致的人体急性损伤性疾病，创面有红斑、肿胀、疼痛、水泡、渗出、焦痂等主要表现，同时根据烧伤程度的不同，会出现不同程度的机体反应，如发热、口渴、少尿等，甚至危及生命。先秦两汉时期致人烧伤的热力不像现在这么多种，当时一般是由于用火、热汤等导致烧伤、烫伤，如武威汉简"医方"中的"治烫伤、烧伤方"。烧伤之后，容易留下瘢痕，因此在治烧伤方12、13、14、15还专门提出了治疗"瘢""故瘢"。值得一提的是，《五十二病方》中似乎特别关注"胻"（即小腿部），不仅单列了胻燋，即小腿灼伤的治疗，也单列了胻伤，即小腿外伤的治疗。

（1）治烧伤方1：以人泥涂之，以犬毛若羊毛封之。不已，复以此数为之……

（2）治烧伤方2：捣蘖米，捉取汁而煎，令类胶，即冶厚朴，和，傅。

（3）治烧伤方3：煮秣米期足，才熟，浚而熬之，令为灰，傅之数日。干，以其汁弁之。

（4）治烧伤方4：以鸡卵弁兔毛，傅之。

（5）治烧伤方5：冶蘖米，以乳汁和，傅之。不痛，不瘢。

（6）治烧伤方6：燔鱼衣，以其灰傅之。

（7）治烧伤方7：燔敝褐，冶，布以傅之。

（8）治烧伤方8：渍女子布，以汁傅之。

（9）治烧伤方9：蒸卤土，裹以熨之。

（10）治烧伤方10：浴汤热者，熬彘矢，渍以醯，封之。

（11）治烧伤方11：以汤大热者，熬彘矢，以酒潭，封之。

（12）治烧伤方12：瘢者，以水银二，男子恶四，丹一，并和，置突上二三日，盛，即以阳令囊，而傅之。傅之，居内中，塞窗闭户，毋出，私内中，毋见星月，一月者而已。

（13）治烧伤方13：去故瘢，善削瓜壮者，而其瓣材其瓜，□其□如两指□，以磨瘢令□□之，以□□傅之。干，又傅之，三而已。必善斋戒，毋□而已。

（14）治烧伤方14：瘢□者，磨□血以□，以汁傅，产肤。

（15）治烧伤方15：瘢□□□□□□□□□直□上，令灰，以傅之，如故肤。

（16）治烧伤方16：取秋竹煮之，而以气熏其痏，已。

（17）治小腿灼伤方1：治胻燎，取陈赤菽，冶，以犬胆和，以傅。

（18）治小腿灼伤方2：取芫茎中核，冶，猯膏以槒，热膏，沃冶中，和，以傅。

（19）治小腿灼伤方3：取雄二，执虫徐疾，鸡羽自解堕，其弱者及人头鬊，皆燔冶，取灰，以猪膏和，傅。

（20）治小腿灼伤方4：夏日取堇叶，冬日取其本，皆以口咀而封之。干，辄封其上。此皆已验。

（21）治烫伤、烧伤方：燔□罗，冶，以傅之，良甚。

第二节

药物使用分析

由于简帛外科医方所治疗的疾病种类繁多，因而其药物使用涉及广泛，用法也较为全面，主要是内服和外敷为主。与其他科医方用药一样，几乎很少涉及药物功效的论述。其中大部分药物仍为后世所沿用，但亦有小部分药物被逐渐淘汰。这或许也说明药物使用仍在不断的经验积累之中。此外，由于文献过于久远，仍有些药物有待进一步考证。以下主要从药物分类、药物炮制及服药宜忌等三个方面展开论述。

1. 药物分类

简帛外科医方所使用的药物可分为四类，即植物类、动物类、矿物类及辅料，具体如下①。

（1）植物类：甘草、桂、姜、椒（蜀椒）、茱萸、赤苔（赤小豆）、百草末、故蒲席、乌喙、续断根、独□（疑独活）、黄芩、杏核中仁（杏仁）、辛夷、荠熟干实（成熟干燥的芥菜籽）、术根、李实、枲絮（粗麻絮）、蘖、蕤、灶末灰（百草霜）、橐莫（疑橐吾）、菫（疑韭茎）、菫根（疑韭根）、斓蓝（应为植物名，待考）、蒺藜、白蒿、黍、菽、术、兰、芥、产豚喙（一说为煎茱萸，一说为活猪嘴）、菫、青粱米、五谷、芥衷荚（疑芥菜角）、枲垢（疑为麻屑）、艾、死者餟（疑祭食）、菌桂、量簧（疑植物药，待考）、黍腏（祭祀用的黍米饭）、菽酱之滓、干姜、青蒿、蒖茎（茜草的茎）、藷蔗汁（甘蔗汁）、骆阮（苦

---

① 药物排列，按照第二章第二节外科医方中出现的先后排列，重复则不再列出。

参）、菅（茅草）、蘼芜本（芜荑根）、防风、枣、柳蕈（应为香蕈类药物）、白蔹、黄芪、芍药、蓬藟（覆盆）、商牢（商陆）、罢合（百合）、大菽、麦、梓叶、蘖米、厚朴、秫米（黄米）、鱼衣（疑水藻）、敝褐（破旧的粗麻衣）、瓜（疑冬瓜）、秋竹（疑秋日之竹）、陈赤菽（陈年的赤豆或赤小豆）、芜荑中核、堇叶、堇根、郁、桑汁、桐本（桐树根）、藜芦、茈（柴胡）、白苣（白芷）、白衡（疑杜衡）、半夏，漏芦，堇葵（水堇）、陈葵（陈年的冬葵）、榆皮、菱芰、饭焦（锅巴）、槐本（槐树根）、槐枝、槐叶、黍潘（一说黍米汁，一说淘洗黍米的水）、陈藁、葱、雷矢（雷丸）、莓茎（蛇莓茎）、柳絮（疑柳絮）、女罗（一说为菟丝，一说为松萝）、柧桯（一说疑指某种植物，一说疑为床的某一部位）、蒜、兰实、兰叶、豉汁、大黄丹（指带有红色的大黄）、细辛、赤豆初生未臥者（即刚生出的红豆芽）、附子、干当归、狼毒、□罗（疑松萝）、石南草、栝楼、菣眯（疑植物药，待考）、丈句（一说疑植物药、待考；一说当为麦丈句，即瞿麦）。

（2）动物类：胸（肉干）、白鸡毛、人发、羊矢、彘膏（猪膏）、男子泔（一说为男子精液，一说为男子鼻涕）、肪膏、鼢鼠、鮇鱼（鮎鱼）、犬、蜕（螃蟹）、鹿角、溺（人尿）、三宿雄鸡、兔肆肉、鹿肉、野彘肉、狸皮灰、羊肉、鲜产鱼、马屎粗者、肉、女子布（女子月经布）、卵（应指鸡蛋）、食衣白鱼（衣鱼）、长足（疑一种长脚的小蜘蛛）、全虫蜕、丰卵、野兽肉食者五物之毛、臘膏、死人头、肥㺁（肥母羊）、龟脑、鲋鱼如手者、黄雌鸡、膏、牡鼠、犬毛、羊毛、人泥、鸡卵、兔毛、彘矢、男子恶（疑男子精液）、犬胆、獭膏、雄、鸡羽、新雄、牛脂、牡猪膏、雄鸡矢、鼠、猪肉肥者、久膏、兔产脑、马右颊骨、马左颊骨、鮿鱼、鳖、陈骆苏、蚯蚓矢、蚕卵、蜂卵、原蚕种（指夏秋第二次孵化的蚕种）、地胆虫、柏蠡矢、鼄虫、蛋头、蚕矢。

（3）矿物类：消石（芒硝）、长石、礜石、井上瓮底泥土、井中泥、鉛末（铜屑）、小楠石、石、卤土、水银、丹（朱砂）、久溺中泥

（人中白）、禹灶①（灶心土）、乘车鬏、冻土、白礜、曾青、石膏、龙骨、赤石脂、代赭。

（4）辅料：醇酒、温酒、盐、地浆水、醋、酸浆、糜泔（淘米汁）、乳汁。

2. 药物炮制

简帛外科用药丰富，单味药物的炮制更是多种多样，如用冶、渍、煏、燔、煎、蔺、弁、挠、熬、淬、劀、磨、蒸、炀、筑、沃、炙、阴干、伐、削、口咀、刌、斩、曝干、哎咀等方法进行炮制，有单用也有合用。总体而言，主要可分为研末、捣碎、烧灰、干燥、蒸煮、浸泡。

（1）研末：是简帛医方中最常见的一种药物炮制方法，常用"冶"来表示。简帛外科医方中有五十二则医方都涉及"冶"法，如"治金创止痛方"曰："石膏一分，姜二分，甘草一分，桂一分，凡四物，皆冶，合和，以方寸匕，酢浆饮之，日再，夜一。良甚。勿传也。""冶"还常与其他方法合用，如与"燔"合用，治诸伤方4："燔白鸡毛及人发，冶各等。百草末八亦冶而□□□□□□毁一丸，温酒一杯中而饮之。"与"煏"合用，如治诸伤方3："冶齐石□，以淳酒渍而饼之，煏瓦鬵炭□□□ □□□□□□□□复冶，渍饼，煏之如前，即冶，入三指撮半杯温酒□□□□□□□□□□□□痛斩多者百冶，大深者八十，小者卅，冶精。"与"阴干"合用，如治伤痓方4："伤而痓者，小劗一犬，溺与蘖半斗 ，毋去其足，以□并盛，渍井断□□□出之，阴干百日。即有痓者，冶，以三指一撮，和以温酒一杯，饮之。"

（2）捣碎：通过器具将药物捣碎、捣烂。除捣法之外，还有切碎、嚼碎、磨碎等，其目的相近，遂合在一起论述。捣碎，如治毒蛇咬伤方1："蔺兰，以酒沃，饮其汁，以滓封其痏，数更之。"蔺兰，即指将兰捣碎。又如治螟病方："治之以鲜产鱼，捣而以盐财□和之，以傅虫所啮者。"即将新鲜的活鱼捣碎并与适量的盐混合，外敷在患处。切碎，如治

---

① 原文中还有夸就、干夸灶、灶黄土，应都为灶心土。

阴囊肿大方："取马矢粗者三斗。熟析，汰以水，水清，止。"熟析即指细细切碎。又如治痈肿方4中"已冶五物□□□取牛脂□一升，细刊药□□"，细刊药，即切碎药物。嚼碎如治身疕方11："咀蘏，以封之。"即把蘏嚼碎，用来外敷患处。又如治痂、灸创及马宥方："取陈骆苏一升，附子廿枚，蜀椒一升，干当归二两，皆咬咀之。"咬咀最初的意义就是用口将药物咬碎，以便煎服，后来也指用其他工具切片、捣碎或锉末药物。磨碎，如治狂犬咬伤方1："取恒石两，以相磨殴，取其磨如糜者，以傅犬所啮者，已矣。"又如治肠癫方8："熬蚕种令黄，磨取蚕种，冶，亦磨白鱼、□长足。"

（3）烧灰：将药物燔烧成灰烬使用。如治内痔方2："牝痔有孔而脓血出者方，取女子布，燔，置器中，以熏痔，三日而止。令。"即将女子月经布焚烧成灰后使用。又如治毒蛇咬伤方8："燔狸皮，冶灰，入酒中，饮之。多可殴，不伤人。煮羊肉，以汁□之。"即将狸皮烧烤成炭，研成灰末，放入酒中，调和后饮服。

（4）干燥：将药物干燥后使用，有曝干、阴干之分。曝干，如治诸伤方16中就明确提出了"术"的炮制，需要晒干再研成粉末，曰："治术，曝若有所燥，冶。"即在阳光下晒使其充分干燥后，再研成细末。阴干，如治肠癫方6曰："阴干之房蜂卵，以布裹□□。"即将蜂房中的蜂卵阴干后使用。

（5）蒸煮：将药物进行蒸煮后使用。如治烧伤方9："蒸卤土，裹以熨之。"即蒸卤土，用布包裹好之后，温熨患处。又如治身疕方9："蒸冻土，以熨之。"即蒸冻土，用来温熨患处。又如治蜮、尪蛇、蜂射伤方2："刑鳖，饮其血，蒸其肉而食之。"即杀鳖，喝它的血，把它的肉蒸熟并吃掉。

（6）浸泡：将药物浸泡后再使用。如治肠癫方1："渍女子布，以汁烹肉，食之，歠其汁。"即将女子月经布浸泡，用这种汁水去煮肉，把肉吃掉，汤喝掉。又如治痈疽方3："疽始起，取商牢渍醯中，以熨其肿处。"即取商陆放入醋中浸泡后使用。又如治蜮、尪蛇、蜂射伤方3："取灶黄土，渍以醯，蒸，以□熨之。"即取伏龙肝，先用醋浸泡，然后再拿来蒸煮，蒸好后用来温熨患处。

除单味药物的炮制外，还有组方药物的混合炮制，简帛外科医方与内科医方相似，主要是在单味药物炮制的基础上，调和成丸、散等剂型，后文治疗方法运用中亦会涉及，在此不赘述。

3. 用药宜忌

因外科医方除服药内治外，更多的是各种外治，所以称之为"用药宜忌"。简帛外科医方的用药宜忌主要包括用药时间和用药禁忌。原文中还有一处提及药物的贮藏，即治诸伤方16："一治药，足治病。药已治，裹以缯藏。"即制作一次药物的分量必须要满足整个治疗过程的需要。药物已经制好，可用缯包裹收存起来。值得一提的是，本方是简帛医方中可谓论述最为全面的医方，药物炮制、药物用法、服药方法、服药禁忌、药物贮藏均有涉及。此外，还有医方用"尝试"表示该方经过试用而确有疗效，并常常在方末用"令""良"表示医方效果好、灵验。

（1）用药时间，一般以用餐时间作为参照。如治诸伤方16："药先食后食恣。"治伤痉方1："熨先食后食恣。"治伤痉方3："傅药先食后食恣。"均表示在饭前、饭后用药均可。也有明确要求需要饭前用药的，如治肠癞方8："并以醯二升和，以先食饮之。"即指出要饭前服药。又如治脉痔方："每旦，先食取三指大撮三，以温酒一杯和，饮之。到暮，又先食饮如前数。恒服药廿日，虽久病必已。"亦是要求饭前服药。又如治内痔方5也要求"恒先食食之"。

（2）用药禁忌，指用药是否有所限制，说明对于医方的使用已有相当的经验积累。简帛外科医方中明确提出禁忌的医方有七首，分别是治诸伤方16："治病时，毋食鱼、彘肉、马肉、飞虫、荤、麻洙菜，毋近内，病已如故。治病无时。"即在治病时，不要食用鱼肉、猪肉、马肉、飞虫，各种荤菜（如姜、蒜等）和麻洙菜等食物，禁止行房事，等病愈后即可像往常一样。治病不拘四季时令。治脉痔方："服药时，禁毋食彘肉、鲜鱼。"即服药期间禁止吃猪肉、鲜鱼。治痈肿方4："毋食□彘肉、鱼，及女子。"即禁食……猪肉、鱼肉，以及房事。治虫类咬伤方

3："毋以手搔痒□□□。"即不要用手抓挠患处。治肠癞方15和治蛪、虺蛇、蜂射伤方1均曰："夕毋食。"即指出服药前一天晚上不能进食。治身疕方8："傅药时禁□□□□。"可惜具体禁忌的内容缺损。另有一方，即"治烧伤方12"指出用药期间要待在房间里，关窗闭户，不要外出，在卧室内便溺，不能看星星月亮，一个月之后即可治愈，曰："傅之，居内中，塞窗闭户，毋出，私内中，毋见星月，一月者而已。"疑似祝由的禁忌，此方或与祝由有关。

此外，还有八首医方明确该方没有禁忌，分别为以下八首方。治伤痉方1："无禁，无时。"即没有任何禁忌，也不限于任何季节。治伤痉方2："无禁。"治伤痉方3："无禁，无时。" 治犬咬伤方3："无禁。"治螟病方："无禁。"治阴囊肿大方："无禁，无时。"治痈疽方8："无禁。" 治小腿伤方2："服药时无禁，及治病无时。"

第三节

治疗方法运用

简帛外科医方是简帛医方中数量最多的一类，从侧面反映了先秦两汉时期人们主要面对的疾病问题，因此医家对于这类疾病的关注也最为密切，其治疗方法也最为全面，是后世外科疗法的起源。总体上来说，外科治疗以外治为主，包括手术、外敷、温熨、洗浴、药熏、艾灸等。内治主要有内服汤剂、散剂、丸剂等。

1. 手术疗法

简帛外科的手术治疗主要运用于痔疮的割除，见于三则医方中。第一则为治外痔方3："牡痔居窍旁，大者如枣，小者如枣核者方，以小角角之，如熟二斗米顷，而张角，絜以小绳，剖以刀。其中有如兔实，若有坚血如指末而出者，即已。□令。"操作方法是用小角扣住肛门周围突起的外痔并将其拔出，等到约煮熟二斗米的时间后，将小角取下，用细绳捆住痔核，再用刀切掉。角，是古代一种长形的酒器。小角，在这里相当于小火罐。其治愈与否是以痔核切除后流出的瘀血块来判定，若流出像菟丝子或指尖大小的瘀血块，即表示可以痊愈。最后以"令"表示本方灵验。

第二则为治内痔方3："牝痔之有数窍，蛲白徒道出者方，先导以滑夏铤，令血出。穿地深尺半，袤尺，广三寸，燔□炭其中，煅骆阮少半斗，布炭上，以布周盖，坐以熏下窍。烟灭，取肥□肉置火中，时自启窍，□烟入。即火灭□以□。日一熏，下□□而□。五、六日清□□□□。骆阮一名曰白苦、苦浸。"此方被认为是治疗内痔兼有蛲虫病的医方，即先用滑夏铤①（即光滑的梓木棒）穿过瘘管，使其出血。再用熏法进行治疗，具体方法为挖一个深约半尺的土坑，坑南北长一尺，东西宽三寸，在坑内将……烧成炭，并烧小半斗的骆阮（苦参），覆盖在炭上，用布条封盖住，然后坐在布上面以熏烤肛门。等烟灭后，取肥……肉放入炭火中，熏痔时，放松肛门，使痔核充分暴露，让烟进入肛门。如果火灭……以……每天熏一次，下……而……五六天……

第三则即治内痔方7："巢塞脂者，杀狗，取其脬，以冒钥，入脂中，吹之，引出，徐以刀剥去其巢。冶黄芩而屡傅之。人州出不可入者，以膏膏出者，而倒悬其人，以寒水溅其心腹，入矣。"即治疗痔核肿胀将直肠堵塞，需要切除其巢。具体方法是取狗的膀胱，戴在竹管顶端，插入直肠中，吹胀狗的膀胱，将直肠下端患处引出，慢慢地用刀切除痔核。再将黄芩研末，多次敷在患处，应取黄芩"止血、解毒"之效。如果患者脱肛，不能自行还入，则用油脂涂抹在脱出的直肠上，并将患者倒挂起来，用凉水泼在他的心腹部，脱出的直肠即可收缩回去。

2. 外敷疗法

外敷是指将药物直接涂抹、敷于伤口的治疗方法，这应当是人们最

---

① 滑夏铤：作为探针。

初始、最本能的治疗方法，是先秦两汉简帛外科医方中最常见的治疗方法。简帛外科医方中涉及外敷、涂抹的医方共计约七十首，常用"傅"来表示，此外按、施、封、印等也是表示外敷、涂抹，可见这是当时最为常用的外治法。尤其是在烧伤类病证的治疗中，二十一则医方，其中十九则都为敷法，如治小腿灼伤方1："取陈赤菽，冶，以犬胆和，以傅。"取陈年的赤豆，研成细末，并用狗胆调和，外敷患处。其他不再一一举例。另有"磨法"的记载，亦类似外敷，如治毒蛇咬伤方3："以产豚喙磨之。"即用产豚喙摩擦伤口，关于产豚喙为何？一说为产豚藙，即煎茱萸，又名食茱萸；一说为没有煮过的猪嘴或者活猪嘴。

外敷有时还与其他外治法联合使用，如治蝎子螫伤方2："濡，以盐傅之，令牛舐之。"即先浸湿伤口，把盐敷在伤口上，再让牛去舐舐伤口。又如治痈肿方5："稍取以涂身体肿者而炙之。"即取少量药汁涂抹患处，并用火炙烤。又如联合"熏法"，治虫类咬伤方3："取雄鸡矢，燔，以熏其痔。□□□□□□□置□□□鼠，令自死，煮以水，□布其汁中，傅之。毋以手搔痔□□□。"即先用熏法，再用敷法。又与"熨法"合用，治犬咬伤方1："稍丸，以熨其伤，犬毛尽，傅伤而已。"即先温熨伤口再外敷伤口，即可痊愈。此外，还有与内治法合用，治毒蛇咬伤方4："以堇一炀築封之，即燔鹿角，以溺饮之。"先将一份堇菜烘烤后捣碎，涂在伤口上；然后再焙烤鹿角（研末），用人尿送服。

值得一提的是，简帛外科医方中有先清洗伤口，再进行外敷的记载，体现了当时已有清创的意识，如治瘑方3："用蜀菽、雷矢各□□□□□□□□而捣之，以傅痛孔中。傅药必先洗之。日一洗，傅药。"强调敷药前必先清洗伤口。又如治痈肿方4："旦以濡浆洗，复傅之。"即早上用药浆濡洗患处，再进行敷药。治痈疽方7："日三傅药，傅药前洗以温水。"即敷药前要用温水清洗痈疽。

3. 温熨疗法

温熨疗法简称熨法，又称热熨法，主要通过药物的药性及其温暖作用，直接作用于患处以治疗疾病。简帛外科医方中涉及熨法的有十三则，大致可分为：药熨、土熨、盐熨、石熨、葱熨。

（1）药熨。共有七则，分别如下。治痈疽方3："疽始起，取商牢渍醯中，以熨其肿处。"治痈肿方2："取乌喙、藜芦，冶之钧，以彘膏□之，以布裹，□□滕之，以熨肿所。又可□□手。令痈肿者皆已。" 治身疕方3："以藜芦二，礜一，豕膏和，而滕以熨疕。"治犬咬伤方1："取蚯蚓矢二升，以井上瓮断处土与等，并熬之，而以美醯□□□□之，稍丸，以熨其伤，犬毛尽，傅伤而已。"治虫类咬伤方6："豪斩乘车鬶杘□□熨之，即取柏蠹矢出……"治蛆、蚖蛇、蜂射伤方4："取兰叶，生捣，蒸，熨之。"治蛆、蚖蛇、蜂射伤方5："取蚯蚓之矢，蒸，以熨之。"

（2）土熨。有卤土、冻土和灶心土，分别如下。治烧伤方9："蒸卤土，裹以熨之。"治身疕方9："蒸冻土，以熨之。"治蛆、蚖蛇、蜂射伤方3："取灶黄土，渍以醯，蒸，以熨之。"

（3）盐熨。治伤痉方1："熬盐令黄，取一斗，裹以布，淬醇酒中，入即出，蔽以袍，以熨头。热则举，适下。为□裹更熨，熨寒，更熬盐以熨，熨勿绝。一熨寒汗出，汗出多，能屈伸，止。熨时及已熨四日内，□□衣，毋见风，过四日自适。"将盐干煎成黄色，取一斗，用布包裹起来，放入醇酒中，立刻拿出来，再用围裙遮着温熨头部。太烫的话就拿下来，等温度合适再温熨头部。如果盐布包变冷了，再煎一次盐再熨，不要停止。这种熨法可以使患者发汗，大量汗出之后便可使身体自由屈伸。在使用这种熨法的时候及温熨之后的四天之内……衣，不要受风，过了四天之后便能自然舒适。

（4）石熨。治外痔方4："牡痔之居窍廉，大如枣核，时痒时痛者方，先剥之；弗能剥，□龟脑与地胆虫相半，和，以傅之。燔小椭石，淬醯中，以熨。不已，又复之，如此数。"先直接切除痔核，如果不能切除，可以用龟脑与地胆各半相混合，调和之后敷在患处。烘烤椭圆形的小石块，放在醋中淬一下，用来温熨患处。如果不能痊愈，再按照这种方法重复做多次。

（5）葱熨。治身疕方12："践而瘃者，燔地穿而入足，如食顷而已，即□葱封之，若蒸葱熨之"，治疗足部冻疮，把地穴烧热后，将脚放入，大约一顿饭的时间而停止，随即用……葱敷在患处，或者将葱蒸熟后温熨患处。

4. 洗浴疗法

洗浴疗法简称洗法，是通过局部或全身药洗或者药浴的方式治疗疾病。简帛外科医方中涉及洗浴疗法有十则，主要用洗、洒、沃、湿、沐表示。其中九则都是以药汁清洗伤口，分别如下。

（1）治诸伤方12：□者，冶黄芩与□□□煎彘膏以□之，即以布捉取，□□□□□□□湿之。

（2）治诸伤方14：消石置温汤中，以洒痈。

（3）治犬咬伤方2：煮堇，以汁洒之。冬日煮其本。

（4）治犬咬伤方3：犬所啮，令无痛及易瘳方，令啮者卧，而令人以酒财沃其伤。已沃而□越之。尝试。无禁。

（5）治痈疽方2：三汛煮蓬虆，取汁四斗，以洒疽痈。

（6）治痈疽方12：煮麦，麦熟，以汁洗之，□□□膏……

（7）治痈肿方3：痈首，取茈半斗，细劋，而以善截六斗□□□沐之，如此□。□肖医以此教惠……

（8）治身疽方8：瘃，先以黍潘熟洗瘃，即燔数年陈藁，□其灰，冶轵□□傅瘃。已傅灰，灰尽渍□□□弹以理去之。已理，辄复傅灰，理如前。虽久瘃，汁尽，即可瘳矣。傅药时禁□□□□。尝试。令。

（9）治瘅方1：瘅者，痈痛而溃。瘅居右，□马右颊骨；左，□马左颊骨，□燔，冶之。煮菽取汁洗□，以彘膏已煎者膏之，而以冶马颊骨□□□傅布□，膏傅□，辄更裹，再膏傅，而洗以菽汁。廿日，瘅已。尝试。令。

其中治犬咬伤方3用酒冲洗伤口，表明当时可能已经意识到酒具有消毒的作用。

另有一则为足浴方，即治小腿伤方2："煮水二斗，郁一参，术一参，□□一参，凡三物。郁、术皆冶，□汤中，即炊汤。汤温适，可入足，即置小木汤中，即□殹。汤居□□，入足汤中，践木，汤没□。汤寒则炊之，热即止火，自适也。朝已食而入汤中，到　已而出休，病即愈矣。病不□者一入汤中即瘳，其甚者五、六入汤中而瘳。其瘳也不痛，不痛而新肉产。肉产，即毋入汤中矣，即自合而瘳矣。"其大意是用水二斗煮郁金一参、术一参……一升，一共三种药物。其中郁金和术都要研成细末……汤中煎煮。热水温度适宜时，即可以放入脚时，就放一块小木板到水中，即……热水居……把脚放入水中，踩着木板，热水没过……水变凉之后就加火煮，温度够热之后就停火，自己感觉舒适即可。早饭过后，就把脚放入水中，到下午申时就可以把脚拿出来，病就痊愈了。病情不重的话，泡一次就能痊愈；严重的话，泡五六次就能痊愈。痊愈后就不会生痈疮，而是会长出新肉。生出新肉之后，就不要再放水中浸泡了，伤口会自动愈合而痊愈。

5. 药熏疗法

药熏疗法简称"熏法"，即通过蒸煮药物或燃烧药物等方式熏治疾病的一种方法。简帛外科医方中约有十则医方使用了熏法，其中六则见于内痔方中，即治内痔方1、治内痔方2、治内痔方3、治内痔方4、治内痔方6、治内痔方8，如治内痔方1："取溺五斗，以煮青蒿大把二、鮒鱼如手者七，冶桂六寸，干姜二颗，十沸，抒置瓮中，埋席下，为窍，以熏痔，药寒而休。日三熏。咽敝，饮药浆，毋饮它。为药浆方：取莔茎干冶二升，取藷蔗汁二斗以渍之，以为浆，饮，病已而已。"即熏法与内治法的结合，先用药物蒸熏，若喉中干渴，再饮服药浆。

此外，还见于治蛭咬伤方1："蛭蚀人脬股，即产其中者，并黍、菽、术而炊之，蒸以熏，瘳病。"即用黍米、大豆、术蒸煮之后熏伤口。治肛门瘙痒方1："以柳蕈一捼、艾二，凡二物。为穿地，令广深大如盫。燔所穿地，令之干，而置艾其中，置柳蕈艾上，而燔其艾、蕈；而取盫，穿其断，令其大圜寸，以覆之。以土壅盫会，毋令烟能泄，即被盫以衣，而毋盖其盫孔。即令痔者踞盫，令脬值盫孔，令烟熏脬。熏脬热，则举之；寒，则下之；倦而休。"该方详细记录了烟熏之法。治烧伤方16：

"取秋竹煮之，而以气熏其痔，已。"即用煎煮药物的热气熏蒸患处。

6. 艾灸疗法

艾灸疗法，即灸法，指通过燃烧艾草治疗疾病的方法。简帛医方中共有五则涉及艾灸，其记载较为简单，且无明确穴位名称出现，其中四则都是运用于肠癫的治疗，分别如下。治肠癫方4："取枲垢，以艾裹，以灸癫者中颠，令烂而已。"将枲垢用艾包裹，用来灸患者的头顶正中，使之灼热就停止。其中中颠一说为百会穴，一说为癫疝的中央。治肠癫方7："癫者及股痛、鼠腹者，灸中指爪二壮，必瘳。"即灸中指两壮，则一定会痊愈。治肠癫方9："癫，先上卵，引下其皮，以砭穿其雕旁；□□汁及膏□，挠以醇□。又灸其痔，勿令风及，易瘳；而灸其太阴、太阳□□。"先将睾丸向上推，再把阴囊皮向下拉，用砭针刺穿阴囊皮的表皮……汁和膏……再用醇……混合。又灸患处，不能让风吹到，这样就容易痊愈，再灸足太阴脉与足太阳脉……是砭刺与艾灸的合治。治肠癫方14："癫□灸左胻……"此则破损严重，只能判断其运用了灸法。

另有一则出现于治外痔方1中，曰："有赢肉出，或如鼠乳状，末大本小，有孔其中。为之：疾灸热，把其本小者而絷绝之，取内户旁祠空中泰掇、燔死人头皆冶，以膱膏濡，而入之其孔中。"此处灸法是治疗外痔的第一步，即快速用灸法将痔烤热，握住下面的小痔疮并扭断。后面则为外敷法的治疗。

7. 内治疗法

简帛外科医方中的内治疗法以汤剂、散剂、丸剂为主，其中汤剂二十种、散剂十九种、丸剂三种。其中一则医方同时涉及汤剂与散剂，即治毒蛇咬伤方8："燔狸皮，治灰，入酒中，饮之。多可殹，不伤人。煮羊肉，以汁□之。"先将狸皮烧烤成炭，研成灰末，放入酒中，调和后饮服。每次服用量大也可以，不会对人产生伤害。再煮羊肉，饮服羊肉汁。

（1）汤剂二十则：疮疡类病证中的治痈疽方4、治痈疽方6、治痈疽方8、治痈疽方9、治痈疽方10、治痈疽方11，共六则；肛肠生殖器类病证中的治内痔方1、治肛门瘙痒方2、治肠癫方1、治肠癫方2、治肠癫方15、治阴囊肿大方，共六则；虫兽咬伤类病证中的治狂犬咬伤方2、治毒蛇咬伤方5、治毒蛇咬伤方6、治毒蛇咬伤方8、治蛇咬伤方，共五则；体外创伤类病证中的治诸伤方2、治伤痉方2、治伤痉方5，共三则。

（2）散剂十九则：体外创伤类病证中的治诸伤方3、治诸伤15、治诸伤方16、治伤痉方4、治金创止痛方、治金创肠出方1、治金创瘀血方、治金创止痛方、治金创肠出方2、出矢镞方，共十则；疮疡类病证中的治痈疽方1、治溃烂方、治脓方，共三则；虫兽咬伤类病证中的治狂犬咬伤方3、治毒蛇咬伤方4、治毒蛇咬伤方8，共三则；肛肠生殖器类病证中的治脉痔方、治肠癫方3、治肠癫方8，共三则。

（3）丸剂三则：包括体外创伤类病证中的治诸伤方1、治诸伤方4，以及肛肠生殖器类病证中的治内痔方5。

综上可见：内治法治疗体外创伤类病证最多，共计十五则；肛肠生殖器类病证次之，十则；疮疡类病证，九则；虫兽咬伤类病证，八则；未见内治烧伤类病证的医方。值得注意的是，治痈疽方9中提出了"令汗出到足，已"，即饮服汤药能够达到发汗的作用，这与《黄帝内经》所说"汗之则疮已"应当是一致的。

另外，散剂的服用除治溃烂方①外，全都涉及了辅料的使用。其中，治狂犬咬伤方3是"醯半杯，饮之"，治肠癫方8是"并以醯二升和，以先食饮之"，治金创止痛方是"酢浆饮之"，治金创肠出方1、治金创肠出方2是"以豉汁饮之"，治毒蛇咬伤方4是"以溺饮之"，其余医方均使用"酒"作为辅料。丸剂三方均涉及"酒"的使用，其中治诸伤方1和治诸伤方4，都是揉碎药丸后放入一杯酒中，再饮服。治内痔方5则是将药物用醇酒浸泡而制成像黑豆一样大的药丸。

---

① 治溃烂方：该方有缺损，或可能涉及辅料使用。

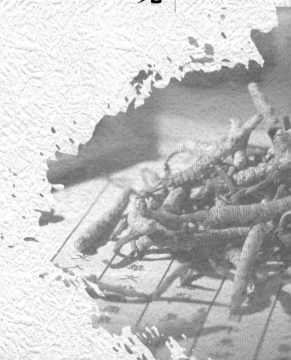

第五章

先秦两汉简帛养生医方研究

中国自古就重视身体的养护，上至帝王，下至百姓都渴望能够长命百岁。《素问·上古天真论》言："余闻上古之人，春秋皆度百岁，而动作不衰。"由此可见，我国很早就开始关注养生的问题。养生即身体的养护，指人体的长生之道。如何养生成为千百年来中国人一直追寻和探索的问题，而其中通过医方即服食药物的方式进行养生，是最常见也是人们最信服的方法之一。本章主要立足于先秦两汉简帛养生医方，对其进行全面分析，并以补益剂为例进行专门研究，从医方视角了解秦汉时期的养生面貌，有助于了解先秦两汉时期的医家养生观。

第一节

简帛养生医方论述

从简帛养生医方的运用可知，当时医者对于中医药养生已经有了相当深入的认识，对养生方剂、药物功效、采摘时节、药食配伍、辅药利用、服药方法等也有较为全面的了解。以下将从整体上对简帛养生医方进行论述，其主体医方为第二章中的"养生医方"，但因为"房中医方"也有涉及补益方面的问题，遂论述时有所涉猎，第二节亦然。

1. 养生方剂分类

简帛医书中养生类医方主要为现代方剂学中的补益剂及具有特殊保健效果的方剂，具有房中保健、轻身养颜、延年益寿等功效。因此，可将其分为四类：补益类、房中保健类、轻身养颜类和延年益寿类。其中补益类按现代补益剂分型，又有补气方、补阳方、阴阳双补方及补阴方。具体如下。

（1）补益类。

1）补气方包括：除中益气方（除中益气）①十八则，其中出自《养生方》的有十七则，有二则破损严重，出自《杂疗方》的有一则；益力方（轻身益力、治力、益力、折角）四则，其中轻身益力、治力二则破损严重，均出自《养生方》；益中醪酒方（醪利中）二则，出自《养生方》；益内利中方（益内利中）有一则，出自《杂疗方》。此外，里耶秦简"医方"中有治疗包含少气症状的赤雄鸡冠丸，武威汉简"医方"中有能够补气托毒的治鼻息肉方，阜阳汉简《万物》记载有"益气力"功效的菟丝子。

2）补阳方②包括：治屚方（箪）三则，出自《养生方》，其中一则破损严重；壮阳方（治）四则，出自《养生方》；治老不起方（老不起）三则，出自《养生方》，其中二则破损严重；治不起方（不起）一则，出自《养生方》；犬脯壮阳方（治）一则，出自《养生方》。

3）阴阳双补方③包括：壮阳酒方（加醴）一则，出自《杂疗方》；治男子七疾方（七疾方）一则，出自武威汉简"医方"；治男子七疾方（七伤方）一则，出自武威汉简"医方"。

4）补阴方④包括：补益方（加）一则，出自《养生方》；和血益精丸（用少）一则，出自《养生方》。

（2）房中保健类⑤。

包括益阴方（约）八则，其中五则出自《杂疗方》，三则出自《养生方》；制药巾方（巾）八则，均出自《养生方》；益甘方（益甘）四则，均出自《养生方》；壮阳方（内加）四则，均出自《杂疗方》；便近内方（便近内）三则，均出自《养生方》；男子洗阴壮阳方（洒男）一则，出自《养生方》；壮阳益阴方（内加及约）一则，出自《杂疗方》。

---

① 注：括号内为原方名，下均同。

② 补阳方除"屚方"外，其余医方均归属于第二章"集成"部分的"房中方"。

③ 阴阳双补方在本书均归属于第二章"集成"部分的"房中方"。

④ 补阴方和血益精丸在本书归属于第二章"集成"部分的"房中方"。

⑤ 这一类医方在本书均归属于第二章"集成"部分的"房中方"。另外，此部分提到的壮阳、益阴，是指针对男性、女性使用而言。

（3）轻身养颜类。

包括麦卵健体方（麦卵）三则，均出自《养生方》；增强脚力方（走）九则，均出自《养生方》，其中二则破损严重，三则为祝由方；疾行方（疾行）二则，均出自《养生方》，均为祝由方；黑发方一则，出自《养生方》，破损严重。

（4）延年益寿类。

即益寿方（益寿）三则，均出自《养生方》。

2. 养生药物组成

简帛医书中养生类医方涉及的中药有五十余种，其药物的使用与后世基本一致。经研读发现，养生类医方对药物功效与药物采摘两部分的记载较为详尽，与后世医籍记载十分契合。由此可见，先秦两汉时期医家对养生药物的认识已逐渐成熟，并与后世养生一脉相承，绵延不绝。

（1）药物功效论治全面。

先秦两汉简帛养生类医方中涉及药物五十余种，同一种药物被医者反复使用以治疗不同的疾病。可见当时医家对药物功效的把握比较全面，以天门冬为例，其被用于补阳类、房中保健类、除中益气类及益寿类。在补阳类"老不起方"中天门冬用于治疗老年阳痿不起，功效为补虚助阳，这与《千金要方》中记载的"天门冬治老年衰损羸瘦，亦治阴痿"一致。在房中保健类"便近内方"中天门冬的功效为增强气力，以促进房事的顺利进行，这与《名医别录》中的记载"养肌肤，益气力"一致。在除中益气方中，天门冬用以除风湿偏痹，同时增加气力，这与《神农本草经》中的记载"天门冬，主治诸暴风湿偏痹，强骨髓"一致。在益寿类方中天门冬的主要作用是益气延年，这点在《神农本草经》与《千金要方》中均有记载。

（2）药物采摘时节明确。

中药材品种繁多，药用部位各不相同，不同药用部位采摘的时间亦不相同。为了保证药用部位有效成分含量的最大化，采收的时间十分重要。先秦两汉简帛医方中对此已有详细的标注，如"加"方中开篇便提到"以五月望取莱，兰"，根据月亮的盈亏可以将一个月分为晦、朔、弦、望四个阶段。望月又称满月，即每个月的十五。此处便明确指出采集莱、兰的时间是五月十五。除中益气方中提到"春秋时取菀（菀，即紫菀），阴干，冶之"。关于紫菀的采摘，《实用中药学》[①]也指出要在"春、秋二季采挖，晾干切片使用"。麦卵方中也提到药物采摘的时间，"八月取菟芦实阴干"，"菟芦实"即菟丝子的别名，此方提出在八月份采菟丝子。以现代栽培技术来看[②]，菟丝子为一年生全寄生植物且其药用部分为成熟的种子，由于菟丝子的花期不统一，因此种子成熟时间不一致，但集中在八月到九月，每十天可采收一次。

3. 养生方剂特色

（1）养生方剂功效全面。

简帛中记载的养生类方剂涉及内容十分全面，补气类可以分为益气型与托毒型。益气型中又包含了除中益气方，除中益气是指治中益气，"除"是治疗疾病，使之痊愈的意思，即在益气的同时还能除去疾患。益气方中还有补气益中方、补气益力方。医家对补阳方也有专门的记载，分别为治屡方（筭）、壮阳方（治）、治老不起方（老不起）、治不起方（不起）、犬脯壮阳方（治）。阴阳双补类的方剂分布于壮阳酒方（加醴）、治男子七伤方（七伤方）与治男子七疾方（七疾方）。除此以外，简帛中还记载了具有特殊保健功效的方，包括房中保健方、轻身养颜方、延年益寿方。其中房中保健方分别从女子保健、男子保健、男女双方保健三个角度出发，分别给出了具体的方剂以保证房事的顺利进行。

（2）药食配服运用普遍。

先秦两汉医家善于将食物与药物配合组方，以达到预期的治疗效果。这一组方特色也被后世医家继承，这也许是我们目前所见最早的药食同源

---

① 高学敏、钟赣生：《实用中药学》，中国中医药出版社，2006。

② 赵明星：《寄生植物菟丝子的利用价值及栽培管理》，《生物学教学》2017年第42卷第12期，第66～67页。

的案例，这种方式在简帛中被多次记载，例如除中益气方中提到"【取】牛肉薄剟（劙）之，即【取】革芙（薜）寸者，置□□牛肉中，……臧（藏）汁及革芙（薜），以复煮肉，三而去之。□□人环益强而不伤人"，即用药汁煮取牛肉，通过服食牛肉达到恢复体力、使人强壮的效果。类似这样，使用动物入药的方剂有二十余种，其中禽类记载较为丰富，比如使用黑雄鸡入药补气止痛，"治"方中使用雄鸡以起到壮阳的作用，麦卵方中食用鸡卵、雀卵有壮阳养颜的功效，制药巾方中专门选择尾巴刚刚可以上卷的雄鸡用以下药，此时的雄鸡补虚壮阳效果较强。可以看出，医家对于药食配伍功效的认识已经十分深刻，并可以将其准确运用到临床。

（3）利用辅药提高疗效。

善于利用辅药提高方剂的疗效是中药使用的一大特色，简帛医书中也有相关记载。这一时期辅药主要指酒与醋，二者在中医治病中的运用历史悠久，受到医家的推崇。早在《黄帝内经》时期，《素问》中有"上古圣人作汤液醪醴""邪气时至，服之万全"的论述，这也是药酒治病的最早记载。《十问》中文挚详尽回答了使用美酒的原因，即酒是五谷精气凝聚而成，入肠胃后很快流散全身，循行周身，可以遍布肌肤纹理，因此把酒作为发挥各种药效的通道。再比如"益寿方"中提到将马肉与药物用醇酒四斗进行浸泡，因酒有通阳的功效，更可以增强人体的阳气，所以可以强健身体，延年益寿。除了酒制以外，简帛养生方中也大量运用了醋制，因酸入肝，所以醋制的药物有引药性入肝经的功效。现代研究表明[①]醋制可以改变药物的理化性质，降低毒性，改变气味，增强药性。利用醋制的方剂多集中于房中保健类，例如"内加及约"方"取空壘二斗，父（咬）且（咀），段之，□□成汁，若美醯二斗渍之……即用，用布捪（揗）揗中身及前，掔而去之。"美醯即品质较好的醋。之所以房中保健类方剂多用醋制，是因为肝经绕阴器而行，而酸入肝，这样药物便可以在醋的引经作

---

① 胡欣燕、李璐瑒、郭桂明：《醋制中药古今文献整理研究》，《新中医》2017年第49卷第9期，第150～152页。

用下快速到达外阴，起到兴奋阴器的作用，可见当时的医家对于肝经的循行及醋的引经作用已十分了解。

（4）服药方式多样。

先秦两汉简帛养生类方剂对药物的服用做出了较全面的论述，不但在时间上有所区别，药用的方式亦不相同。其中对于药物的服用时间，当时医家已明确提出补益类方剂必须在饭前服用的观点，例如轻身益力方中云"欲轻身者……以为后饭"，此处"以为后饭"即先服用药物后吃饭的意思。《素问·病能论》曰："为后饭。"王冰注："饭后，药先，谓之后饭"。除中益气方中也明确指出要在清晨未进食前服用。该观点用现代理论解释①是因为胃在空腹状态下，药性容易下达，药液能直接与消化道黏膜接触，较快通过胃进入小肠，从而较多地被吸收而发挥作用，不致受胃内食物稀释而影响药效，从而更好地起到补益作用。药用方式多样也是简帛中养生类方剂的一大特色，大致可以分为口服与外用两大类。口服的方式占大多数，比如益寿方中有药粉、药丸的口服剂型，用以延年益寿。外用的方式分为擦洗法、塞阴法及按摩法。外用法集中体现在房中保健类的方剂中。擦洗法见于《养生方》的洒男方中，此处与《太素·诸风数类》中提到的一致，杨上善曰："洒，音洗，如洗而寒也。"指用药水擦洗男子外阴的意思。塞阴法是针对女性，以促使女子兴奋的方法，比如《杂疗方》中的"约"方。按摩法见于"巾"方："以巾靡（摩）足……此令人多气。"即用药巾摩擦足部，使人气力充足。

---

① 杨静琦、程京艳、张春丽：《中药煎服方法及注意事项》，《中华中医药杂志》2015年第30卷第7期，第2610～2612页。

第二节

❀

简帛"补益剂"专论

养生方主要涉及补益、房中、轻身、延年等，其中补益剂占养生方的一半以上，是养生方最主要的内容。通过对简帛医方中补益剂的整理，按现代方剂学进行分类，补益剂可分为补气方、补阳方、阴阳双补方、补阴方四类。同时对补益剂特色进行总结，从而有助于梳理早期中医养生学的理论渊源，并为现代中医养生方剂提供借鉴。

1. 补益剂分类

现代方剂学把补益剂的一般分为六大类，即补气、补血、气血双补、补阴、补阳以及阴阳双补。先秦两汉简帛医书中补益方剂主要有补气、补阴、补阳、阴阳双补，其中以补气方最多，尚未发现补血和气血双补的方子。

（1）补气方。

补气方主要以"益气"为主，主要具有补中益气和补气益力的功效。补中益气者如《养生方》十八"除中益气"记载了方剂十七则，其中二则文字缺损严重，这些方剂大多具有清理脏腑中郁滞而补益元气的意义。《养生方》二十五"醪利中"记载两则具有补气益中功能的醪酒方。《里耶秦简医药简》中有一则是可以治疗包含少气病症的医方。补气益力者如《养生方》中有治力方、益力方、轻身益力方、折角方的记载。然而，较为遗憾的是由于简帛医书的文字缺损严重，四个方子中只有折角方记载尚为完整，曰："燔蟥，冶。裹其灰以□牛，可以翕□折角，益力。"即记录了将蟥（虫药名）烤后研成末喂牛，可以使牛体力大增，从而起到在搏斗中折断其他牛角的功效，此方抑或可以增强人体气力。对于蟥，目前学术界尚未考证出具体为何种虫药。阜阳汉简《万物》有"与菟丝也。使人倍力者以羊与龟"的记载，这与《神农本草经》记载菟丝子具有"主续绝伤，补不足，益气力，肥健"的功效相合。简帛医书中关于"力"的记载主要是在《养生方》和《引书》中，《五十二病方》没有力方的记载，说明这一时期把"力"的保健当做养生的主要内容来看待，"力"是身体健康的重要指标。此外，《武威汉代医简》中还记载一方，具有补气托毒、扶正祛邪的功效，曰"若脓出，去死肉，药用代庐茹、巴豆各一分，并合和，以絮裹药塞鼻，诸息肉皆出。不出，更饮调中药，药用亭历二分，甘遂二分，大黄一分，冶，合和，以米汁饮一刀圭，日三、四饮，征出乃止"，指出如果息肉不外露，再服调理中气之药，这就是补气以托毒外出的临床运用。

（2）补阳方。

补阳方主要用于治疗阳虚的病症，《素问·上古天真论》载"女子七岁，肾气盛，齿更发长。二七而天癸至，任脉通，太冲脉盛，月事以时下，故有子。……丈夫八岁，肾气实，发长齿更。二八肾气盛，天癸至，精气溢泻，阴阳和，故能有子"，指出"肾主生殖"，而简帛医书亦是从肾阳虚的角度来治疗相关阳虚的症状。补阳方均见于《养生方》中，包括老不起方、不起方、屚方、治方。老不起是指老年性阳痿，不起指阳痿，屚指身体痿软无力，治方的主要内容是治疗男子身体羸弱和性功能衰退。可见这些补阳的方剂大多与治疗男性性功能相关，围绕温补肾阳以提高生殖功能。由于文字缺损严重，只能分辨出少量有效信息，如治疗老不起中的一方为颠棘（天门冬别名）为浆方，即用天门冬制作药浆的方法，这与《千金要方》记载天门冬可治阳不起一致。而治方则偏于房中术的内容，记载服用药物后与女子交合的次数。

（3）阴阳双补方。

阴阳双补适用于阴阳两虚的病症，简帛医书中有关阴阳双补的方剂共有三则，即《杂疗方》加醴方、《武威汉代医简》七疾方和七伤方。《杂疗方》加醴方曰："取智……孰（熟）□小（少）多□□升煮□□下□其上……以为五升。以五物与薛蔺根装瓶中，取下赣汁……其味尽而已。即煮其□汁，壹沸而成醴。即稍饮之，以□身……纳韰中，多精汁，便身……"本方为制酒方，而酒本就有通阳之功效。文中又言"中多精汁"，即指服药后能够使肾精充盈，"精汁"即"精液"，由此认为此方应具有阴阳双补的功效。《武威汉代医简》记载两则白水侯所奏治男子七疾方、七伤方，二方在功用上均可滋阴补肾，当属阴阳双补之剂。如七伤方曰"□桔梗十分，牛膝、续断、方（防）风、远志、杜仲、赤石脂、山朱（茱）臾（萸）、柏实各四分，肉从（苁）容（蓉）、天雄、署與（蓣）、蛇……瓦田五物，皆并冶，□合☒"，方中用牛膝、续断、远志、杜仲、肉苁蓉来补益肾阳，用山茱萸、柏实、薯蓣来滋养肾阴。

（4）补阴方。

补阴剂即适用于阴虚病症的方剂。阴虚与五脏均有关系，尤以肾阴为主，乃因肾为先天之本，受五脏六腑之精而藏之，故其他脏腑阴液受损，最终必累及于肾。简帛医方中补阴方有两则，均出自《养生方》，即加方和用少方。加方曰："以五月望取莱、兰，阴干，冶之，有（又）冶白松脂☒……各半之，善裹以韦，日一饮之。海（每）☒，三指最（撮）入酒中……力善行。雖旦莫（暮）饮之，可殹（也）。""莱"一说为"黎"，又名红心灰霍；一说为山茱萸，如《齐民要术》卷十引《三苍》："莱，茱萸。"山茱萸是常用的补阴药，具有补益肝肾，收敛固涩的功效。《雷公炮炙论》称山茱萸"壮元气，秘精"。《名医别录》称其"强阴，益精，安五脏，通九窍，止小便利，明目，强力"。用少方曰："男子用少而清……雄二之血和丸，大如酓枣，以为后饭，☒一即……""男子用少而清"是指男子因肾精亏虚，导致精液减少、清冷。此方虽有缺损，但可以看出其是以雄性动物血液糊丸来滋补肾阴。

2. 补益剂特色

补益方和房中保健方是先秦两汉简帛医书养生类医方中最主要的两大类，而养生方又是先秦两汉简帛医方的重要组成部分，且有专书《养生方》，以下将从三个层面对补益剂的特色进行分析。

（1）尚未见补血之补益剂。

按现代补益剂之分类，除上述四类补益剂之外，还有补血剂用于治疗血虚证，以及气血双补剂用于治疗气血两虚证。再者，血作为人体的物质基础，是中医学研究的重点，为何养生剂中会有缺失？这是个值得讨论的问题。据研究[①]，"出土涉医文献中关于'血'的论述包括血与生命、血与气、血的转化和相关的禁忌、病症及治疗，其中关于血的病症有很多，其病位于身体上下内外皆有涉及，治疗的方法以外治居多"，而未见血虚相关病症的论述，说明其时中医对于血虚尚未形成认识。

（2）补益剂多与肾脏及生殖相关。

补气剂主要以补中益气和补气益力为主，其中益力方的出现表明当时人们对人体"气力"的重视，这与我国古代社会以农耕为主有关，人们的劳作主要依靠体力。而补阳剂、补阴剂、阴阳双补剂均以治疗肾阳虚、肾阴虚、肾阴阳两虚为主，涉及阳痿、性功能衰退、房中、精少等症状，与生殖有着密切关系，这与简帛医书中生育医方主要关注男性生殖问题不谋而合。

（3）善用"血肉有情之品"补益。

虽然补益剂未涉及补血的内容，但在用药时善于使用"血肉有情之品"进行补益，如《养生方》中用雄鸡血"除中益气"，用"雄二之血"和丸药治疗男子精少症。尤其在补阳剂"治"方中，涉及鸡肉、蜂蜜、蜂房、蜗牛肉等。此外，在《养生方》中鸡卵、雀卵属于高频率使用的药物。以上均说明简帛医书养生类医方善于使用"血肉有情之品"。

第三节

简帛养生观念述要

通过研究先秦两汉简帛医书对身体的论述、养生医方的运用，可以

---

① 梁秋语、王群、罗浩、张延丞、张烁、熊益亮：《先秦两汉时期中医对"血"的认识》，《世界中医药》2019年第14卷第7期，第1692～1695页。

发现当时的医学不仅关注身体的疾病问题，对身体的养护亦具有深刻的认识。简帛医书中还提出了一些具有创见的观点，如寒头暖足、却谷食气等，对养生学的发展具有一定的价值和意义。

1. 健康身体的特征

通过对先秦两汉简帛医书中关于养生论述进行总结，可以看出当时医家认为健康身体的表现主要有发黑肤泽、耳目聪明、身轻善行、性功能正常、力强寿长、气充精足六个方面。

（1）发黑肤泽。

头发乌黑、面肤光泽是健康身体的标志，中医理论认为"发为血之余"，《素问》认为发与肾的关系密切，发为肾之外候，头发能反映肾精的盛衰，而面色则与心相关联，肌肤则主要与肺、脾相关联。据马继兴考证，《养生方》记载二方治疗白发，分别是：①二十一黑发，黑发益气……八月为药；②二十二为醴，用石膏一斤少半，藁本，牛膝……二斗，上□其汁，淳……阜阳汉简《万物》提到"□令白发复黑之"，虽然具体药名无考，但可见《万物》也记载了治疗白发的药物。另外，《周家台秦简》记载了生发的方子，曰："取新乳狗子，尽煮之。即沐，取一匕以涓沐，长发。"

关于面泽，《养生方》"十八除中益气"曰："取细辛、干姜、菌桂、乌喙，凡四物，各冶之。细辛四，干姜、菌桂、乌喙各二，并之三指撮，以为后饭。益气，又令人面泽。"以细辛、干姜、菌桂、乌喙四药合用，具有补益气力的功效，能令人面色光泽。关于肤泽，《十问》曰："君必食阴以为常，助以柏实盛良，饮走兽泉英可以却老复壮，曼泽有光。"曼泽，指肌肉润泽。《楚辞·大招》曰："曼泽怡面，血气盛只。"王逸注："肌肤曼致，面貌怡泽，血气充盛，身体强壮也。"此外，《养生方》中亦有方能令人肤色亮丽，如麦卵方："有恒以旦毁鸡卵入酒中，前饮。明饮二，明饮三。又更饮一，明饮二，明饮三，如此尽四十二卵，令人强益色美。"

（2）耳目聪明。

听觉和视觉是生命最重要的感知，人们需要靠眼睛去看，从而认识世界，靠听觉去听，分辨声音和语言。"耳目聪明"作为健康身体的标志，在简帛医书中有较多的论述。在《十问》黄帝与曹熬的对话中，曹熬说："接阴之道，必心塞保，形气相保。故曰：一至勿泻，耳目聪明。二至勿泻，音气高扬……"此与《合阴阳》中"十动：始十，次二十、三十、四十、五十、六十、七十、八十、九十、百，出入而毋泻。一动毋泻，耳目聪明。再而音声彰"及《天下至道谈》中"一动，耳目聪明。再动，声音彰。三动，皮革光"所论相合。在《十问》黄帝与容成的对话中，容成说："昼息之治，呼吸必微，耳目聪明，阴阴喜气，中不溃腐，故身无病……酒食五味，以志治气，目明耳聪，皮革有光，百脉充盈，阴乃□生，由是则可以久立，可以远行，故能寿长。"此二者均把耳目聪明作为健康身体的标志之一。

在《阴阳十一脉灸经》对耳脉的描述中，"目痛耳聋"是耳脉之病的主要症状，曰："是动则病：耳聋浑浑𬤝𬤝，嗌肿，是耳脉主治。其所产病：目外眦痛，颊痛，耳聋，为三病。"而在《养生方》中则记述了一种酿药酒方可令人目明耳聪，《养生方》"二十五醪利"中曰："为醪，细斩漆、节各一斗，以水五□□□□浚，以汁煮紫葳……又浚。□曲、麦曲各一斗□□□，卒其时，即浚。□□□黍、稻□□水各一斗。并，沃以曲汁，滫之如恒饮。取乌喙三颗，干姜五，焦牡□，凡三物，㕮□□投之。先置□罋中，即酿黍其上，□汁均沃之，又以美酒十斗沃之，勿挠。□□□涂之。十一□熟矣，即发，勿酾，稍□□清汁尽，又以□□酒沃，如此三。而□□，以晡时饮一杯。已饮，身体痒者，摩之。服之百日，令目明，耳聪，末皆强，□□病及偏枯。"《胎产书》载"四月而水授之，乃始成血。其食稻、麦、鳝鱼、□□，以清血而明目"，讲述了孕妇怀胎四月食用稻、麦、鳝鱼具有清血、明目的功效。

（3）身轻善行。

身轻是指人体自觉身体轻便舒快，与病者自觉沉重滞涩相对，而非体重轻的意思。善行是指人体腿脚便利，古人用"脚力"一词来说明人体是否强健，这是因为古代交通不便，所以善行也是健康身体的重要指标。《养生方》中载有二方具有轻身益力之功效，其一方文缺，一方曰："欲轻身者，取人所……并□，以为后饭，春秋……之各四斗与□□□养……"虽此二方中的具体药物因缺文无考，但仍可说明"轻身"作为健康身体的标志，为医家所关注。《养生方》残片中有"轻身"一词。阜阳汉简《万物》曰："轻体以越山之云也。"在养生法方面，《天下至道谈》亦有"轻体"的论述，曰："令之复壮有道，去七损以振其病，用八益以贰其气，是故老者复壮，壮者不衰，君子居处安乐，饮食恣欲，皮腠曼密，气血充赢，身体轻利。"又曰："故善用八益，去七损，耳目聪明，身体轻利，阴气益强，延年益寿，居处乐长。"此二处亦把"身轻"作为健康身体的标志。

在善行方面，《养生方》中有走方，即令人健步之方，共有九个，还有急行方，即使人快步之方，共有两个。走方1曰："蕙蘼、防葵、石韦、桔梗、紫葳各一小束，乌喙三颗……大□□□箁五寸，白螣蛇若苍梗蛇长三四寸，若……各冶，并以蜜若枣脂丸，大如羊矢。五十里一食。阴菌出雒……七百。"马继兴①译为"健步方：取蕙蘼、防葵、石韦、桔梗、紫葳各一小把，乌喙三个（此处断续缺12字的药名及其用量，其中当包括下面的阴菌一药），竹皮五寸，长三四寸的白螣蛇或苍梗蛇一条，或（此处缺八字），以上各药分别研末，混合后以蜂蜜或枣脂和丸，每丸大如羊矢。步行时每走五十里吃一丸。阴菌的产地在雒水的地方（下略）"，并指出"此方有活血解郁，补益阳气，清内热，利水道等作用"。疾行二方则为巫术方具有迷信色彩，如其一方曰："取牛车枲蜀带之，欲疾，一约之。"另外，阜阳汉简《万物》有"蜘蛛令人疾行也""服乌喙百日令人善趋也""牛胆誓目可以登高也"的记载。

（4）性功能正常。

简帛医书中有不少关于房中的文献，如《合阴阳》《天下至道谈》为房中专书。《汉书·艺文志》曰："房中者，情性之极，至道之际，是

---

① 马继兴：《中国出土古医书考释与研究·下卷》，上海科学技术出版社，2015。

以圣王制外乐以禁内情，而为之书文。"由此可见，当时社会对房中的重视，这当与人们追求人口增长和长生之法有关。虽然《合阴阳》《天下至道谈》中所论并不一定都符合现代科学，但是可以看出人们对房事养生的关注，《合阴阳》："昏者，男之精将。早者，女之精积。吾精以养女精，前脉皆动，皮肤气血皆作，故能发闭通塞，中府受输而盈。"指出在男女精气充沛的基础上房事养生可令人体内的闭塞开通，脏腑功能充实。另外，《养生方》中老不起方、不起方、麦卵方、益甘方、用少方，《杂疗方》中内加方、约方等都是促进人体性功能的方。如益甘方具有增强女子新陈代谢、促进阴道分泌阴液之功效，一方曰："□茯苓去滓，以汁肥豨以食女子，令益甘中美。取牛鰓燔冶之，□干姜，菌桂皆并□□□囊盛之，以醯渍之，入中。"用少方用于治疗男子精液稀少，一方曰："男子用少而清……雄二之血和丸，大如酸枣，以为后饭，冶一即……"

（5）力强寿长。

中国古代作为农耕之国，生产、生活主要以人力为主，而力量作为身体强壮的象征，得到了早期医家的关注。在《养生方》中就有治力方、益力方、轻身益力方、折角方等使人力强的方子，如折角方曰："燔蝚，冶。裹其灰以□牛，可以翕□折角，益力。"阜阳汉简《万物》有"与菟丝也。使人倍力者以羊与龟"的记载。在《引书》中则有大量关于力的论述，这是因为导引的动作需要力来完成，力在导引中具有重要作用。所以说，力强亦是健康身体的标志之一。

身体健康者多长寿也，因此"寿长"也是健康身体的标志，这也是"养生"之所求。在《十问》王期与秦昭王的对话中，秦昭王问："寡人闻客食阴以为动强，吸气以为精明。寡人何处而寿可长？"王期以服气、服食、房中养生进行回答，最后说："神和内得，魂魄皇皇，五脏固博，玉色重光，寿参日月，为天地英。"也就是说通过养生可使人延年益寿。《引书》载："春日，早起之后，弃水，澡漱，洒齿，呴，被发，游堂下，逆露之清，受天之精，饮水一杯，所以益寿也。"亦是对养生益寿的论述。《养生方》有益寿方三种，其一曰："冶云母、消松脂，等，并以麦麴丸之，勿□手，令大如酸枣，□吞一丸。日益一丸，至十日。日后日捐一丸，至十日，日……益捐□□□□□，令人寿，不老。"方中云母、松脂均为古代服食常见的药物。

（6）气充精足。

中医理论认为气是构成人体、维持人体生命活动的最基本物质，人体脏腑、诸窍、精、气、血等都是由气聚而成的有形之质。气在《黄帝内经》中得到了充分的论述，成为后世中医学"气论"的理论之源。在简帛医书中也有很多气的描述，如有食气、导气、益气、治气之说，均说明了健康身体必须气盛。关于食气，《却谷食气》曰："食气者为呴吹，则以始于卧与始兴。"即通过吹呴呼吸，进行吐故纳新，其时可选在睡觉前或者起床后。关于导气，《引书》曰："是以必治八经之引，吹呴呼吸天地之精气。伸腹折腰，力伸手足，軵踵曲指，去起宽亶，偃治巨引，以与相求也，故能毋病。"通过呼吸之法，将天地精气导入身体，进行导气修炼，就不会生病了。关于益气，《养生方》中有除中益气方十七种，一方曰："春秋时取菟，阴干，冶之。取冬葵种，冶，并之。三指撮……益中。"本方以紫菀、冬葵子入药，具有补中益气之功效。关于治气，在《十问》黄帝与容成的问答中，容成曰："善治气者，使宿气夜散，新气朝最，以彻九窍，而实六府。"善于治气者，可使陈旧之气于夜间排出体外，将新鲜之气于晨时吸入体内，从而将新气贯彻九窍，充实六府。另外，《天下至道谈》曰："八益：一曰治气。二曰致沫。三曰知时。四曰畜气。五曰和沫。六曰积气。七曰待赢。八曰定倾。"

中医理论认为精是维系人体生长、发育和生殖的精微物质。精与气之间关系密切，在《十问》黄帝与容成的问答中，容成曰："故善治气抟精者，以无征为积，精神泉溢，吸甘露以为积，饮瑶泉灵尊以为经，去恶好俗，神乃流形。吸气之道，必致之末，精生而不缺，上下皆精，寒温安生？息必深而久，新气易守，宿气为老。新气为寿……朝息之志，其出也务合于天，其入也揆彼润满，如藏于渊，则陈气日尽，而新气日盈，则形有云光。以精为充，故能久长。"此言论述了练气聚精的方法与效果，最后明确"以精为充，故能久长"，说明健康身体要让精充全身才能长寿。容成又曰："治气之精，出死入生，欢欣美谷，以此充形，此谓抟精。治气有经，务在积精，精盈必泻，精出必补。补泻之时，于卧为之。"此言指出练气之精要在于吐故纳新、情绪欢乐、食用美谷，如此才能使身体充实，也就是所谓的聚精，同时还提出"精满必泻，精泻必补"的观点，说明精足是健康身体的保证。另在《十问》黄帝与曹熬的对话中，曹熬曰："□□□□□取其精，待彼合气，而微动其形。能动其形，以致五声，乃入其精。虚者可使充盈，壮者可使久荣，老者可使长生。"

2. 养生观之"寒头暖足"

1973年底至1974年初，湖南省长沙市马王堆3号汉墓出土了一批简帛医书，"寒头暖足"就出现在这批帛书的《脉法》中，这是"寒头暖足"这一提法的最早文献记载。1983年底至1984年初，湖北省江陵县张家山M247汉墓出土的竹简《脉书》又含有《脉法》内容，被称为《脉法》乙本，马王堆《脉法》则称甲本，均为传世未见之医学专书。据马继兴考证①，马王堆汉墓墓葬的准确年代为公元前168年，即汉文帝前元十二年，因此《脉法》甲本的成书年代应在此之前。张家山汉墓墓葬的年代为汉代吕后至文帝初年，相当于公元前2世纪中期左右，且《脉法》乙本不避汉惠帝（公元前194—公元前188年）名讳的"盈"字来看，其抄写年代至少在公元前2世纪以前，由此可见，《脉法》甲、乙本当属同一时代作品。《脉法》乙本保存较甲本完整，故学术界常以乙本为基础，用甲本进行互校。

（1）"寒头暖足"之提出。

《脉法》曰："气也者，利下而害上，从暖而去清焉。故圣人寒头而暖足。治病取有余而益不足也。"以"寒头暖足"作为主题词，运用查阅文献、检索数据库等方法对古代文献进行查找，除《脉法》甲、乙本外，尚未发现有文献直接提出"寒头暖足"的观点。以"寒头""暖足"分别作为主题词进行查找，尚能找到少量相关文献。"寒头"如《千金翼方》曰："或患寒头掉不自支任者，由食少，药气行于肌肤，五脏失守，

---

① 马继兴：《中国出土古医书考释与研究·下卷》，上海科学技术出版社，2015。

百脉摇动，与正气竞故也。""暖足"如《诸病源候论》引《养生方导引法》云："若腹内有气胀，先须暖足，摩脐上下并气海，不限遍数，多为佳。"《三元参赞延寿书》曰："秋伤于湿，上逆而咳，发为痿厥。又立秋日勿浴，令皮肤粗燥，因生白屑。又八月一日后，微火暖足，勿令下冷。"《遵生八笺》载："其月（正月）宜加绵袜以暖足，则无病。""寒头暖足"提出于汉初以前，但却随简帛医书长埋于地下，直到1973年、1983年《脉法》甲、乙本的相继挖掘问世，才得以重现于世人眼前。

（2）"寒头暖足"之思维方式。

《说文解字》中《释名》篇对于头、首、颠、足、脚仅以人体部位名释之，如《说文解字》："头，首也，从页，豆声。"《释名》："头，独也，于体高而独也。"二书对于头、足及相关词汇并无更多的内涵诠释。古人擅长运用直觉体悟和取象比类的方式对事物进行认知，对人类的身体亦是如此。"寒头暖足"就是中国早期医家基于自身的自觉体悟并且结合了阴阳哲学思维而对身体进行的取象比类。自然的感知是人类生存的本能，尤其是自然界寒热的变化，《灵枢·邪气脏腑病形》曰："黄帝问于岐伯曰，首面与身形也，属骨连筋，同血合于气耳。天寒则裂地凌冰，其卒寒或手足懈惰，然而其面不衣何也？"黄帝问岐伯说，天寒地冻或者突然变冷之时，人们手足麻木而不灵活，但面部露在外面却为何不怕冷？"岐伯答曰，十二经脉，三百六十五络，其血气皆上于面而走空窍，其精阳气上走于目而为睛，其别气走于耳而为听，其宗气上出于鼻而为臭，其浊气出于胃，走唇舌而为味。其气之津液皆上熏于面，而皮又厚，其肉坚，故天气甚寒不能胜之也。"岐伯主要从"气"的角度来回答黄帝的问题，也就是"头为诸阳之会而能耐寒"的道理，如《难经·四十七难》所云："人面独能耐寒者，何也？然。人头者，诸阳之会也，诸阴脉皆至颈、胸中而还，独诸阳脉上至头耳，故令面耐寒也。"这与《脉法》言"气也者，利下而害上，从暖而去清焉"，即阳气可利下而暖足，上头则阳气过剩而为害，且阳气能趋向温暖、摒除寒凉的认知不谋而合。从对自然界寒温的感知到对人体内阳气的体悟，当来源于身体的直觉体悟，这从生理上解释了身体具有"头耐寒，而足恶寒"的特性。

《周易·说卦传》以取象比类的思维方式指出"首"居于人体最高处而对应"乾卦"，"足"使人体走动而对应"震卦"，曰："乾为首，震为足。"张介宾《类经图翼》解释说："乾为首，阳尊居上也；震为足，刚动在下也。"头应乾而属金，足应震而属木，金为寒，木为温，故寒头而暖足。马王堆帛书《阴阳脉死候》曰："凡三阳，天气也。其病唯折骨、裂肤，一死。凡三阴，地气也。死脉也，阴病而乱，则不过十日而死。"该论述以"三阳"为天气，"三阴"为地气。《素问·阴阳应象大论》曰："故积阳为天，积阴为地。"即天为阳，地为阴。《灵枢·邪客》说："天圆地方，人头圆足方以应之。天有日月，人有两目。地有九州，人有九窍。天有风雨，人有喜怒。天有雷电，人有音声。天有四时，人有四肢。天有五音，人有五藏。天有六律，人有六腑。天有冬夏，人有寒热。"人立于天地之间，法则天地，在"天阳地阴"的阴阳哲学思维下，对身体进行取象比类，故以头象天，为阳而需寒，以足象地，为阴而需暖。这体现了中国早期医家以阴阳哲学为基础将自身直觉体悟和取象比类相结合的思维方式。

（3）"寒头暖足"之应用。

"寒头暖足"一被重新提出，就作为养生学的基本原理得到了大家的普遍关注，但医家对这一身体观的应用尚未得到全面的挖掘。不过，中国历代医家虽未以"寒头暖足"之名进行理论的构建，但在养生学、治疗学、针灸学、民俗学及现代科学中对这一理念进行了传承和发展。

1）在养生学中的应用。"故圣人寒头而暖足"说明"寒头暖足"是上古圣人总结的养生智慧，这种理念除用于治病外，也是人们日常保健的基本原则。安徽医科大学生理学教授张景行认为[1]：人们入睡以后头部温度一般比体温要低几度，为34～34.5℃，如果头部温度过高会影响入睡。也就是说睡觉时头部温度不宜过高。正如孙思邈所言"冬夜勿覆其头，得长寿"，即使冬天睡觉时也不能用被子捂头，才能够长寿。中国枕具文化最早可追溯到公元前1500年左右的殷商时代，甚至有说比殷商更早。[2]古

---

① 张景行：《枕头温度决定睡眠质量》，《健康时报》2008年2月21日，第4版。
② 伍海环：《论中国枕具文化艺术》，《美术大观》2006年第7期，第70～71页。

代枕具有石枕、木枕、铜枕、陶枕、瓷枕、竹枕、漆枕、玉枕等，从材质上说这些硬枕散热较好，更利于睡眠。药枕除采用芳香避秽的药物外，还常使用寒凉药物作为材料，如《肘后备急方·治卒魇寐不寤方》中"辟魇寐方"曰："作犀角枕佳，以青木香纳枕中。""决明子作枕，胜黑豆，治头风，明目也。"《备急千金方·风头沐汤方》："常以九月九日取菊花作枕袋，枕头良。"《日华子本草》："绿豆，作枕，明目，治头风头痛。"犀角、青木香、菊花除芳香外，也皆为寒性之药，决明子、绿豆亦为性寒之品。

黄庭坚《戏咏暖足瓶二首》云："小姬暖足卧，或能起心兵。千金买脚婆，夜夜睡天明。脚婆元不食，缠裹一衲足。天明更倾泻，颓面有馀煖。"由此可见，暖足作为一种日常养生理念深入人心。中医学上，《理瀹骈文》言："临卧濯足，三阴皆起于足指，寒又从足心入，濯之所以温阴而却寒也。"人老则阳气渐衰，足为三阴之会，阳气最弱，因此常言：人老足先老，脚寒百病生，养树先护根，养生先护足。

2）在治疗学中的应用。马王堆帛书《却谷食气》曰："清风者，□四塞，清风折首者也。"该篇认为"清风"天气，禁止练功，因为清风折首，即风寒之邪中头会致病。也就是说"头耐寒"是身体正常状态下的基本生理特性，但受到"风寒之邪"入侵亦会致病。那么身体出现头热、足寒的病理特征，该如何治疗？如《素问·通评虚实论》所云："帝曰，脉实满，手足寒，头热，何如？岐伯曰，春秋则生，冬夏则死。""此属上热下寒之寒热错杂之证。头热是因上属阳盛阴不足，手足寒乃属下焦阴盛而阳不足。所以该脉证春秋阴阳之气俱不足时，上热下寒之证不致过盛，故有生还的可能。可到了夏热冬寒盛极之时，则上热更炽，下寒更甚。故曰死不治。"[1]其治则当以"治病取有余而益不足也"为原则，即后世提出的"补虚泻实"之说。《备急千金要方》曰："人头边勿安放火炉，日久引火气，头重目赤，睛及鼻干……冬日冻脑，春秋脑足俱冻。此乃圣人之常法也……人有患天行时气者，皆由犯此也。即须调气息，使寒热平

---

① 李国清、王非、王敏：《内经疑难解读》，人民卫生出版社，2000，第230～231页。

和，即免患也。"寒热平和即"寒头暖足""补虚泻实"的最终目的。

3）在针灸学中的应用。《脉法》甲、乙本均与《灸经》合在一起，说明脉法与针灸学关系密切。"寒头暖足"在灸法中的运用为头面一般禁灸，因头为诸阳之会，使用灸法容易上火而致病，但是足部恰恰提倡使用灸法，如《针灸大成》引《千金方》灸法云"若要安，三里常不干"，即是说足三里可以用瘢痕灸进行保养，人就会身体健康。《素问·五常政大论》云："气反者，病在上，取之下；病在下，取之上。"这种上病下治、下病上治的方法，常在针灸学中应用，而这与《脉法》所言"气也者，利下而害上"相合，即可通过针灸人体下部而使头部阳气下足，使人体阳气平衡。同时，上文提到的"治病取有余而益不足也"，即所谓"补虚泻实"理论也是针灸学的重要治疗原则之一。

4）在民俗学中的应用。"寒头暖足"在民俗学中主要以"民谚"的形式传播，与《脉法》一脉相承，如湖南谚语云"头对风，暖烘烘；脚对风，请郎中"，山西谚语说"头凉脚暖不生灾"，这两句民间谚语都完整保存了"寒头暖足"的意思。谚语一般是经过口头传下来并广泛流传于民间的短语，大多言简意赅，反映了劳动人民的生活经验。中医药谚语则是古人将日常生活中常用的中医药知识进行总结，然后以口耳相传的方式进行流传，主要对身体保健具有指导或者警示作用。除上述谚语外，还有"人怕冻脚，狗怕冻嘴""寒气多从足上起""足寒伤心，民怨伤国"等谚语警示人们要注重足部保暖。

5）在现代科学中的应用。现代临床上已采用亚低温疗法即用人工方法使脑温下降 2～5℃来治疗新生儿缺氧缺血性脑病。研究表明，亚低温治疗新生儿缺氧缺血性脑病是安全可行的，对减轻或预防该病的后遗症、提高生活质量有很好的效果[1]。这表明"寒头"对于人体具有重要意义，

---

① 曹兆兰、陈俊、刘海樱、徐英美、周晓玉：《全身及选择性头部亚低温治疗新生儿缺氧缺血性脑病的疗效比较》，《南京医科大学学报（自然科学版）》2010年第30卷第3期，第423～425页。

尤其在保护脑部上，有研究表明[1]，脑部的局部冷却不会对皮质神经元造成损伤，反而可以保护血脑屏障，减少血管源性脑水肿的发生。在暖足方面，现代科学研究证明足浴疗法对轻中度高血压有确切的疗效，比单用西药效果更佳，尤其是能改善症状（诸如心烦、急躁等），在提高患者睡眠质量方面，更有独到的效果。[2]糖尿病足患者常出现足部温度下降，临床上常以患者足部温度来判断预后。艾灸可用于治疗糖尿病足，如艾灸三阴交能促进血液循环、增加局部血液流量、改善患者足部血液运行，从根本上减少足溃疡发生的危险因素，延缓病情的进展，并能对0级糖尿病足的进一步发展起到一定的阻止和预防作用。[3]在治疗糖尿病足胼胝方面，有研究表明[4]："桃红四物汤加味足浴联合芒硝外用可明显消肿、软坚，使糖尿病足胼胝易于剥离、脱落，降低了糖尿病患者足的局部压力，降低了足部溃疡风险。"综上可知，现代科学研究表明"寒头"与"暖足"对相关疾病确有疗效。

"寒头暖足"这一观念的理论根源为何？有学者通过研究认为"寒头暖足"是中国早期医家基于自身的自觉体悟，同时又结合了阴阳哲学思维而对身体进行取象比类的结果。头为三阳之会而顶天，足为三阴之聚而立地，人于天地之间，则上阳而下阴，头常热而足常寒，故需"寒头暖足"。当然，"寒头暖足"是相对而言的，并不是说天冷不能戴帽子、天热还要穿袜子，而是要以"寒头暖足"来调节人体上下阴阳的平和。其具体应用在治疗学和针灸学中有"补虚泻实""上病可下治，下病可上治""头面少灸，足部多灸"等说法；在养生学和民俗学中以"寒头暖足"作为日常养生保健的理念，保持头部适度的寒凉，足部足够的温暖，

---

① Wagner K R, Zuccarello M, "Local brain hypothermia for neuroprotection in stroke treatment and aneurysm repair", *Neurological Research* 37, no.3（2005）：238-245.

② 杨文聪：《足浴方对轻中度高血压患者疗效的临床观察》，硕士学位论文，广州中医药大学，2008。

③ 王洁、黄香妹、金瑞芬、郑秋红：《0级糖尿病足血管病变患者艾灸三阴交穴的效果观察》，《护理学报》2012年第19卷第4期，第70～72页。

④ 苏文博、刘香春、李志悦、邓晨：《桃红四物汤加味足浴联合芒硝外用治疗糖尿病足胼胝疗效分析》，《中华中医药杂志》2015年第30卷第4期，第1345～1346页。

从而达到防病防老的目的；在现代科学研究中，"寒头""暖足"对某些疾病确有疗效，但缺少将"寒头暖足"联合的试验研究，这一理念的科学性仍有待进一步探索。

3. 养生观之"却谷食气"

《却谷食气篇》出自马王堆汉墓，与《阴阳十一脉灸经》乙本、《导引图》合抄于一幅高约50厘米的帛上，唐兰说："马王堆帛书的导引图前，有文字二十六行，每行五十余字至六十一字，写在整幅帛上，朱丝栏，墨书。无题，今据内容定为《却谷食气篇》。字体是由篆变隶的过渡形式，当是汉初写本，可能在高祖惠帝时期（公元前206—前195）。"①2014年裘锡圭主编《长沙马王堆汉墓简帛集成（六）》指出："所谓'却谷'，帛书原文作'去谷'。我们认为'去谷'之'去'当如字读。'去'可训为避、除，'去谷'即'避谷''辟谷'。'去谷'这一说法见《云笈七签》卷四十四《存思部三》和《医方类聚》卷二百零四《养性门六》等。故此次整理将原篇题《却谷食气》改为《去谷食气》。"本书因"却谷食气"一词已在学界沿用了数十年，遂仍以之行文论述。

（1）"却谷食气"之提出。

"却谷"原作"去谷"，本书开篇即言"却谷者食石韦，朔日食质，日加一节，旬五而止；旬六始匡，日去一节，至晦而复质，与月进退"，提出以食用石韦来代替食谷，并讲述了按月服用的方法。石韦为何物？《神农本草经》："石韦，味苦平。主劳热邪气，五癃闭不通，利小便水道。"现代药理研究认为"石韦中含有多种活性成分，其中芒果甙经药理研究证明有抑菌和抗单纯疱疹病毒作用，异芒果甙为镇咳祛痰的有效成分，且有抗单纯疱疹病毒作用，绿原酸也有抗菌、兴奋中枢神经系统及其

---

① 唐兰：《马王堆帛书〈却谷食气篇〉考》，《文物》1975年第6期，第14~15页。

他多种药理作用。"①若从营养学的角度来看，石韦是无法代替五谷的。关于食气，有曰："食气者为呴吹，则以始卧与始兴。凡呴中息而吹。年二十者朝二十，暮二十，二日之暮二百；年三十者朝三十，暮三十，三日之暮三百。以此数推之。"这一说法提出食气之时为临睡前和早起后，并讲解了食气的方法，接着论述了春夏秋冬四时之呼吸养生法。据饶宗颐考证②，此处所述的"食六气之法"，即《陵阳子明经》佚说，六气分别为"匡光""朝霞""沆瀣""输阳""正阳""输阴"，此外还有五种食气天气禁忌，即春忌"浊阳"、夏忌"汤风"、秋忌"清风""霜雾"和冬忌"凌阴"。

（2）"却谷食气"之思维方式。

早期养生家通过对人们饮食和呼吸的观察，提出了身体可通过"却谷食气"达到养生的目的，并说明了"食用石韦"和"食气"的方法，重点论述了"食六气"及相关理论，那么"却谷食气"的思维方式是如何产生的？《却谷食气》曰："食谷者食方，食气者食圆，圆者天也，方者地也。"天圆地方是古代宇宙观的一种认知，谷出于地，即谷物是长于地上，故曰食谷者食方，气来于天，即气充于天中，故食气者食圆，这正体现了中医学"天人相应"的思维方式。此说与《灵枢·邪客》中"天圆地方，人头圆足方以应之"的思维方式一致，清代医家熊笏之《中风论》亦曰："人身养生之气有二：一曰呼吸天气，盖人在天地气交之中，如鱼之在水也。一曰饮食地气，即胃所受之水谷也。"但是"食气"并不是食所有的"天气"，随着四季变更所食之气也是不同的，这就是"食六气"与"忌五气"的论述，人需应时而食相应之气，忌食"乱气"，即四时中不与身体相应之气。

（3）"却谷食气"之应用。

"却谷"即"去谷"，又与"绝谷""避谷""辟谷"同义，"食

---

① 李洁、童玉懿：《石韦有效成分的高效液相色谱测定》，《药学学报》1992年第27卷第2期，第153~156页。

② 中华书局编辑部：《文史·第20辑·马王堆医书所见"陵阳子明经"佚说》，中华书局，1983，第276页。

气"即"行气""服气",因此"却谷食气"主要为养生家所用,主要见于医家和道家的著作中,如《庄子·逍遥游》有神人不食五谷之说,曰:"藐姑射之山有神人居焉,肌肤若冰雪,淖约若处子;不食五谷,吸风饮露;乘云气,御飞龙,而游乎四海之外。"《史记·留侯世家》提到"(张良)乃学辟谷,道引轻身",指出辟谷有轻身的功效。唐末五代高道杜光庭《道德真经广圣义》卷九曰:"老君令人养神宝形,绝谷食气,为不死之道。"熊笏《中风论》云:"天气无形而至刚,故古之圣人有服气却谷之法。"

然而,"却谷食气"作为养生之法并非全然得到认可,早在东汉,唯物主义哲学家、无神论者王充就在《论衡·道虚》中提出异议,曰:"世或以辟谷不食为道术之人,谓王子乔之辈以不食谷,与恒人殊食,故与恒人殊寿,逾百度世,遂为仙人。此又虚也。夫人之生也,禀食饮之性,故形上有口齿,形下有孔窍。口齿以嚼食,孔窍以注泻。顺此性者为得天正道,逆此性者为违所禀受。失本气于天,何能得久寿?使子乔生无齿口孔窍,是禀性与人殊;禀性与人殊,尚未可谓寿,况形体均同而以所行者异,言其得度世,非性之实也。夫人之不食也,犹身之不衣也。衣以温肤,食以充腹。肤温腹饱,精神明盛。如饥而不饱,寒而不温,则有冻饿之害矣。冻饿之人,安能久寿?且人之生也,以食为气,犹草木生以土为气矣。拔草木之根,使之离土,则枯而蚤死。闭人之口,使之不食,则饿而不寿矣。道家相夸曰:真人食气,以气而为食。故传曰:'食气者寿而不死,虽不谷饱,亦以气盈。'此又虚也。夫气,谓何气也?如谓阴阳之气,阴阳之气不能饱人,人或咽气,气满腹胀,不能餍饱。如谓百药之气,人或服药,食一合屑,吞数十丸,药力烈盛,胸中愦毒,不能饱人。食气者必谓吹呴呼吸、吐故纳新也。昔有彭祖尝行之矣,不能久寿,病而死矣。"葛洪《抱朴子内篇·杂应》则对辟谷做了相对客观的评价,曰:"道书虽言欲得长生,肠中当清;欲得不死,肠中无滓。又云,食草者善走而愚,食肉者多力而悍,食谷者智而不寿,食气者神明不死。此乃行气者一家之偏说耳,不可便孤用也。"

综上所论,"却谷食气"不仅是一种养生学思想,同时也是一种认识身体的观念。作为养生家言，"却谷食气"是中国养生学的重要观点，在一定程度上有助于人们的养生保健，如"却谷"确有使人"轻身"的功效，而"食气"对于导引也具有重要作用，但是"却谷食气"并不是完全科学的，如历代"服食文献"中就记载了大量因"却谷"而"服食"致死的事例，就如现代化"辟谷"讲究因人而异一样，不能一味以"却谷"为方法，而应根据自身的体质进行合理"却谷"。作为身体观念，"却谷食气"是基于"食谷者食方，食气者食圆，圆者天也，方者地也"的认识，即养生家把人置于天地之中，认为人通过食谷与地联系，通过食气与天关联，人要与天相合，可以通过"却谷食气"之法，所以说，"却谷食气"作为一种身体观念体现的是"天人合一"的身体观。

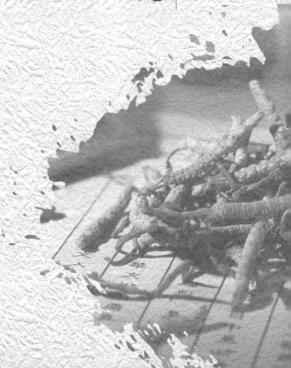

第六章

先秦两汉简帛房中医方研究

房中术是先秦两汉医学文化的重要组成部分，在出土医书中也有较大比重，可见，古人对于房中的重视，《汉书艺文志·方技略》曰："房中者，情性之极，至道之际，是以圣王制外乐以禁内情，而为之节文。传曰：'先王之作乐，所以节百事也。'乐而有节，则和平寿考。及迷者弗顾，以生疾而殒性命。"房中术，又有"容成之术""玄素之方""黄赤之道"等隐晦的称呼，其主要包含有关性的常识、性技巧、性功能障碍治疗及受孕等方面的内容，是古代对性生活和有关性医学知识的统称，因此本书主要将与性、生育等相关的医方归于房中医方，见第二章"房中医方集成"。本章则在其基础上，结合简帛医书中有关"房中"文献展开研究。

第一节

简帛房中医方论述

中国自古有"女娲抟土造人"的神话传说，《说文解字》说"娲，古之神圣女，化万物者也"，当然这仅是先人对于人类起源的一种想象。关于繁殖人口，《胎产书》中夏禹问于幼频曰："我欲殖人生子，何如而有？"幼频回答说："故人之产也，入于冥冥，出于冥冥，乃始为人。"而人的孕育又是男女交合的结果，男女交合即是房中的主要内容，而在简帛医方中就有一类与两性交合、生殖繁育有关的医方，称之为房中医方。

1. 房中医方分类概述

从整体上可以将房中医方分为两大类：一是增强男女交合性快感的医方，称为两性交合方；二是有关生命孕育方面的医方，称为生育方。二者也存有交叉情况，主要是促进两性交合的医方，对于生殖、生育抑或有所裨益，在后文"生育方"论述中有所涉及。以下仅从主体上进行分类。两性交合方主要包括：益阴方（约）^①八则，其中三则出自《养生方》，五则出自《杂疗方》；男子洗阴壮阳方（洒男）一则，出自《养生方》；益甘方（益甘）四则，均出自《养生方》；便近内方（便近内）三则，均出自《养生方》；制药巾方（治巾）八则，均出自《养生方》；壮阳益阴方（内加及约）一则，出自《杂疗方》；壮阳方（内加）四则，出自《杂疗方》。

生育方主要包括：治老不起方（老不起）三则，均出自《养生方》，其中有二则破损严重；治不起方（不起）一则，出自《养生方》；壮阳方（治）四则，均出自《养生方》；和血益精丸（用少）一则，出自《养生方》；犬脯壮阳方（治）一则，出自《养生方》；壮阳酒方（加醴）一则，出自《杂疗方》；安胎方一则，出自《胎产书》；产男方七则，均出自《胎产书》；产女方一则，出自《胎产书》；求子方一则，出自《胎产书》；治男子七疾方一则，出自武威汉简"医方"；治男子七伤方一则，出自武威汉简"医方"。

2. 房中医方药物使用

房中医方所用药物大致可分为植物、动物、昆虫、矿物、辅料等五类，以下将按照这五类进行总结，按药物使用频数排列，若频数相同，则依照第二章第四节医方次序排列，单独出现一次者不再标注次数。

（1）植物药，约50种：桂（7次，包含菌桂1次）、皂荚（6次，其中1次命名为"萩荚"）、干姜（3次）、姜（3次）、蛇床（3次）、桃毛（3次，其中1次命名为"桃可"）、颠棘（天门冬，2次，其中1次命名为"颠棘根"）、茯苓（2次）、谷汁（疑即米汁，为煮米水，2次）、巴菽（巴豆，2次）、天雄（2次）、牛膝（2次）、续断（2次）、秫米（粘米）、粥、糗（浓稠的炒熟米粉或面粉）、菱苕、桃实（桃子）、予木（栎树）、乌喙、车前、汾菌（香蕈）、稗□（疑萆薢）、门冬（天门冬或麦门冬）、穀汁（楮树汁）、椅桐汁（白桐树汁）、菻本（藁本）、□树（疑柳树，指柳絮）、空蕌（疑葛蕌）、桑枝、黍、蜀椒、榆□（疑为榆汁）、棱橬（疑甘遂）、稻、薜荔根（疑木莲根）、蘜（薏苡仁）、蒿（蒿类，具体待考）、牡（疑杜衡）、九宗之草（待考）、栝楼根、菖蒲、桔梗、防风、远志、杜仲、山茱萸、柏实、肉苁蓉、薯蓣。

（2）动物药，约37种：雄鸡肉、肥豯（小猪）、牛角䚡、牛胆、鹿胆、鸟产不觳者（不能孵化的鸟蛋）、黑雄鸡（心、脑、胸）、黑鹭犬（心、肺、肝）、鸡才能卷者（刚刚发育成熟的雄鸡）、牡鼠肾（疑鼠阴茎）、邑鸟卵（杂鸟蛋或家雀蛋）、酪（奶酪）、雄二之血（雄性动物的血）、犬脯、春鸟卵、犬肝、犬骨、白牡狗首（白色公狗头）、母马肉、溺（人尿）、狗阴（狗鞭）、鲜鱼、乌雄鸡、乌雌鸡、蛇、勃蠃（6次，又有"蠃中虫""蜰蠃"的命名，认为可能是蜗牛、蚌蛤之属或桑螵蛸等）、蜂（蜂毒，2次）、雀瓮（蛅蟖房，2次）、黄蜂驸（黄蜂蜜）、黄蜂巢、杨思（疑蛅蟖）、赤蚁、斑蝥、天社（天社虫）、牡蝼首（疑蝼蛄首）、蜱蛸（桑螵蛸）、蜂房中子（蜂蛹）。

（3）矿物药，约3种：矾石（5次，包含命名为潘石1次）、禹熏（矾伏龙肝或泽泻，2次）、赤石脂。

（4）辅料，约5种：截（醋，7次，其中2次以"醯"命名，1次为"三月茜截"①）、枣膏（5次，其中1次以"枣脂"命名，1次以"邑枣之脂"命名）、酒（3次，其中1次以"醴"命名）、蜜（蜂蜜，2次）、酱。

3. 房中医方治疗方法

从房中医方的使用，可以将其治疗分为内服法与外治法，其中：内服法涉及汤剂、散剂、丸剂、生吞及药脯等；外治法有塞阴、按摩及洗浴等。下面分别举例说明。

（1）内服法。

1）汤剂。包括汤药、药浆、药粥、酒剂，如：便近内方第一则即将颠棘根、黑雄鸡（心、脑、胸）、黑鹭犬（心、肺、肝）煎成汤药服用，可以促进男女房事；治老不起方论述了颠棘制作成"浆"的方法及药浆的使

---

① 三月茜截：一说为三月采的皂角和醋；一说为用三月间采集的白茅虑去渣滓的淡酒。

用；治不起方则应是制作药粥以治疗阳痿；壮阳酒方即制作药酒，能使肾精充盈；求子方用九宗之草来调酒，让夫妻二人一起饮服，有助孕之效。

2）散剂。武威汉简"医方"中的治男子七疾方、治男子七伤方均是制作药散。男子的七疾：阴寒，阴痿，苦衰，精失，精少，囊下痒湿、精清，小便苦数、临事不卒。七伤：阴寒、阴痿、阴衰、囊下湿而痒、小便有余、茎中痛、精自出。散剂也是武威汉简"医方"中最为常见的一种剂型。另外，便近内方第三则、产男方第三及第五则亦为散剂。

3）丸剂。和血益精丸用两种雄性动物的血与药物调和成丸，用于治疗男子精液稀少。

4）生吞。即将药物直接吞服的方法，见于产男方第一、第二则，均是吞服"雀瓮"，从而可以生男。

5）药脯。即用药物来制作肉脯，有鸡肉脯和狗肉脯，均有壮阳的功效。《养生方》壮阳方第一则将雄鸡肉做成肉脯，以供食用。"犬脯壮阳方"用醋泡过赢的药汁来浸泡狗肉，然后制成狗肉脯。

（2）外治法。

1）塞阴。主要有制作药丸塞阴、制作药囊塞阴，主要应用于女性，有助于房事。制作药丸塞阴，如：《养生方》益阴方第二则即将药物研末，然后以蜂蜜或枣脂调和成丸，用粗布包裹，塞入阴道，有助阴道收缩，增强性功能；《杂疗方》壮阳方第二则将药丸制好之后，塞入男性阴茎口，有助阴茎勃起，具有壮阳之效；《杂疗方》益阴方第三、第四、第五则均有制作药丸塞阴的治疗法。制作药囊塞阴，如《养生方》益甘方第一则，《杂疗方》第一、第二则，均是将药物包裹成小包，制成药囊，放入女性阴道。

2）按摩。主要是制作药巾，然后用于按摩、擦拭男女外生殖器，如制药巾方八则均应是通过制作药巾促进房事。第一则是用药巾按摩足部令人多气，第二则用药巾擦拭阴茎，第五则用药巾擦拭男女外阴，等等。另外，《杂疗方》的壮阳益阴方，以及壮阳方第三、第四则也有"药巾"的使用。

3）洗浴。男子洗阴壮阳方即用药汁擦洗男子外阴，使男阴强劲，有壮阳之效。在壮阳益阴方中提到用淘米水或者流水冲洗阴部，可以消除男性勃起。

第二节

❀

简帛"生育方"专论

在春秋战国秦汉之际，由于人口是劳役、兵役和赋税的重要源泉，结合当时地广人稀的客观条件和"图强争霸"的社会环境，增长人口为这一时期的主要政策。[①]因此在医学领域，作为研究整个人类生殖繁衍过程的生育医学随即成了当时医家研究的重点，从广义上来讲，生育涵盖了男科、妇科、产科、儿科等多个与生育相关的学科内容，是从备孕开始，到怀胎妊娠，直至产后生子这一整个的生育体系。《汉书·艺文志·方技略》中将"方技"分为医经、经方、房中、神仙四类，医方文献作为出土简帛医书的重要组成部分，对我们研究早期中医生育理论有着很重要的价值。如马王堆汉墓出土的《胎产书》即是一部有关胎产知识的专书，其中涉及胎孕求子、胎养胎教、优生优育、产后妇婴保健、不孕等内容。由此可见，生育在当时医学领域占有重要的地位。

1. 生育医方概述

简帛医书中的生育医方包含了孕前、胎中、产后这一整个人类生育流程中所涉及的医疗方技类文献，涵盖了男科、妇科、胎教、预测等诸多方面，主要见于马王堆汉墓出土的《养生方》《杂疗方》《胎产书》及甘肃凉州出土的《武威汉简》中。如《养生方》中治疗男性阳痿的治老不起方："老不起：□□以颠棘为桨方：刉颠棘长寸□节者三斗，□□以善□□□□之，以堇坚稠节者爨，大沸，止火，沸定，复爨之。不欲如

---

① 刘韬：《先秦诸子人口观略论》，《辽宁大学学报（哲学社会科学版）》1995年第37卷第4期，第17~20页。

此，二斗半□□□□□，以故瓦器盛，□为刚炊秫米二斗而足之。气孰（熟），□旬□寒□即干□□□□沃之，居二日而□桨。节（即）已，近内而饮此桨一升。桨□□□□□□□□□□□□□□俟其汁，节（即）桨□□以沃之，令酸甘□□饮之。虽□□□□□□□□□□□□□□□□□□□使人即起。"治疗男性精少的和血益精丸："用少：男子用少而清……雄二之血和完（丸），大如□酸枣，以为后饭。"在《杂疗方》中有男女生殖保健的壮阳益阴方："内加及约：取空垒二斗，咬咀，段之，□□成汁，若美醯二斗渍之。□□□□去其掌。取桃毛二升，入□中挠□。取善布二尺，渍□中，阴干，□□□□□□布。即用，用布撎揹中身及前，举而去之。欲止之，取黍米泔若流水，以洒之。"在《胎产书》中，还记载了女性怀子方："怀子者，为烹白牡狗首，令独食之，其子美晳，又易出。欲令子劲者，□时食母马肉。"在《武威汉简》中记载了治疗男性疾病的治男子七疾方："治之方：栝楼根十分，天雄五分，牛膝四分，续断四分，□□五分，菖蒲二分，凡六物，皆并冶，合和，以方寸匕一為后饭，愈。"

2. 生育医方分类

先秦两汉时期医方的命名方式比较直接，其篇名有的介绍了医方所治疗的疾病，有的则是体现医方的制法或者治疗效果，命名缺乏统一性，因此本书第二章进行了重新整理，以下则依照现代医学分类习惯，将房中医方的生育方及相关的两性交合方进行分类研究。

（1）阳痿。

阳痿在现代男科中的诊断要点为：性成熟男性在有性需求的情况下，性生活时阴茎不能勃起，或者勃起不坚，或坚而不久，不能在阴道内完成射精。这不仅是现代男科最重要的一个疾病，从简帛房中医方来看，也是当时男性性疾病中较为常见的一种。当时的医家对阳痿这一疾病已经有了一定程度的研究，如：《养生方》中的老不起方与不起方，其命名就是对阳痿这一疾病的直观认识；而治巾方中有"……操以揹玉策，马因惊矣……""令肤急毋垂"的记载，此外《杂疗方》中的内加方有"……即取入中身孔中，举，去之""……用布揾中身，举，去之""……用之以缠中身，举，去之"的记述，其中"马因惊""举，去之"体现了古人认为治疗阳痿，应该达到使阴茎勃起的效果；《养生方》中的便近内方则表明，可以顺利地进行房事为治疗阳痿所要达到的另一效果。然而对于该病的病因病机，在简帛医书中并未做详细的阐释。

从医方内容来看，以内服方为主的医方有《养生方》中的不起方、老不起方、便近内方，其中均用到了"颠棘"这一味药物，颠棘是天门冬的别名。《神农本草经》称其"强骨髓……久服，轻身益气、延年"，孙思邈的《千金要方》中记载"治阳不起方"也称"常服天门冬宜佳"。由此可见，天门冬具有补益的功效，在治疗阳痿上确有作用；此外，在便近内方中，提到了用"乌喙、车前、汾菌、萆薢、门冬、茯苓"来治疗这一疾病，从组成来看，车前子、萆薢、茯苓均有淡渗利湿的功效。朱曾柏认为①，痰湿壅盛亦可致阳痿，患者多虽痿而形体、精力不衰，时有性萌动而阴茎驰纵难举，龟头常有白垢。此病多发于奉养太厚或平时恣食豪饮之人。由此可见，在先秦两汉时期，医家对阳痿这一疾病的治疗并不是单一的补益，而是针对虚实两种不同的情况采用不同的治疗方法。外治法也是当时治疗阳痿的一种重要手段，如《养生方》中的治巾方、《杂疗方》中的内加方。治巾方用药多为善行之虫类药，如"杨思、赤蛾、斑蝥、蜗牛肉、牡蝼首"等制成药巾，在房事之前用来擦拭男性外生殖器，使其勃起。内加方用药多为"桂、姜、椒、皂荚、谷汁、甘遂"等植物药，用法较前者多样，有"取入中身孔中"，即将药丸放入"中身孔"的方法，也有"用布揾中身""用之以缠中身"，即用药布揉擦、包裹"中身"的方法。

（2）阳强。

阳强在中医男科学中的定义为：男性阴茎异常勃起，甚至持续较久而不衰之证。在简帛的生育医方中，与阳强相似的阐述只有两处，均为阳痿治疗后"阳强不倒""欲止之"的做法。在《养生方》的不起方中"若已

---

① 沈霖：《朱曾柏从痰论治男科疾病经验》，《实用中医内科杂志》1987年第1卷第1期，第112–114页。

施，以寒水溅，毋□□必有又歟"。在《杂疗方》的内加及约方中"欲止之，取黍米泔若流水，以洒之"。《医心方》卷二十八引《玉房秘诀》中"若强不止，以水洗之"。然而在后世的男科治疗中，这种治疗方法并不常见。可能是受限于当时的医疗生活水平，故取"冷水""黍米泔"等用来治疗，尚未形成专门的治疗方药，而之后随着医疗水平和生活环境的提高，逐渐发展演变成在水中加入药物，以提高治疗效果。

（3）精液异常。

精液异常是现代男性不育症的一个重要原因，在《养生方》中有用少一方，其中有"男子用少而清"的记述，指出这一疾病的表现为男子精液稀少、质地稀薄清冷。在药物方面，该简文字缺失较多，仅能释读出来一小部分，大意为用两种雄性动物的血做成像酸枣一样大的药丸，饭后服用。

（4）性功能减退。

在房中医方中涉及生育的医方，还有一大部分医方并未明确表示所治疾病，但其治疗效果均为提高性能力，现将这些医方归为性功能减退类医方。其中包含了男性用方，如：《养生方》中的筭方提出了"治中"的说法；"治"方则用服后与女子交合次数来表示功效；"□语"则用群娥与大禹的问答来引出"合气之道"中"血气外揗"的治法。还包含了一部分女性用方，如《杂疗方》中的"□痒"方，其功效为"女子乐，欲之"。约方的使用原则则是"知而出之"，即有了性冲动就把药物取出，也是起到增强性能力的作用。

从药物组成来看，以内服为主的医方也用到了"乌喙、雄鸡、蠃中虫"等与治疗阳痿相类似的药物；此外"□语"方中还提到了"茅根与艾叶"对身体气血的补益作用。"治"方的制法体现了早期医家对药物提取的认识，例如其中"取黄蜂駘廿，置一杯醴中""取黄蜂百，以美酱一杯渍，一日一夜而出""蠃（蠃）中虫阴干……酒一杯""蠃四斗，以酢载渍二日，去蠃，以其汁……"其方的用药组方模式均为某种药物对应不同溶剂的配对模型，如"黄蜂蜜与醴、露蜂房与美酱、蠃中虫与酒、蠃与酸醋"等。其余医方如"麦卵"方中"治阴，以酱渍……"，筭方中"治中者，段鸟……此醯"，由于缺损严重，虽未发现完整配对药物，但从残存文字中也能发现其用药组方模式与上述医方类似。这是对药物有效成分进行提取的早期体现，古人在当时已经发现了用不同溶剂来浸渍不同的药物，可使药液达到不同的功效。

从外治方来看，约方的药物组成与之前所述治疗阳痿的内加方类似，也用到了"桂、姜、椒、皂荚、薰苔、蛇床、矾石、桃毛"等，制成药包后放入阴道，待产生性冲动后取出。产生这种与内加方类似的原因有两个方面：一是这些药物有一定的刺激性作用，可使男女均产生性冲动；二是约方虽然是女性使用，但是效果还是在交合过程中对男性生殖器官起到刺激的作用。

（5）男子七疾、七伤。

这一医方出自《武威汉代医简》的木牍中，共有前后两首，前一首为"终古无子治之方"，后一首为"治东海白水侯所奏方"。内容及所用方药虽有不同，但也有一定的联系。前者谓"男子七疾"为"一曰阴寒；二曰阴痿；三曰苦衰；四曰精失；五曰精少；六曰囊下痒湿，精清；七曰小便苦数，临事不卒，名曰七疾……有病如此，名为少伤"。后者谓"男子七伤"为"一曰阴寒；二曰阴痿；三曰阴衰；四曰囊下湿而痒，黄汁出，辛痛；五曰小便有余；六曰茎中痛如淋状；七曰精自出，空居独怒，临事不起……此病名曰内伤"。症状表现均为"阴小、阴囊潮湿瘙痒、小便不利、颜色红赤、尿液浑浊、膝腿寒冷、手脚发热、失眠烦躁、流眼泪、精自出、阳痿"等男性疾病，最终导致婚后不能生育得子。两首方剂的用药也有所不同，前者六味药，后者十五味，但功效均为补益肝肾、强筋壮骨。

由以上两首生育医方可以看出，在《武威汉代医简》时期，医家对男性不育症的认识已经相当全面，开始认识到"无子"并不仅仅由单一因素导致，而是由多方面因素引起，这是我们中医在认识生育疾病上的一大进步。

（6）生子性别。

现代人口学研究发现①，二十世纪八十年代初以来，中国人口出生性别比出现了持续攀高且居高不下的异常现象，我国人口出生性别比异常的内在动因主要是生育"男孩偏好"及相应的生育选择行为。而这种生育偏好在简帛医书中也有体现：在《胎产书》中，其中提到"产男"的医方有或有九首（其中有残损）；而"产女"的仅有两首，其中还有一首为祝由方，即希望通过埋胞的方法治疗"子而多男无女而欲女"（生育男孩多没有女孩而想生女孩）的医方。从此类医方的药物组成可以看出，古人认为吃"雀瓮、蒿、牡、蜱蛸、蜂房中子、狗阴"等代表阳性的东西则"必产男"，吃"黑母鸡"等代表阴性的食物则产女。这种认识虽然缺乏一定的科学依据，但这种"内象成子"正是古人"取类比象"的思维方式的体现。

3. 生育医方特点

根据生育医方的分类研究，可以发现其医方具有以下三个特点。

（1）内外并重，虚实兼顾。

从数量上来看，明确为内服的医方与明确为外用的医方差异不大，各有二十余方，足见当时对生育疾病的治疗原则为内外并重。而且，其外治法种类多样，既可以将药液直接外用，也可以根据使用环境将其制成药巾、药布、药丸等。此外，对药物有效成分的提取，当时医家也有着不同的方法，在对"阳痿"的治疗中，我们发现当时医家已经对疾病的虚实有了初步的认识，治疗上也是根据病情，分别采用补益或是清泄的治法，这是中医"补虚泻实"理论的早期体现。

（2）男女共治，男性为主。

在与生育相关的医方中，男性用方最多，女性用方次之，男女共用方最少，然而从医方内容分类上来看，其中详尽地记载了男性的"阳痿、阳强、精子异常、性功能减退、七疾七伤"等疾病的表现与治疗，而在现有

---

① 刘爽：《对中国生育"男孩偏好"社会动因的再思考》，《人口研究》2006年第30卷第3期，第2～9页。

的医方中，虽然出现了部分女性用方，但对女性生育的认识只涉及怀胎妊娠这一初始生理过程，尚未见对女性生殖疾病的具体描述。因此，在先秦两汉时期，医学领域已经初步认识到生育问题应责之于男女双方，但受到科学水平的限制，虽然有了男女共治的思想萌芽，在应用方面还是以对男性病的治疗为主。

（3）取类比象，象数结合。

中医理论体系是在以《周易》为代表的中华文化独特思维方式指导下，以象数为模型构筑起来的。如在产男、产女时，分别用到了公鸡与母鸡，就是一种直观的取象；再如麦卵方的服用方法，以三天为一个周期，以七个周期为一个疗程，在二十一天内平均每天用酒服两个鸡蛋，采用"1、2、3，1、2、3"的波浪式服法，从中可以看出当时服食保健药物的某些风习和特点①。这种方药的服法特点，则充分体现了数的思维。

由于现有的简帛医书文献残缺不全，故很难完整地还原当时的医学理论体系，但从现有材料可以看出，古人对生育问题已经有了初步的认识，不仅提出了"阳痿""阳强""性功能减退"等直观上的男性疾病，还发现男性精液在生育过程中的作用，意识到了"精少"是导致不育的原因；此外，对男性不育症的认识也变得多元化，认为很多男科疾病均可以造成不育的结果，这种理念上的进步对生育医学的发展有着很重要的推动作用。从医方本身的内容来看，虽然其中有些医方的用药并不科学，尚带有一定程度上的迷信色彩，但有些医方的药物组成对后世生育疾病的遣方用药有着一定的指导借鉴意义，有些医方的用法、药剂的制法则在理论上开辟了治疗相关疾病的多种思路与途径，但其实际临床效果，还有待于进一步研究和探索。

---

① 周一谋：《帛书〈养生方〉及〈杂疗方〉中的方药》，《福建中医药》1992年第23卷第6期，第43～46页。

第三节

简帛房中观念述要

从房中医方可见，"房中"在先秦两汉时期应是中医学不可分割的一部分，然而由于社会历史等多方面的综合因素，导致后世对"房中"有相当程度的误解，从出土的先秦两汉简帛医书就可以看出，其中记载的性养生与性保健的方法，具有一定的学术价值；而且这些房中术的性技巧与方法，除了包含两性交合的姿势、时间、次数等基本的技术知识之外，其所崇尚与追求的"精神相合"的境界也是古人想通过"房中"这一术的途径而达到的"至道之际"。这些文献记述对夫妻男女两性生活的和谐和生育理论均有着积极的影响及借鉴意义。然而，由于房中术向来神秘，传世文献中涉及的材料不多，真伪难辨，故以下仅就出土的秦汉时期的简帛医书中的房中文献做探讨与研究。

1. 房中术中的两性交合以时

古人十分重视"时"这一概念，《黄帝内经》中有很多论述与周期节律有关，如《素问·宝命全形论篇》中曰："人以天地之气生，四时之法成。"中医理论中的阴阳五行学说及五运六气学说中也蕴含着丰富的"应时"思想。下面我们具体来看一下先秦两汉简帛医书所载房中术中的应时思想。

（1）日月为期。

日月在我国古代哲学中是一对特别重要的概念，它们是古人对时间的最直观的认识。在简帛医书中的房中类生育文献里，日与月也有着极其重要的意义，它们既代表了一天中的时间节律变化，也代表了古人对于阴阳的认识。在秦昭王向王期问人应该如何养生才能寿命长久时，王期回答说"必朝日而翕其精光"只有如此才能"寿参日月"。这里提到秦昭王认为"食阴以为动强，翕气以为精明"，而王期的翕气之道就是以"日月为期"，一定要按照日月的变化来养护身体，之后才能"却老复壮，曼泽有光"。此外，古人还认为行房事应该在夜间进行，如张家山汉简《引书》中记载一年四季的行房时间，都为从黄昏到夜间。马王堆汉墓医书《胎产书》中也提到"入于冥冥，出于冥冥，乃始为人"，认为"冥冥"在此处为隐喻，也是指黑夜或者晚上。以上观点，均体现了古人以"日月为期"的时间理念，重视一天之内的时间变化，即重视体现时间的日节律对两性交合的影响。

（2）四季有别。

把一天的时间扩大来看，就是时间一年四季的变化，在我国的土地上，一年四季的气候环境变化十分明显，古人也很早就认识到了这一情况。张家山汉简《引书》中提到"春产、夏长、秋收、冬臧（藏），此彭祖之道也"，指出了一年四季的不同状态，接下来论述根据四季不同，男女行房时间的区别："春日，早起之后，……逆露之清，受天之精，饮水一杯，所以益寿也。入宫从昏到夜大半止之，益之伤气。夏日，……入宫从昏到夜半止，益之伤气。秋日，……入宫以身所利安，此利道也。冬日，……入宫从昏到夜少半止之，益之伤气。""入宫"的本义为进入宫室之中，此处应特指男女房事，其中提到，在春天男女两性交合的时间应该是从黄昏开始到夜大半停止，在夏天男女两性交合的时间应该是从黄昏开始到夜半停止，在秋天则以身体安利为道，在冬天男女两性交合的时间应该是从黄昏到夜少半为止。春天人气开始生发，所以行房的时间可以久一点，等到了冬天人体之气开始闭藏，行房事时间也应该缩短，这种随四季的变化而调节行房时间的思想，体现了中医的应时观念在房中方面的应用。

再如《十问》中也有相关记述，黄帝与容成子的对话中，容成子论述食气之道曰"食气有禁，春避浊阳，夏避扬风，秋避霜雾，冬避凌阴，必去四咎，乃深息以为寿"，提到了四季之中"食气"过程要回避的四种不良之气。王期在论述人体性命如何长久时也提到"夏三月去火，以日爨烹，则神慧而聪明"，提出了夏季的养生法则。在描述作为有道之士巫成祒的养生方法时也提到了"巫成祒以四时为辅，天地为经，巫成祒与阴阳皆生"，由此可见四时之法在房中术中的重要性。

（3）合而有征。

道家十分重视一天之中的子时和午时，但是道家还有一种说法叫"活子时"，我们中医也很重视这种灵活的时刻，如在针灸方面，就十分重视"气至"这一个时间节点，《灵枢·九针十二原》曰："刺之要，气至而有效，效之信，若风之吹云，明乎若见苍天。"在简帛医书所载的房中术中，也有很多时间节点需要我们注意，其中说明了什么时候男女可以交合育子，什么时候尽量避免房事，告诫我们要"合而有征"。如《合阴阳》中论述"戏道"时提到了"五欲之征"，曰："戏道：一曰气上热，徐响；二曰乳坚鼻汗，徐抱；三曰舌薄而滑，徐屯；四曰下液股湿，徐操；五曰嗌干咽唾，徐撼；此谓五欲之征。"我们具体地看一下这五种表现包含的内容：第一是面庞发热；第二是乳房坚挺，鼻尖出汗；第三是舌头滑利，口腔分泌唾液；第四是身体下面产生阴液，沾湿两条大腿；第五是口燥咽干不断吞咽唾液。并且告诫我们一定要"征备乃上，上揣而勿内，以致其气。气至，深内而上蹶之，以抒其热，因复下反之，勿使其气歇"，如果没有这些征兆，则一定要"虽欲勿为，作相响相抱，以恣戏道"。这也就是说要注意这些征兆，在征兆到来的时候马上进行相应的步骤。

在《养生方》中记载了大禹与少娥关于"合气之道"的对话："我欲合气，男女蕃滋，为之若何？少娥曰：凡合气之道，必……气不郁。禹曰：善哉言乎！今我血气外揖，曰：君何不羹茅、艾，取其湛，以实五赏石膏白……端夜茨寤，白虽赏，登左下右，亦毋暴成。"这段话则提醒我们要在人体气行通畅、身无瘀滞、血气充盛外溢的时候进行合气之道，才能使子孙繁盛。

2. 房中术中的两性交合以数

术数思想作为我国古代哲学的重要思想，与中医学有着紧密的联系。象数是生命的符号模型，而数的真正意义不是体现在其结构分类学上，而是凸显在其思维模型方面。在房中术中也特别强调"数"这一概念。

（1）至五而止。

节欲保精是很重要的中医养生理念，房中术中对于两性交合过程中的禁忌记载得相当详细，在《十问》中论述耉老接阴食神气之道中，明确提出了"至五而止"的概念，原文提到"其事一虚一实，治之有节：一曰垂肢，直脊，桡尻；二曰疏股，动阴，缩州；三曰合睫毋听，翕气以充脑；四曰含其五味，饮夫泉英；五曰群精皆上，翕其大明。至五而止，精神曰怡"。对于两性交合这件事情，也分为虚实两面，要有节治地对待它，从一开始的肢体外部导引动作，到引发体内气的运行，上冲脑髓，口中生津，最后第五步达到"群精皆上，翕其大明"时则要停止，这样才能保持精神的长久，以免太过或不及。在黄帝与天师论述食神气之道时也提到了"勿过五"的概念，曰"翕毋过五，致之口，枚之心，四辅所贵，玄尊乃至。饮毋过五，口必甘味，至之五藏，形乃极退"，提到了呼吸和饮食都不能超过五次。

（2）动而毋决。

在曹熬回答黄帝问"接阴治神气之道"时提到了"至而勿星"的理念，他认为接阴之道，一定要达到"形气相葆"的程度，即精气充盈而不散失，最后达到通于神明的目的，而想要达到这一最终目的的途径则是"九至勿星"，曰"壹至勿星，耳目聪明；再至勿星，音气高扬；三至勿星，皮革有光；四至勿星，脊肤不伤；五至勿星，尻髀能方；六至勿星，百脉通行；七至勿星，终身无殃；八至勿星，可以寿长；九至勿星，通于神明"，其中详细地论述了从一到九塞葆勿星的结果。

此种相似论述也出现于《合阴阳》与《天下至道谈》中，但是论述均为"一动"到"十动"。在《合阴阳》中为"十动：始十，次廿、卅……八十、九十、百，出入而毋决。一动毋决，耳目聪明，再而音彰，三而皮革光，四而脊胁强，五而尻髀方，六而水道行，七而至坚以强，八而腠理光，九而通神明，十而为身常，此谓十动"。此处所讲为"动而毋决"，"决"也是失散的意思。在《天下至道谈》中为"壹动耳目聪明，再动声音章，三动皮革光，四动脊骨强，五动尻脾髀方，六动水道行，七动至坚以强，八动志骄以扬，九动顺彼天英，十动产神明"。虽然在《天下至道谈》的"十动"中尚未谈到止的概念，但是其所描述的内容与以上二者相同，均为"止有定数，通于神明"的内容。

房中术中还涉及其他许多数的概念，如《合阴阳》中的"八动""十已之征"等，"五、七、八、九、十"等任何一个不同的数字，其所表达的思维方式是一样的，都是以数来表达事物的发展过程，由初生到逐渐成长，最后到达极致，当此之时，我们要知道节制与克制自己，这才能达到保身长全的效果。

（3）用八益、去七损。

《素问·阴阳应象大论篇》曰："帝曰：调此二者奈何？岐伯曰：能知七损八益。则二者可调，不知用此，则早衰之节也。"在先秦两汉简帛医书出土之前，学界就对《黄帝内经》中提到的"七损八益"问题存在着很大的争议，直到马王堆汉墓医书《天下至道谈》的出土，才逐渐解决了这个问题，但是仍然有很多学者持有不同的观点。

从《黄帝内经》与《天下至道谈》的内容上来看，二者在文本上的相似性极大，在《天下至道谈》中的原文记载如下："气有八益，又有七损。不能用八益、去七损，则行年卅而阴气自半也，五十而起居衰，六十而耳目不聪明，七十下枯上脱，阴气不用，灌泣流出。令之复壮有道，去七损以振其病，用八益以二其气，是故老者复壮，壮者不衰。"在《黄帝内经·阴阳应象大论篇》中也有相同的描述："年四十，而阴气自半也。起居衰矣，年五十，体重，耳目不聪明矣；年六十，阳疾，气大衰，九窍不利，下虚上实，涕泣俱出矣。"虽然在具体年龄上有所差异，但是内容大体相同，均为论述人体自然衰老的一个过程。而"用八益、去七损"则可以使人"老者复壮，壮者不衰"。《黄帝内经》中则认为此为"圣人之治身也"，可以使人"耳目聪明，身体轻强，老者复壮，壮者益治"，最后达到寿命无穷，与天地终。

下面来看"七损八益"的具体内容。八益为"治气、致沫、知时、畜气、和沫、窃气、待赢、定倾"，七损为"一曰闭，二曰泄，三曰竭，四曰帑，五曰烦，六曰绝，七曰费"。接下来再讲如何利用"治八益、去七损"来使人体保身长全。从"治八益"的内容来看，原文描述为："治八益：旦起起坐，直脊，开尻，翕州，抑下之，曰治气；饮食，垂尻，直脊，翕州，通气焉，曰致沫；先戏两乐，交欲为之，曰知时。为而耎脊，翕州，抑下之，曰畜气；为而勿亟勿数，出入和治，曰和沫；出卧，令人起之，怒释之，曰积气；几已，内脊，勿动翕气，抑下之，静身须之，曰待赢；已而洒之，怒而舍之，曰定倾，此谓八益。"我们发现治八益的内容均为导引术式，而且有一个很重要的特点便是对"脊"的关注，强调"脊"的动作与"翕州"的重要性。关于两性交合的动作特点，在《合阴阳》中也有对两性交合姿势的描写，如对"十节"的描写，曰："十节：一曰虎游，二曰蝉附，三曰尺蠖，四曰麢角，五曰蝗磔，六曰猿据，七曰詹诸，八曰兔鹜，九曰蜻蛉，十曰鱼嘬。"同时，在张家山汉简《引书》中也有类似的导引方法，如"举胕交股，更上更下卅，曰交股。伸胕屈趾卅，曰尺蠖"。我们再来看简帛医书中对于"七损"的描述，曰："七孙（损）：为之而疾痛，曰内闭；为之出汗，曰外泄；为之不已，曰竭；臻欲之而不能，曰帯；为之喘息中乱，曰烦；弗欲强之，曰绝；为之臻疾，曰费，此谓七损。""七损"的内容主要为两性交合时七种有损人体的状态表现，如疼痛、出汗、喘息等。

从简帛医书中所载的相关内容来看，"治八益"更多的是一项导引的技术，主要的目的是通过各种导引相关姿势使人体阴阳二气更加通畅，即通过"脊"的动作使人体上下通畅，再通过"翕州"保证精气不外散，然后阴阳相合，达到"老者复壮，壮者不衰"的目的；而"去七损"主要的内容为告诫我们两性交合应当远离七种不当的情况，以防止人体精气外泄，对我们的生命造成损伤。我们从其对房中的贡献来看，"七损八益"详细地介绍了两性交合过程中的状态，既提到了如何运用导引动作的方式让男女双方共同达到性高潮，也提出了如何避免行房过程中有害身体健康的方法。

3. 房中术中的两性交合以法

万事万物皆有法度，古人在研究问题时总会将实践中得到的结论高度总结凝练，形成法则，再以此来指导实践，二者相辅相成，互相完善。正如道家崇阴、儒家尚阳，在中医学中也有许多的养生治疗方法，比如"天人相应、阴阳中和"等，接下来我们就看一下房中术中的两性交合之法。

（1）行察天地。

"天人合一"的概念是中国哲学中的一个重要问题，这一思想起源于先秦，应用到中医学中则变成了"天人相应"的理论。在《十问》中一开始黄帝就问天师说："万物何得而行？草木何得而长？日月何得而明？"天师曰："尔察天地之情，阴阳为正，万物失之而不继，得之而赢。食阴模阳，稽于神明。"这就将万事万物的运行规律、草木的生长规律、日月的盈亏规律都与天地结合了起来。在黄帝与容成的问答中，也提到了"体察天地之情"，曰："容成答曰：君若欲寿，则顺察天地之道。天气月尽月盈，故能长生。地气岁有寒暑，险易相取，故地久而不腐。君必察天地之情，而行之以身。"又说到"朝息之志，其出也务合于天"，也是讲呼吸存志的方法要合于天道。再看王子巧父问彭祖曰："累世安乐长寿，长寿生于蓄积。彼生之多，上察于天，下播于地，能者必神，故能形解。"也讲到想要累世长寿安乐，要"上察于天，下播于地"。再看巫成招的养生法则也是要"以四时为辅，天地为经"才能达到"与阴阳皆生"。

体察天地之道也适用于植物，比如韭，在文挚见齐威王，威王问道时，文挚答曰："后稷半鞣，草千岁者唯韭，故因而命之。其受天气也早，其受地气也葆，故辟懧懐怯者，食之恒张；目不察者，食之恒明；耳不闻者，食之恒聪。"正是因为"韭"这种草受了天地之气，才能成为植物中的"千岁之草"，人服用了它以后才会产生种种神奇的变化。

同时还介绍了天地之气的差别，齐威王问如何能熬夜而不生疾病的方法时，威王曰："善。寡人恒善暮饮而连于夜，苟无疴乎？"文挚答曰："无也。譬如鸟兽，早卧早起，暮卧暮起，天者受明，地者受晦，道者究其事而止。"文挚认为"天者受明，地者受晦"，天地赋予人体的气是不同的，我们只要探究它内在的道理法则，就像鸟兽一样，早睡就早起，晚睡就晚起，能这样做就不会因为熬夜而产生疾病，这一思想对我们当今社会的健康养生有着重要的意义。

（2）保塞勿星。

《素问·上古天真论篇》中认为，今时之人不能长寿的原因是："以酒为浆，以妄为常，醉以入房，以欲竭其精，以耗散其真，不知持满，不时御神，务快其心，逆于生乐，起居无节，故半百而衰也。"所以，"以妄为常，醉以入房"等行为都是不可取的，我们一定要做到起居行事都有节有度。在房中术中特别重视保存自己体内的精气，要做到久蓄而积气，不要让精气过早地散失。

在以上我们讨论房中术中的应时观时，已经提到了两性交合要"合而有征"，要在气血充盛，人体功能达到顶点高峰的时候进行两性交合，这些都是在告诫我们不能过早地溢泄自己的精气；这种思想与房中术中的数术思想是一致的，我们上面提到的"至五而止""动而毋决""十已之征"，也是告诫我们两性之间要交合有度，适可而止。对于我们人体的精气，我们要注意保护，而不要让它过早过度地散失，这便是"保塞勿星"的道理。

通过以上的论述，我们发现一个十分严重的问题，有人提出如果一直都保持着"动而勿决"，男女之精不相合，那么人类如何繁衍呢？有些学者认为房中术仅仅是古人用于享乐或者采阴补阳的一种方法，这是一种对房中术的片面看法，如《天下至道谈》中提到"人人有善者，不先女人，女人有之，善者独能，毋予毋治，毋作毋疑，必徐以久，必微以持，如已不已，女乃大怡"。可见，房中术中要求交合持久的原因，并不仅仅是达到男性的性高潮，而是要做到女性达到兴奋的极点，这说明在古代已经意识到了男女双方在性生活过程中达到性高潮所需时间是不一样的，为了达到男女双方性生活的和谐，就要求男性要更加持久，要遵循戏道，在做好准备工作之后，男女双方的情绪都被调动起来之后再进行交合，以期共同达到性高潮，而并不是片面地认为房中术是一种采阴补阳，仅仅对男性有利的一种古代陋习。

在《十问》中提到"接阴之道，必心塞葆，形气相葆"。这里就讲到接阴之道的总法则是心的塞葆，这是我们中国古代哲学特有的一个特色，认为心是主宰人体的，心主神明。所以，在论述房中术的过程中，所提到的"保塞勿星"的法则，其实并不是要我们在两性交合的过程中一直忍精不泄，而是要求我们的心一直保持中正平和，不能存在过度的欲望。从另一方面来讲，如果一直忍精不泄，对人体并没有什么好处，并不会达到养生的效果，甚至还会引起损害。所以，我们一定要正确理解房中术中"保塞勿星"的法则，只有正确做到这一点，才能达到内养己身、外惠后代的效果。

（3）审夫阴阳。

阴阳是中国哲学和中医哲学中重要的概念，可以毫不夸张地说，整个中医理论就是建立在阴阳理论的基础之上的。在《十问》中尧问于舜曰："天下孰最贵？"舜曰："生最贵。"尧曰："治生奈何？"舜曰："审夫阴阳。"而此处的"生"根据下文所指，乃是指的"阴"，即男女生殖器官。尧曰："人有九窍十二节，皆设而居，何故而阴与人俱生先身去？"那么为什么生殖系统会先于人体其余的脏器而衰败呢？究其原因，都是由于过用，即没有遵循阴阳协调的道理，如《天下至道谈》中左神提到"力事弗使，哀乐弗以，饮食弗右，其居甚阴而不见阳，猝而暴用，不待其壮，不忍两热，是故亟伤。讳其名，匿其体，至多暴事而无礼，是故与身俱生而独先死"。其实"审夫阴阳"的概念是以上所有法则的一种总结，要求我们要爱护自己的身体，尤其要保护好自己的生殖系统，要发而有节，不能过用，不能让人体的生育功能过早地消退。

由此可见古人对于生育的重视程度，在《素问·上古天真论》中也提到过"夫道者能却老而全形，身年虽寿，能生子也"，将年老能否生育作为一个人养生与得道的标准。无论是圣人还是至人，他们的法则中必定有一条与阴阳有关，如"把握阴阳""合于阴阳"等。在房中术中提到的"审夫阴阳"的法则，则是作为"治生"的重要理念，指导着古人的养生保健及生殖生育。

综上所述，先秦两汉简帛医书房中类生育文献从男女两性交合以时、以数、以法的不同角度探讨了古人对生殖生育的认识，尤其是将其作为孕前准备的过程，对如何更好、更加健康地孕育后代提出了要求。一是要交合以时，要以日月为期，四季有别，要按照时间节律周期的阴阳消长变化，在合适的时间进行房事，同时要注意房事的持续时间；二是要交合以数，术数思想是古人的常用思维，这一点也很好地反映到了房中术中，在男女双方进行两性交合的时候，要至五而止、动而毋决、用八益、去七损才能使自己的精气蓄积，达到保身长全的效果；三是要交合以法，以法统数，以法推时，遵循行察天地、保塞勿星、审夫阴阳的大法则，不要太过或不及，要有节制、有法则。房中术要求我们正确对待两性交合这一过程，亦体现了先秦两汉时期早期医家的生育观念，是中医学的重要组成部分。

4. 房中生育观之"逐月妊娠"

生育孕产自古以来都是人类社会一项不得不面对的重要问题。在古代社会，生育孕产虽然本是一种自然的繁殖过程，但囿于科技、医学的发展，人们不能正确认识生育孕产的本质。同时，对于农耕国家，生育孕产又决定着人口扩张国家发展的基本问题，逐渐在社会上产生了关于生育孕产的一套理论，这些理论在现今来看或许显得神秘或颇为迷信，但仍有部分内容值得借鉴。

中国古代医书中对于生育孕产的文献研究主要集中于汉魏之后，先秦两汉时期的早期医家的孕产观由于材料的匮乏而一直得不到发现与总结。直到1973年马王堆汉墓出土的帛书中大量先秦两汉时期的医书面世，其中《胎产书》即是一部有关胎产知识的方技类古籍，其内容不仅仅是医方，记载了养胎、埋胞、孕子与产后母子保健等内容，而"逐月妊娠"正是其中具有代表性的早期医家孕产观点。

（1）"逐月妊娠"的提出。

胎产书中借大禹之口向幼频询问生育子女的方法，幼频的回答中提到："……故人之产也，入于冥冥，出于冥冥，乃始为人。一月名曰留（流）刑（形），食饮必精，酸羹必熟，毋食辛星（腥），是谓财贞。二月始膏，毋食辛臊，居处必静，男子勿劳，百节皆病，是胃（谓）始臧（藏）。三月始脂，果隋宵效，当是之时，未有定义（仪），见物而化，是故君公大人，毋使朱（侏）儒，不观木（沐）候（猴），不食茵（葱）

姜，不食兔羹；□欲产男，置弧矢，□雄雉，乘牡马，观牡虎；欲产女，佩簪（簪）耳（珥），呻（绅）朱（珠）子，是谓内象成子。四月而水受（授）之，乃始成血，其食稻麦，（鳝）鱼□□，以清血而明目。五月而火受（授）之，乃始成气，晏起□沐，厚衣居堂，朝吸天光，辟（避）寒央（殃），其食稻麦，其羹牛羊，和以茱萸（黄），毋食□，以养气。六月而金受（授）之，乃始成筋，劳□□□，出游于野，数观走犬马，必食□□也，未□□□，是胃（谓）变奏（腠）□筋，□□□□。七月而木受（授）之，乃始成骨，居燥处，毋使定止，□□□□□□□□□□□□，饮食辟（避）寒，□□□□□□□□□美齿。八月而土受（授）之，乃始成肤革，□□□□□□□，是胃（谓）密腠理。九月而石授之，乃始成豪（毫）毛，□□□□□□□□□□□□□□□□□□□司（伺）之。十月气陈□□，以为□。"

（2）"逐月妊娠"的内容。

1）胎元的逐月发育。人孕育子女从"入于冥冥，出于冥冥"开始产生胎元。胎元的发展逐月不同，早期医家为每个月的发展情况都做了简要总结。一月胎始结（名曰"流形"），二月始膏，三月始脂，四月始授水精成血，五月始授火精成气，六月始授金精成筋，七月始授木精成骨，八月始授土精成皮肤，九月始授石精成毫毛，十月气陈。限于科学技术的发展，胚胎的发育并不如早期医家的认知一般由膏而胎、而血而气、而筋骨而肤腠毫毛，但其认为胎元伊始并不具人形，而是逐渐发育为胎儿，可谓认识到了胎元发育的基本规律①。

2）孕期饮食居处调养。早期医家已经认识到孕期饮食居处的重要性，并根据孕期逐月而不同。

饮食上，孕一月饮食一定要精良，酸味汤羹要煮熟后食用，不能吃辛辣和腥气的东西。二月饮食上不能吃辛辣和臊气的东西。三月不能吃葱姜和用兔肉调制的汤羹。《金匮要略·禽兽鱼虫并治第二十四》称：

---

① 旷惠桃：《马王堆〈胎产书〉的优生学思想》，《中国中医药报》2006年12月28日，第5版。

"妇人妊娠，不可食兔肉、山羊肉及鳖、鸡、鸭，令子无声音。"《金匮要略·果实菜谷禁忌并治第二十五》称："妊妇食姜，令子余指。"张华《博物志·杂说下》①中则提到："妊娠者不可啖兔肉，又不可见兔，令儿唇缺。又不可啖生姜，令儿多指。"四月多食稻米、面食，同时要多食"鱓鱼"以清血明目。其中"鱓鱼"即鳝鱼，《名医别录》称其"主补中，益血，治沈唇"。也有学者认为"鱓"字与"鲤"字因字形相近而伪，此处应为鲤鱼。《诸病源候论·妊娠候》"三月"条中有"食鲤鱼"，与《外台秘要》《集验方》《太平圣惠方》《日华子本草》中诸方用鲤鱼治疗妊娠水肿、胎气不长、胎动不安用意相符。五月饮食要以稻米与面食为主，同时食用以牛肉或羊肉调制的汤羹，还要食用茱萸。七月时饮食要禁生冷。遗憾的是，由于缺损，之后月份的饮食宜忌已不可考。

居处环境上，二月时孕妇的生活环境一定要安静。五月时要晚起床，勤沐浴，穿厚衣服坐在堂中，早晨呼吸新鲜的空气，身体则要避免寒邪侵袭。七月时要居住在干燥的地方，同时也不能总固定在一个地方。对于环境调摄所论虽未尽善，但已经注意到胎儿发育与母体所处环境有密切的关系。同时，论中所提孕妇应防风寒侵袭，则体现了对孕期疾病以预防为主的思想。②朱丹溪《格致余论·慈幼论》中提到："儿之在胎，与母同体，得热则俱热，得寒则俱寒，病则俱病，安则俱安。母之饮食起居，尤当缜密。"

3）行为宜忌。行为上，早期医家逐月提出宜忌事项，其中包含了原始的保胎、胎教思想。二月时，因为胚胎刚开始蓄藏于胞宫，因此孕妇不能与男子交合，避免房劳。三月时，胚胎尚未成形，胎儿会随着孕妇所接触的人不同而发生变化，因此要多接触王室贵族，不能让身材矮小的人伺候，不能看见猿猴。同时，如果想要男孩，则要为孕妇准备弓箭射雄野鸡，还要骑雄马、观看雄虎；而如果想要女孩，就要让孕妇佩戴簪子、耳

①　张华：《博物志》，台湾古籍出版有限公司，1997。

②　旷惠桃：《马王堆帛书〈胎产书〉对优生学的贡献》，《湖南中医学院学报》1987年第3期，第41～42页。

环与珠链。六月时，要让孕妇到郊外游玩散心，经常看奔跑的狗和马。

孕期之中避免房劳是历代医家的共识。《产孕集·孕忌第四》中提到："怀孕之后，首忌交合。盖阴气动而外泄，则分养孕之力，而扰其固孕之权……动而漏下、半产、难产、生子多疾而夭。"而孕妇因所见所接触的人不同，则会影响胎儿的性别、相貌、性格、智力等，体现了早期医家认为胎儿"见物而化""内象成子"的特点。这些内容强调孕妇要注意自己的视听言行和交往接触，远离侏儒沐猴，接近君公大人，促使胎儿向高尚、健康的方向发展，是现存文献中关于"胎教"的较早的记载。同时，强调孕妇也应当多接触生机盎然的事物，以勃勃生机刺激孕妇开阔胸襟、舒畅心情、充满乐观精神，促进胎儿的健康生长发育。①

（3）"逐月妊娠"的思维方式。

1）天人相应。"逐月妊娠"是早期医家通过对产妇的妊娠现象进行观察的总结，人之受孕妊娠当合天地变化之道，其中对于"天人相应"的思维方式的体现最为明显的即为"流形"一词。"流形"帛书上原文字为"留刑"，经多位学者的校释研究改作"流形"。《周易·乾·象》曰："大哉乾元，万物资始，乃统天，云行雨施，品物流形。"孔颖达《正义》："言《干》能用'天'之德，使云气流形，雨泽施布，故品类之物流布成形，各得亨通，无所壅蔽，是其亨也。"《管子·水地》曰："男女精气合，而水流形。"这些文献均有天地、男女精气交合化而成形之义，是谓"流形"。另外，《文子·九守》曰："老子曰，人受天地变化而生，一月而膏，二月血脉，三月而胚，四月而胎，五月而筋，六月而骨，七月成形，八月而动，九月而躁，十月而生。"指出人是受天地变化而化生。马王堆汉墓出土的另一竹简《十问》中云："民始赋淳流形，何得而生？流形成体，何失而死？"同样把人之生死与"流形"联系起来。

2）取象比类。"取象比类"是传统中医理论主要的建构工具，在中

---

① 李欢玉、雷磊：《浅析〈胎产书〉的胎孕胎育理论》，《湖南中医药大学学报》2013年第33卷第5期，第15～17页。

医概念形成、理论系统构建等方面发挥着重要的作用。①古人通过对自然、社会的客观事物的感性观察、理性类比，将人体与世间万事万物联系起来，并以此对人体的生理发展变化及疾病的转归等加以推理推测。在"逐月妊娠"的思维方式中，对于"取象比类"体现最为直观的即是胎儿"见物而化"与"内象成子"。

《胎产书》"逐月妊娠"论中认为三月胎儿"未有定仪"可"见物而化"，即胎儿的性别尚未能识别，人形未成，品性、体质均未定型，胎儿可随母体所见之人、物的不同而转化，因此要十分注意孕妇的视听言行。②而这不仅仅停留在远离侏儒沐猴、接近君公大人以希冀儿女相貌堂堂、聪敏富贵，更重要的是在于对胎儿性别的选择。

在"三月始脂"中提到："欲产男，置弧矢，□雄雉，乘牡马，观牡虎；欲产女，佩簪珥，绅珠子，是谓内象成子。"而"内象成子"正是古人"取象比类"的思维方式：认为想要生男孩，就要为孕妇准备弓箭射雄野鸡，还要骑雄马、观看雄虎；如果想要女孩，就要让孕妇佩戴簪子、耳环与珠链。

而对于胎儿性别的选择同时也体现了古人的性别偏好与孕育信仰。生育性别偏好是人们在生育活动中对子女性别的一种选择性期望。这种性别偏好往往表现在"重男轻女"上。③《诗经·小雅·斯干》中即有"万生男子，载寝之床。载衣之裳，载弄此璋"的记载，表达了对于男孩的渴望和喜爱。而后无论是儒家，例如孔子所云"唯女子与小人难养也，近之不逊，远之则怨"，还是法家《韩非子·六反》中"产男则相贺，产女则杀之"的记载，都反映了古代"重男轻女"思想的强烈，甚至是恶劣。

这种通过孕妇的衣着服饰、日常活动的方式以祈求胎儿男女的方法，

① 马子密、贾春华：《取象比类——中国式隐喻认知模式》，《世界科学技术（中医药现代化）》，2012年第14卷第5期，第2082～2086页。

② 陈农：《〈马王堆帛医书〉的胎产生育观》，《上海中医药杂志》1993年第8期，第37～38页。

③ 严梅福、张宗周：《中国古代生育心理思想研究》，《心理科学》1996年第3期，第139～143、191页。

体现了古人求孕男嗣的孕育信仰，并将其归类于祈求法①。在孕期未满三个月时，通过接触阳性象征物诸如"弓箭、雄野鸡、雄马、雄虎"等即可使所孕胎儿性别为男；反之，接触阴性的象征物如"簪子、耳环、珠链"则可孕育为女。②这同时也体现了《周易》中"阴阳交感"的对立统一规律。③无论哪种解释，何种原理，都是通过对于"阴阳"与"男女"的象的类比推论而成，都属于中医理论中"取象比类"的思维方式。

3）五行理论。"逐月妊娠"中对于五行理论的应用体现在四月到九月的论述中，"四月而水授之，乃始成血""五月而火授之，乃始成气""六月而金授之，乃始成筋""七月而木授之，乃始成骨""八月而土授之，乃始成肤革""九月而石授之，乃始成毫毛"，此六月胚胎禀受自然界六种元素之精，并助胎儿形成对应的身体部分。将"石"归类于"土"，这种认识分类方法即为五行分类法。但其五行所对应身体部分与《素问·阴阳应象大论》的对应有很大区别。见下表。

《胎产书·逐月妊娠》与《素问·阴阳应象大论》
五行与身体对应比较表

五行	《胎产书·逐月妊娠》	《素问·阴阳应象大论》
水	始成血	在体为骨
火	始成气	在体为脉
金	始成筋	在体为皮毛
木	始成骨	在体为筋
土（石）	始成肤革（毫毛）	在体为肉

① 王孝俊：《中国古代生育性别选择及其治理》，《河南社会科学》2008年第16卷第6期，第88～91页。

② 吕亚虎：《帛书〈胎产书〉所见早期孕育信仰浅析》，《江汉论坛》2009年第6期，第70～77页。

③ 李春艳：《马王堆汉墓出土帛书〈胎产书〉对〈周易〉优生理论的运用》，《山西档案》2016年第1期，第134～136页。

"逐月妊娠"论中五行次序也与传世文献中的次序不同，既不是五行相生，以四时为依据的"木火土金水"这一顺序，也不是《尚书·洪范》中的"一、五行：一曰水，二曰火，三曰木，四曰金，五曰土"，而是以"水"为起始，按照五行相克次序排列的"水火金木土"。

前秦时期的诸多文献对于五行的论述中，很多都是以"水"为起始，具体溯源可至早期道家文献《太一生水》篇。《太一生水》云："太一生水。水反辅太一，是以成天。天反辅太一，是以成地……是故太一藏于水，行于时，周而又始，以己为万物母；一盈一缺，以己为万物经。"中国古代的宇宙论大多数属于"气本论"或"气化论"，即以"尚气"为主体。而《太一生水》篇则提出了"尚水"的理论，并与道家思想暗合。老子认为"上善若水。水善利万物而不争，居众人之所恶，故几于道矣"，认为水的性质和作用与"道"最为接近。《太一生水》中不仅仅是以"水"比喻"道"，更把"水"当成了宇宙演化过程中的重要一环。①

"逐月妊娠"论中胚胎是以五行相克顺序禀受自然之精而发育的。五行之间，以季节相间的次序相制约、相抑制、相克制，叫五行的相克。②黄元御《四圣心源》中"五行生克"篇云："皆以气而不以质也，成质则不能生克矣。"同时又云："相克者，制其太过也。"但五行相克的作用主要体现在制约作用上，有相克则不至于造成某行的太过。生中有克，克中有生，生克制化，从而保证了自然乃至人体气机的稳定状态。同时，五行不仅仅是简单的制约作用，还存在着促进作用。③

同时，也有学者认为始于水的六行排列方式符合秦始皇自以为获水德而倡导的"六行"说。秦始皇一统天下"推终始五德之传，以为周得火德，秦代周德，从所不胜，方今水德之始""数以六为纪""以为水德之始"，五德始终以所不胜之序排列为水火金木土石。"数度之道，以六为

① 冯达文、郭齐勇：《新编中国哲学史（上）》，人民出版社，2004。

② 郝万山：《关于五行的讨论》，《北京中医药大学学报》2009年第32卷第1期，第8～11页。

③ 王正山、张其成：《五行生克内涵辨析》，《天津中医药大学学报》2014年第33卷第5期，第257～260页。

法”，推而广之，不可胜数，"此所言六，以效事之尽，以六为度者谓六理，可谓阴阳之六节，可谓天地之六法，可谓人之六形"。"逐月妊娠"中的"水火金木土石"六行排列次序即是保留秦王朝痕迹的直接证明。①

（4）"逐月妊娠"对后世医家的影响。

"逐月妊娠"作为早期医家重要的孕产观之一对后世医家在对胚胎发育过程的认识、养胎保胎及孕期各种疾病的治疗上都有很大影响。后世传世文献中，诸如《诸病源候论》卷四十一《妊娠候》、《千金要方》卷二引《徐之才逐月养胎方》、《医心方》卷二十八引《产经》"十月养胎法"等均有关于妇女妊娠期间胚胎变化与养胎方法的描写。其中，在胚胎发育过程与各月养胎方法上均与《胎产书》"逐月妊娠"论的内容非常相似。

后世众多医家中，对于"逐月养胎法"论述最为翔实的当属北齐医家徐之才。在胚胎发育过程上，徐氏认为：妊娠一月，阴阳新合为始胚；二月胎始结；三月为定形，名始胎；五月胎儿毛发初生、胎动；七月胎儿皮毛已成；八月九窍皆成等。按照月期从形态等方面，比较具体地阐发了胚胎发育过程。在孕期中，徐氏主张孕妇要调摄饮食、调怡心神、适当劳逸、节制房事、调变寒温等。这些内容都与《胎产书》"逐月妊娠"论的内容非常相似。②

在继承"逐月养胎"的基础上，徐氏还提出了"分经养胎"的理论，其曰："一肝二胆三心经，四月三焦五脾经，六胃七肺八大肠，九月肾经十膀胱。"③徐氏将"逐月"与"分经"相结合，根据逐月分经养胎理论，认为妊娠期间防治疾病应当从养经入手。每个妊娠月既均由专经所主，若此经当旺不旺，虚实不调，气血衰减，势必影响胎儿之发育，甚至有堕胎、滑胎之虞。在治疗上，徐氏根据每个月的常见疾病，分经逐月各设方剂。例如，妊娠一月病者，宜服乌雌鸡汤，内有阿胶、吴茱萸、芍药、甘草等柔肝养肝之物，以助妊娠一月主经肝经。而对于曾伤一月胎

① 陈立怀：《"分经养胎"考》，《吉林中医药》1988年第1期，第44～45页。
② 周朝进：《徐之才〈逐月养胎法〉初探》，《上海中医药杂志》1982年第6期，第22～24页。
③ 孟景春：《妊娠逐月养胎说》，《江苏中医杂志》1982年第1期，第29页。

者，则要预服补胎汤，内有细辛、防风等，以助肝气生发。妊娠七月，曾伤七月胎者，预服杏仁汤，取其补肺敛肺、培土生金之义。做到了"诸经有方，诸月有养"。①

综上所述，"逐月妊娠"是早期医家孕产观中具有代表性的观点，描述了早期医家对于胚胎发育过程的认识，并根据胎元发育的阶段不同给出了不同的孕期饮食起居调养方法与行为宜忌。体现了早期医家天人相应、取象比类的思维方式。虽然其中部分内容，尤其是对于胎儿性别选择的内容上充满了迷信色彩和不可取之处，但作为生育孕产的早期理论，"逐月妊娠"对后世医家有关保胎养胎及孕期疾病治疗上产生了巨大影响，并由此发展出的"逐月分经养胎"法对现代临床依然发挥着指导作用。简帛医书是古人留给我们的巨大财富，以"逐月妊娠"为代表的孕产观及其他胎产文献对于研究古代孕产理论具有重要意义，同时如何做到"取其精华，去其糟粕"，以古推今，为现代临床提供新的思路与方法则是今后研究的重点与目标。

---

① 沈秋华：《徐之才的逐月分经养胎法》，《河南中医》1988年第8卷第5期，第22~23页。

第七章

先秦两汉简帛祝由医方研究

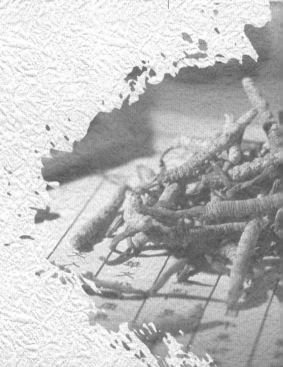

祝由一词最早见于《黄帝内经素问·移精变气论》，云："黄帝问曰：余闻古之治病，惟其移精变气，可祝由而已。何也？岐伯对曰：往古人居禽兽之间，动作以避寒，阴居以避暑，内无眷慕之累，外无伸宦之形，此恬憺之世，邪不能深入也。故毒药不能治其内，针石不能治其外，故可移精祝由而已。"在此处，祝由乃为一种治病方法，其功效是可以"移精变气"，即移变精气，改变患者的精气。现在一般认为其具有消除有害心理因素的作用，应与心理治疗有关。但在先秦两汉简帛医方中也有少数医方用于治疗心理疾病，而不属于"祝由"，如第二章"其他医方集成"中的"治慹方""治悄病方""赤雄鸡冠丸"等，因而不能认为古代中医治疗心理疾病的医方都属于祝由。

那么，祝由从字面上来看，应如何理解？祝，读作"zhù"《说文解字》中为"祭主赞词者"，显然表示一种职业、一类人，即主持祭礼的人，如《礼记·曾子问》有记载说"袷祭于祖，则祝迎四庙之主"，即当时的巫师。这从祝的早期字形也能体现，如西周早期祝写作"祸"，左为"示"，指天垂象，见吉凶，所以示人也（《说文解字》），右边应为跪着的人的形象，为掌管祭祀的巫师。所以，祝表示巫祝，也能引申为其祭祀时所祝祷的话。祝，还可以读作"zhòu"，通"咒"，如《尚书·无逸》中"民否则厥心违怨，否则厥口诅祝"，译为"老百姓于是就内心怨恨，就口头诅咒了"，此"咒"正是上文所说"祝"的引申，用来表示说的话、咒语。

由，《说文解字》并未收录，但却常见于先秦两汉文献中，如：《诗经·小雅·小弁》中"君子无易由言"，此处通"以"，为"用"之义；《论语》中"民可使由之，不可使知之"，此处为遵从、遵照之义；《史记》中"盖闻古者祖有功而宗有德，制礼乐各有由"，此处为缘由、缘故之义。此外还有许多义涵。那与"祝"连用时，应表何义呢？学界多有讨论①，个人认为"祝由"是同义复词这一结论相对可靠，这在先秦两汉简帛医方中可以验证。简帛医方中常常以"祝+咒语"的形式进行治疗，但也有出现以"由+咒语"的形式，如"以辛巳日，由曰：'贲（喷）辛巳日'，三"（《五十二病方·治肠癫方》）。随着历史的发展，后世医学常将"祝由"解释为"祝说病由"或者"咒说病由"，此皆是取由之"缘由"义，但从简帛医方中所见，祝祷语并不都是与病因相关。

综上，祝由当为"咒说治病"无疑，这也是符合简帛祝由医方所见的。然而，除祝由之外，还有"禹步""吐唾""画地""弓射"等以行为活动进行治病，从整体上来说，这些应该都属于"巫术"的范畴。巫术是指巫师的法术，大致可由三部分构成，即咒语、行为和器物，其中咒语和行为可以单独出现，而器物则一般与咒语、行为合用。所以，确切来说，本书第二章录入的"祝由医方"应是"巫术医方"。但因后世医学常用"祝由"来替代，并单列"祝由科"，故本书遂直接命名为"祝由医方"。

第一节

简帛祝由医方概述

简帛祝由医方在简帛医方中所占比重较大，所治疾病范围广，涉及内科、外科、养生、房中、五官、皮肤、儿科等各科的治疗。在咒语与行为治疗中往往还配合药物、器物等的使用，以下即从这两个角度对简帛祝由

① 具体可参见：张丽君《〈五十二病方〉祝由之研究》，《中华医史杂志》，1997年第3期；王辉《"祝由"新解》，《文史（第四十四辑）》，中华书局，1998年，第271-273页；李家浩《马王堆汉墓帛书祝由方中的"由"》，《河北大学学报（哲学社会科学版）》，2005年第1期；张其成《易学与中医》，广西科学技术出版社，2007年，第19页；许振国《〈黄帝内经〉祝由考》，《河南中医学院学报》，2005年第2期。

医方展开概述。需要指出的是，虽然在祝由医方中使用的某些器物不能算作"药物"，但在此节仍以"药物"名之。

1. 疾病分类

本书收录祝由医方七十五则，其中《五十二病方》三十七则、《养生方》五则、《杂疗方》七则、《胎产书》八则、《杂禁方》十则、周家台秦简《病方》八则。按照疾病分类，分为：外科二十七则、皮肤科十则、房中十则、内科五则、养生五则、五官科四则、儿科三则、其他十一则。可见，这一时期很多疾病都存在巫医并用的情况，具体如下。

（1）外科。

1）治外伤出血方：伤者血出，祝曰"男子竭，女子戴"。五画地□之。

2）治蝎子蜇伤方1：唾之，"喷！兄父产大山，而居□谷下，□□□不而□□□□而凤鸟□□□□□□寻寻，豯且贯而心"。

3）治蝎子蜇伤方2："父居蜀，母为凤鸟蓐，毋敢上下寻，凤贯而心。"

4）治毒蛇咬伤方1："吹嗟！年，蚩杀人，今兹又复之。"

5）治毒蛇咬伤方2："喷吹！伏食，父居北在，母居南止，同产三夫，为人不德。已。不已，请傅之。"

6）治毒蛇咬伤方3：湮汲一杯入奚蠡中，左承之，北向，向人禹步三，问其名，即曰："某某年□今□。"饮□半杯，曰："病□□已，徐去徐已。"即覆奚蠡，去之。

7）治肠癫方1：操柏杵，禹步三，曰"喷者一襄胡，喷者二襄胡，喷者三襄胡。柏杵臼穿一，无一，□□独有三。喷者撞若以柏杵七，令某癫无一"。必令同族抱，令癫者置东向窗，道外癫撞之。

8）治肠癫方2：令斩足者清明东向，以筒癫之二七。

9）治肠癫方3：癫，以月十六日始毁，禹步三，曰"月与日相当""日与月相当"，各三；"父乖母强，等与人产子，独产癫冗。乖已，操锻石击而母"。即以铁椎殴段之二七。以日出为之，令癫者东向。

10）治肠癫方4：以辛巳日，由曰"喷辛巳日"，三；曰："天神下干疾，神女倚序听神语，某狐父非其处所。已。不已，斧斩若。"即操布茷之二七。

11）治肠癫方5：以日出时，令癫者屋溜下东向，令人操筑西向，祝曰："今日庚，某癫亢，今日已。某癫已。□而父与母皆产，柏筑之，颠父而冲子，胡不已之有？"以筑冲癫二七。已备，即曰："某起。"癫已。

12）治肠癫方6：以辛卯日，立堂下，东向，向日，令人挟提癫者，曰："今日辛卯，更名曰禹。"

13）治肠癫方7：令癫者北首卧北向庑中，禹步三，步呼曰"吁！狐麇"，三；若知某病狐父……

14）治肠癫方8：以秆为弓，以甔衣为弦，以葛为矢，以□羽□。旦而射，暮即□小。

15）治肠癫方9：穿小瓠壶，令其孔尽容癫者肾与膢，即令癫者烦瓠，东向坐于东陈垣下，即纳肾膢于壶孔中，而以采为四寸杙二七，即以采木椎剢之。一□□，再剢之。已剢，辄椄杙垣下，以尽二七杙而已。为之恒以入月旬六日□□尽，日一为，□再为之，为之恒以星出时为之，须癫已而止。

16）治肠癫方10：癫，以奎蠡盖其肾，即取桃枝东向者，以为弧；取□母苣□□□□□□□□□□□□上，晦，一射以三矢，□□饮药。其药曰阴干黄牛胆。干即稍□□□□□□□□□，饮之。

17）治肠癫方11：□某癫已，敬以豚塞，以为不信，以白□□□□□□□□□□□□□□□□□□□悬茅祂所，且塞祷，以为……

18）治烧伤方：热者，由曰"肵肵谪谪，从灶出毋延，黄神且与言"。即三唾之。

19）治痈肿方1：取□□羽□二，□二，禹步三，湮汲一杯杯入……

20）治痈肿方2：身有痈者，曰"皋，敢告大山陵：某不幸病痈，我值百疾之□，我以明月炙若，寒且□若，以柞棓柱若，以虎爪抉取若，刀而割若，苇而刜若。今若不去，苦唾□若"。即以朝日未食，东向唾之。

21）治身疕方：其祝曰“浸浸熔熔虫，黄神在灶中。□□远，黄神兴……”

22）使蜮不射伤人方1：令蜮毋射：即到水，撮米投之。

23）使蜮不射伤人方2：服见，若以缀衣。

24）使蜮不射伤人方3：衣赤纚衣及黑涅衣，纯以马鬃，若以□及□补腋。

25）使蜮不射伤人方4：以田暘豕鼠纯衣，令蜮及虺蛇蛇弗敢射。

26）治蜮、虺蛇、蜂射伤方：即不幸为蜮虺蛇蜂射者，祝，唾之三，以其射者名名之，曰：“某！汝弟兄五人，某索知其名，而处水者为鲛，而处土者为蚑，柎木者为蜂、蛅蟴，飞而之荆南者为蜮。而晋□未□，尔奴为宗孙。某贼！尔不使某之病已，且复□□□□□□□□□□□□□□□。”

27）治痈疮方：操杯米之池，东向，禹步三步，投米，祝曰“皋！敢告曲池，某痈某破。禹步擴芳糜，令某痈数去”。

（2）皮肤科。

1）治狐臭方：候天电而两手相摩，向电祝之，曰“东方之王，西方□□□主冥冥人星”。二七而□。

2）治疣方1：令疣者抱禾，令人呼曰“若胡为是？”应曰：“吾疣。”置去禾，勿顾。

3）治疣方2：以月晦日之丘井有水者，以敝帚骚（扫）尤（疣）二七，祝曰：“今日月晦，骚（扫）尤（疣）北。”入帚井□中。

4）治疣方3：以月晦日日下餔时，取块大如鸡卵者，男子七，女子二七。先以块置室后，令南北列。以晦往之块所，禹步三，道南方始，取块言曰𠙵言曰：“今日月晦，磨疣北。”块一磨□。已磨，置块其处，去勿顾。磨大者。

5）治疣方4：以月晦日之内后，曰“今日晦，搦疣内北”。磨疣内壁二七。

6）治疣方5：以朔日，葵茎磨疣二七，言曰“今日朔，磨疣以葵戟”。又以榝本若道旁葥根二七，投泽若渊下。除日已望。

7）治疣方6：祝疣，以月晦日之室北，磨疣，男子七，女子二七，曰："今日月晦，磨疣室北。"不出一月疣已。

8）治漆病方1：唾曰"喷！漆"，三；即曰："天帝下若，以漆弓矢。今若为下民疣，涂若以豕矢。"以履下磨抵之。

9）治漆病方2：祝曰"帝有五兵，尔亡。不亡，探刀为创"。即唾之，男子七，女子二七。

10）治漆病方3："喷！漆王，若不能漆甲兵，令某伤，鸡矢、鼠壤涂漆王。"

（3）房中（生育）。

1）禹藏埋胞图法：埋胞，避小时、大时所在，以生月，视数多者埋胞□。

2）瓦甂埋胞法：字者已，即以流水及井水清者，熟洗浣其胞，熟捉，令无汁，以故瓦甂无津者盛，善密盖以瓦瓯，令虫勿能入，埋清地阳处久见日所。使婴儿良心智，好色，少病。

3）埋胞法1：必熟洗浣胞，又以酒浣□□□□□□□□小鬳□□□□□□□□□□以瓦瓯，毋令虫蚁能入，而□□□□□□久见日所，使婴儿无疟瘕，曼理，寿□。

4）埋胞法2：埋胞席下，不疟瘕。内中□□□□以建日饮。

5）埋胞法3：字而多男无女者而欲女，后□□□□胞埋阴垣下。

6）埋胞法4：多女无男，亦取胞埋阳垣下。

7）埋胞法5：以甂衣约胞，埋之。

8）产后保健方1：字者且垂字，先取市土濡清者，□之方三、四尺，高三、四寸。子既产，置土上，勿用举，令婴儿椉上，其身尽得土，乃浴之，为劲有力。

9）产后保健方2：字者已，即燔其蓐，置水中，□□婴儿，不疟瘕。及取婴儿所已浴者水半杯饮母，母亦无余病。

10）多生子方：女子鲜子者产，令它人抱其□，以去溪谷濯其胞，以新布裹之，为三约以敛之，入□中，令其母自操，入溪谷□□□之三，置去，归勿顾；即令它人善埋之。

（4）内科。

1）治癃病方1：禹步三，溲汲，取杯水喷鼓三，曰"上有□□□□□□□□铁锐某□□□□饮之而覆其杯"。

2）治癃病方2：以己巳晨啼，东向溺之。不已，复之。

3）治癃病方3：以衣中纴缯约左手大指一，三日□。

4）治心病方：病心者，禹步三，曰"皋！敢告泰山，泰山高也，人居之，□□之孟也。人席之，不知岁实。赤隗独指，搚某瘕心疾"。即两手搚病者腹；"而心疾不知而咸戟。"即令病心者南首卧，而左足践之二七。

5）治疟方：北向，禹步三步，曰"呼！我知令某疟，令某疟者某也。若苟令某疟已，□□□□□言若……"

（5）养生。

1）增强脚力方1：行宿，自呼"大山之阳，天□□□，□□先□，城郭不完，□以金关"。即禹步三，曰以产荆长二寸周画中。

2）增强脚力方2：东向呼"敢告东君明星，日来敢到画所者，席彼裂瓦，何人？"又即周画中。

3）增强脚力方3：走疾欲善先者，取女子未尝男子者布，悬枲，怀之，见旋风以投。风止，即□□带之。

4）疾行方1：取牛车枲暈带之，欲疾，疾约之。

5）疾行方2：行欲毋足痛者，南向禹步三，曰"何水不越，何道不枯，乞我□□末"。即取突墨□□□□□纳履中。

（6）五官科。

1）治龋齿方1：见东陈垣，禹步三步，曰"皋！敢告东陈垣君子，某病龋齿，苟令某龋已，请献骊牛子母"。前见地瓦，操；见垣有瓦，乃禹步，已，即取垣瓦埋东陈垣址下。置垣瓦下，置牛上，乃以所操瓦盖之，坚埋之。所谓"牛"者，头虫也。

2）治龋齿方2：以菽七，脱去黑者。操两瓦，之东西垣日出所烛，先埋一瓦垣址下，复环禹步三步，祝曰："呼！垣址，苟令某龋已，予若菽子而徼之龋已。"即以所操瓦而盖□。

3）治龋齿方3①：以米亦可。男子以米七，女子以米二七。

4）治龋齿方4：见车，禹步三步，曰"辅车车辅，某病齿龋，苟能令某龋已，令若毋见风雨"。即取车辖，毋令人见之，及毋与人言。操归，匿屋中，令毋见，见复发。

（7）儿科。

1）治婴儿瘛方：取屋荣蔡，薪燔之而□匕焉。为湮汲三浑，盛以杯。因唾匕，祝之曰："噴者剧噴，上如彗星，下如虾血，取若门左，斩若门右，为若不已，磔膊若市。"因以匕周揗婴儿瘛所，而洒之杯水中，候之，有血如蝇羽者，而弃之于垣。更取水，复唾匕浆以揗，如前。毋征，数复之，征尽而止。令。

2）治魅方1：禹步三，取桃东枝，中别为□□□之倡，而斮门、户上各一。

3）治魅方2：祝曰"噴者魅父魅母，毋匿，符实□北，皆巫妇，求若固得。悬若四体，编若十指，投若于水，人也人也而比鬼。晦行□□，以奚蠡为车，以敝箕为舆，乘人黑猪，行人室家，□□□□ □□□□□若□□彻胆，魅□魅妇□□□所"。

（8）其他。

1）杂禁诸方1：有犬善嗥于坛与门，涂井上方五尺。

2）杂禁诸方2：夫妻相恶，涂户□方五尺。

3）杂禁诸方3：欲媚贵人，涂门左右方五尺。

4）杂禁诸方4：多恶梦，涂床下方七尺。

5）杂禁诸方5：姑妇善鬭，涂户方五尺。

6）杂禁诸方6：婴儿善泣，涂牖上方五尺。

7）杂禁诸方7：与人讼，书其名置履中。

8）杂禁诸方8：取两雌佳尾，燔冶，自饮之，媚矣。

9）杂禁诸方9：取东西向犬头，燔冶，饮，夫妻相去。

10）杂禁诸方10：取雄佳左爪四，小女子左爪四，以鉴熬，并冶，傅

---

① 在"治龋齿方2"的基础上。

人，得矣。取其左眉置酒中，饮之，必得之。

11）治子女病方：禹步三，汲井，以左手裛繘，令可下挽瓮，即下挽繘瓮，左操杯，鯖瓮水；以一杯盛米，毋下一升。前置杯水女子前，即操杯米，禹步三步，祝曰："皋！敢告粥。"□步，投米地，祝投米曰："某有子三旬，疾生。"即以左手挤杯水饮女子，而投杯地，杯□□

2. 药物分类

上文提到巫术活动一般由咒语、行为和器物三部分组成，当然还有特殊的仪式，如治肠癫方11中提到的"塞祷"等，因简帛医方中这一部分的记载缺失，遂不做讨论。在巫术活动中所使用的器物一般称为"灵物"，具有通灵之效，能够起到驱鬼辟邪的作用。那么用于治疗疾病的祝由医方中的器物，可暂且称之为"药物"，这些"药物"主要配合咒语、行为使用。以下即对这些"药物"进行分类，具体如下①。

（1）植物类：屋荣蔡（屋檐上的杂草）、禾、敝帚、葵茎（冬葵茎）、椴根（吴茱萸根）、萮根（地肤根）、柏杵、筑（柏杵）、稻秆、葛、小瓠壶（小葫芦）、杦木椎（栎木椿）、奎蠡（大葫芦瓢）、桃枝、荆条、米、见（一说为苋；一说为蚕茧）、黑菽。

（2）动物类：干黄牛胆、豚、马薾（马毛）、田暘豕鼠（疑指围猎捕获的野猪身上的长毛）、头虫（疑即头上的虱子）。

（3）其他：湮汲（地浆水）、奊蠡（盛水的瓢）、井水、土块、纴缋（机织布帛的头尾）、甗衣（盖甗的布）、女子未尝男子者布（处女月经布）、牛车暈（牛车辕上缠束的麻绳）、突墨（灶突墨）、瓦甀、瓦瓯、赤缥衣（红色粗布衣）、黑涅衣（矾石染的黑衣服）、酒、小曆、市土、产蓐灰、泥土、雌佳的尾翼烧灰、狗头烧灰、雄佳左爪、小女子左爪（未出嫁女子左手指甲）、左眉毛烧灰、垣瓦、瓦、车葊（车辕）、繘（井上汲水的绳索）、瓮。

综上可见，这些"药物"中真正能称得上药物的极少，而在原文中

---

① 药物排列，按照第二章第五节祝由医方中出现的先后顺序排列，重复则不再列出。

也仅在"治肠癞方10"中明确提到"饮药"，原文曰："癞，以奎蠡盖其肾，即取桃枝东向者，以为弧；取□母□□□□□□□□□□上，晦，一射以三矢，□□饮药。其药曰阴干黄牛胆。干即稍□□□□□□□□□，饮之。"但是从这些"药物"中我们能够看到，祝由时所使用的都是日常生活中常见的器物，比如治疗疣病就用扫帚扫"疣"，还有各类常见的容器等。

第二节

祝由方法及其治疗

祝由从根本上来说应属于巫术范畴，人们出于对疾病病因的认识，如鬼神致病说，又或出于对鬼神的崇拜，认为其能帮助人们战胜疾病，而将这一方法引入医学治疗是"巫医同源"的一种表现。从简帛祝由医方可以看出，当时祝由的治疗方法主要可以分为咒语疗法和行为疗法两大类，但二者往往结合使用，可以细分为五种模式：纯咒语模式、咒语+行为模式、咒语+行为+药物模式、纯行为模式、行为+药物模式。

在简帛祝由医方七十五则中，包含咒语的医方有四十则，即纯咒语模式六则、咒语+行为模式十九则、咒语+行为+药物模式十五则。含有行为的医方六十九，即纯行为模式九则、行为+药物模式二十六则、咒语+行为模式十九则、咒语+行为+药物模式十五则。由此可见，单纯使用咒语的情况较少，咒语常伴一些特定的行为、药物使用。单纯使用行为的情况亦不多，而行为直接配合药物最多，其中最常见的行为就是禹步、埋胞、吐唾，禹步见于十八则医方中，埋胞见于八则医方中，吐唾见于七则医方中。

根据咒语的内容，一般可以将其分为祈求性咒语、威胁性咒语、陈述性咒语等三种类型。祈求性咒语是指向神灵祈祷治愈疾病，一般还会给予好处报答，或许这与当时的人们认为某种神灵与某种疾病存有关联有关，如"治龋齿方1"祝曰"皋！敢告东陈垣君子，某病龋齿，苟令某龋已，请献骊牛子母"，即向"东陈垣君子"祈求治愈龋齿，并承诺若痊愈则愿意献上"骊牛子母"。威胁性咒语是指运用威胁性语言、手段恐吓病魔，以达治愈疾病的目的，可能与人们认为病魔是致病因素有关，如"治漆病方3"曰"喷！漆王，若不能漆甲兵，令某伤，鸡矢、鼠壤涂漆王"，就是说漆王不去涂抹铠甲和兵器，而是导致人受伤，即使人患漆病，所以威胁漆王，要拿鸡屎、鼠壤涂抹它。其实至今在南方一些地方人们仍然保留有类似的防病治病方法①。值得一提的是，祝由医方中的祈求、威胁对象或即当时的鬼神，如东方之王、西方□□、凤鸟、大山陵、黄神、天帝、漆王、魅父、魅母、东陈垣君子、泰山等。陈述性咒语是指通过陈述病情以达治愈疾病的目的，如"治外伤出血方"，祝曰"男子竭，女子截"，就是陈述让男子出血凝固，女子出血也停止。其中也有一种比较特殊的情况就是以问答的形式进行祝由，如治疣方1："令尤（疣）者抱禾，令人嘑（呼）曰：'若胡为是？'应曰：'尤（疣）。'吾置去禾，勿顾。"

禹步作为一种常见的巫术行为，除见于简帛医方文献中外，还常见于各类日书、汉简中，如睡虎地秦简《日书》（甲、乙种）、天水放马滩秦简《日书》甲种、敦煌悬泉关汉简、北大藏汉简等。禹步一般认为与大禹有关，认为是大禹跛行时的步法，《尸子》曰"禹于是疏河决江，十年未阚其家，手不爪，胫不毛，生偏枯之疾，步不相过，人曰禹步"，关于它的起源可参见夏德靠《"禹步"起源及其嬗变》②。埋胞即埋藏胎儿胞衣，希望借助这种行为获得某些有益于婴儿和妇人的功效，如：禹藏埋胞

---

① 注：如笔者的家乡福建省松溪县祖墩乡就有类似的咒语防治漆树导致的皮肤过敏，将方言翻译过来，大致为"漆啊漆，木荷啊木荷，漆嘞没有木荷嘞厉害，被木荷娶来当老婆。"木荷在方言中为一个字，其外用具有攻毒、消肿的功效，主治疔疮、无名肿毒。若漆树过敏，常将木荷与杉木刨花一起用来煎汤，清洗患处，并配用咒语。

② 夏德靠：《"禹步"起源及其嬗变》，《四川师范大学学报（社会科学版）》2010年第37卷第6期，第93～99页。

图法希望使小儿健康长寿；瓦甑埋胞法希望使婴儿心智聪慧，皮肤色泽美好，少生疾病；埋胞法1希望预防新生儿疾病，使肌肤细腻，寿长；埋胞法3希望妇人生女；埋胞法4希望妇人生男；多生子方希望妇人多生子。而吐唾作为一种口头仪式，或对病邪具有一定的震慑作用，有待探讨。

1. 纯咒语疗法

（1）治蝎子蜇伤方2：咒语。

（2）治毒蛇咬伤方1：咒语。

（3）治毒蛇咬伤方2：咒语。

（4）治漆病方2：咒语。

（5）治身疣方：咒语。

（6）治魅方2：咒语。

2. 咒语+行为疗法

（1）治外伤出血方：咒语+午画地（在地上画纵横交错的符号）。

（2）治狐臭方：咒语+两手相摩。

（3）治蝎子蜇伤方1：咒语+吐唾。

（4）治疣方1：咒语+抱禾。

（5）治疣方2：咒语+扫疣。

（6）治疣方4：咒语+磨疣。

（7）治疣方6：咒语+磨疣。

（8）治肠癩方3：咒语+禹步、敲击癩疝。

（9）治肠癩方4：咒语+敲击癩疝。

（10）治肠癩方6：咒语+挟提癩疝。

（11）治肠癩方7：咒语+禹步。

（12）治烧伤方：咒语+吐唾。

（13）治痈肿方2：咒语+吐唾。

（14）治漆病方1：咒语+吐唾、磨漆疮。

（15）治漆病方2：咒语+吐唾。

（16）增强脚力方2：咒语+禹步、画圈。

（17）治蜮、虺蛇、蜂射伤方：咒语+吐唾。

（18）治心病方：咒语+禹步、搵腹、践腹。

（19）治疟方：咒语+禹步。

3. 咒语+行为+药物疗法

（1）治婴儿瘛方1：咒语+吐唾+屋荣蔡、湮汲。

（2）治毒蛇咬伤方3：咒语+禹步+湮汲。

（3）治疣方3：咒语+禹步+土块。

（4）治疣方5：咒语+磨疣、投药根+葵茎、椆根、荫根。

（5）治癃病方1：咒语+禹步、敲鼓+湮汲。

（6）治肠癞方1：咒语+禹步、攲撞癞者+柏杵。

（7）治肠癞方5：咒语+敲击癞疝+筑（柏杵）。

（8）增强脚力方1：咒语+画圈+荆条。

（9）疾行方2：咒语+禹步+突墨。

（10）治龋齿方1：咒语+禹步+垣瓦、头虫。

（11）治龋齿方2：咒语+禹步+黑菽、瓦。

（12）治龋齿方3：咒语+禹步+米、瓦。

（13）治龋齿方4：咒语+禹步+车辖。

（14）治痈疮方：咒语+禹步、投米+米。

（15）治子女病方：咒语+禹步、投米+井水、繘、瓮、米。

4. 纯行为疗法

（1）治癃病方1：己巳日早晨鸡鸣时，朝东方向小便。

（2）治肠癞方2：面朝东方，针刺癞疝。

（3）治肠癞方8：弓射。

（4）禹藏埋胞图法：埋胞。

（5）埋胞法2：埋胞席下。

（6）埋胞法3：埋胞阴垣下。

（7）埋胞法4：埋胞阳垣下。

（8）多生子方：埋胞。

（9）杂禁诸方7：书名置履。

5. 行为+药物疗法

（1）治癫病方3：捆扎大拇指+纤缵。

（2）治肠癫方9：叩击+小葫芦、栎木椿。

（3）治肠癫方10：弓射+奎蠡、桃枝、干黄牛胆。

（4）治肠癫方11：塞祷+豚。

（5）治痈肿方1：禹步+湮汲。

（6）治魅方1：禹步+桃枝。

（7）增强脚力方3：投布旋风+女子未尝男子者布。

（8）疾行方1：身上佩带麻绳，欲疾，则用麻绳缠束自己+牛车晕。

（9）瓦甄埋胞法：埋胞+瓦甄、瓦瓯。

（10）使蜮不射伤人方1：撮米投水+米。

（11）使蜮不射伤人方2：服"见"（一说为服食苋，一说为佩戴蚕茧）或者以"见"缀衣。

（12）使蜮不射伤人方3：穿着特制的衣服+赤缰衣或黑涅衣、马薪。

（13）使蜮不射伤人方4：穿着特制的衣服+田蠈豕鼠。

（14）埋胞法1：埋胞+酒、小磿、瓦瓯。

（15）埋胞法5：埋胞+甄衣。

（16）产后保健方1：令婴儿置土上+市土。

（17）产后保健方2：洗婴、饮灰+产蓐灰。

（18）杂禁诸方1：涂井+泥土。

（19）杂禁诸方2：涂户楣+泥土。

（20）杂禁诸方3：涂门左右+泥土。

（21）杂禁诸方4：涂床下+泥土。

（22）杂禁诸方5：涂户+泥土。

（23）杂禁诸方6：涂牖+泥土。

（24）杂禁诸方8：饮灰+雌隹的尾翼烧灰。

（25）杂禁诸方9：饮灰+狗头烧灰。

（26）杂禁诸方10：饮灰+雄隹左爪粉末、未出嫁女子左手指甲粉末、左眉毛烧灰。

主要参考文献

［1］清华大学出土文献研究与保护中心. 清华大学藏战国竹简（拾）［M］. 上海：中西书局，2020.

［2］马王堆汉墓帛书整理小组. 马王堆汉墓帛书（肆）［M］. 北京：文物出版社，1985.

［3］裘锡圭. 长沙马王堆汉墓简帛集成［M］. 上海：中华书局，2014.

［4］湖北省荆州市周梁玉桥遗址博物馆. 关沮秦汉墓简牍［M］. 上海：中华书局，2001.

［5］湖南省文物考古研究所. 里耶秦简（一）［M］. 北京：文物出版社，2012.

［6］甘肃省博物馆. 武威汉代医简［M］. 北京：文物出版社，1975.

［7］中国社会科学院考古研究所. 居延汉简［M］. 上海：中华书局，1980.

［8］甘肃省文物考古研究所. 居延新简［M］. 上海：中华书局，1994.

［9］甘肃省文物考古研究所. 敦煌汉简［M］. 北京：中华书局，2001.

［10］甘肃考古研究所，甘肃省博物馆，中国文物研究所. 肩水金关汉简（叁）［M］. 上海：中西书局，2013.

［11］西北师范大学历史文化学院. 简牍学研究（第六辑）［M］. 兰州：甘肃人民出版社，2006.

［12］长沙市文物考古研究所. 长沙尚德街东汉简牍［M］. 长沙：岳麓书社，2016.

［13］马继兴. 中国出土古医书考释与研究［M］. 上海：上海科学技术出版社，2015.

［14］周祖亮，方懿林. 简帛医药文献校释［M］. 北京：学苑出版社，2014.

［15］张雷. 秦汉简牍医方集注［M］. 上海：中华书局，2018.

［16］张雷.马王堆汉墓帛书《五十二病方》集注［M］.北京：中医古籍出版社，2017.

［17］张延昌.武威汉简医方今用［M］.北京：人民卫生出版社，2016.